U0121802

中医外治法在肛肠疾病中的应用

ZHONGYI WAIZHIFA ZAI GANGCHANG JIBING
ZHONG DE YINGYONG

杨 云·编著

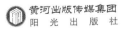
黄河出版传媒集团
阳 光 出 版 社

图书在版编目（CIP）数据

中医外治法在肛肠疾病中的应用 / 杨云编著. —— 银川 : 阳光出版社, 2020.9
ISBN 978-7-5525-5558-5

Ⅰ.①中… Ⅱ.①杨… Ⅲ.①肛门疾病–外治法②直肠疾病–外治法 Ⅳ.①R574

中国版本图书馆 CIP 数据核字(2020)第 184248 号

中医外治法在肛肠疾病中的应用　　　　　　　　　　杨 云 编著

责任编辑　屠学农
封面设计　晨　皓
责任印制　岳建宁

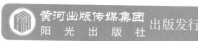

出 版 人　薛文斌
地　　址　宁夏银川市北京东路 139 号出版大厦（750001）
网　　址　http://www.ygchbs.com
网上书店　http://shop129132959.taobao.com
电子信箱　yangguangchubanshe@163.com
邮购电话　0951-5014139
经　　销　全国新华书店
印刷装订　宁夏凤鸣彩印广告有限公司
印刷委托书号　（宁)0018796

开　　本　720 mm×980 mm　1/16
印　　张　19
字　　数　270 千字
版　　次　2020 年 10 月第 1 版
印　　次　2020 年 10 月第 1 次印刷
书　　号　ISBN 978-7-5525-5558-5
定　　价　46.00 元

前　言

中医外科学发展历史悠久，早在殷商时期甲骨文中就有关肛肠病病名的记载，在《五十二病方》中就已经出现"痈""疽""痔疾"的诊断和治疗方法。而且在每个历史时期涌现出诸多中医外科大家，形成不同影响力的学术流派，归纳整理出许多医学巨著，对后世医家产生了深远影响。同时，也为中医肛肠病经验的积累、理论的形成与发展，临床治疗方法的建立与完善做出了巨大贡献。随着科学技术的不断发展和创新，东西方医学不断交融，肛肠疾病逐步演变成具有专科特色的优势病种。肛肠疾病种类多样，包括痔病、肛裂、肛瘘、肛隐窝炎、肛周脓肿、便秘、大肠息肉及大肠癌等多种疾病，患病人群较多。治疗方法多种多样，包括内治法、外治法和手术治疗等，临床疗效确切。

中医外治法是运用药物和手术或借助一定的器械，直接作用于患者体表部位或病变部位达到治疗目的的方法，是中医治疗方法中重要的组成部分。中医外治法应用源远流长，早在《山海经》中就有"熏草佩之，已疬"的外治法记载。还记载"砭针，治痈肿者"，是最原始的切开排脓的医疗工具。此后，"竹刺、骨针、贝壳"也已在清创、止血中广泛使用。中医外治法在肛肠疾病应用最早的是《外科正宗》中记载的"枯痔订疗法"治疗痔疾，在《太平圣惠方》中使用"蜘蛛丝结扎法"治疗内痔，《古今医统大全》应用"芫根煮线"治疗肛瘘，在"医宗金鉴"中应用"九一丹"治疗肛裂、脓肿等。目前中医外治法在治疗肛肠疾病中已经衍生出更多疗法,其中熏洗、坐浴、塞药、贴敷、穴位注射等方法在肛肠科应用尤其广泛。

本书主要介绍中医外治法在肛肠疾病中的具体应用,全书分为上、下两部分。上篇为中医外治法,共10章,主要总结了中医外治法的历史沿革,中药熏洗坐浴法、中药外敷疗法、中药栓剂、灌肠疗法、针刺疗法、艾灸疗法、穴位注射和穴位埋线疗法、按摩疗法和物理疗法等肛肠科较为常见的外治方法的概念、机理、作用和临床应用等内容。下篇为常见肛肠疾病及应用,共8章,详述痔病、肛裂、肛瘘、肛周脓肿、肛隐窝炎等常见肛肠疾病的概念、病机及治法等内容,并分条叙述常见中医外治法在具体肛肠疾病中的应用。

本书在编写过程中,曾得到有关学者和专家的帮助,在此一并致谢。同时,由于水平所限,书稿虽经多次审修,仍难免有错误和不妥之处,恳请同道指正。

编　者

2019 年 8 月于银川

目　录

上篇　中医外治法

第一章　中医外治法概论 / 003

第一节　中医外治法历史沿革 / 003

第二节　中医外治法在肛肠疾病的应用概述 / 004

第二章　中药熏洗坐浴疗法 / 005

第三章　中药外敷疗法 / 008

第一节　外敷疗法 / 008

第二节　穴位贴敷疗法 / 015

第三节　耳穴贴压疗法 / 016

第四节　中药热罨包疗法 / 018

第四章　栓剂 / 020

第五章　直肠直接给药疗法 / 022

第一节　直肠滴入疗法 / 022

第二节　灌肠疗法 / 024

第六章　针刺疗法 / 030

第一节　毫针 / 030

第二节　电针 / 033

第三节　耳针 / 036

第四节　火针烙法 / 037

第五节　挑治疗法 / 038

第七章　艾灸疗法 / 040

第一节　艾炷灸（麦粒灸） / 040

第二节　艾条灸 / 044

第三节　温针灸 / 046

第四节　温灸器灸 / 047

第八章　穴位注射、埋线疗法及按摩疗法 / 048

第一节　穴位注射疗法 / 048

第二节　穴位埋线疗法 / 051

第三节　按摩疗法 / 053

第九章　物理治疗 / 055

第一节　肛管直肠压力测定 / 055

第二节　电子生物反馈疗法 / 058

第三节　特定电磁波（TDP）治疗仪疗法 / 061

第四节　红光疗法 / 064

第五节　激光疗法 / 065

第六节　微波疗法 / 067

第十章　脐疗法 / 072

第一节　肚脐药物贴敷疗法 / 072

第二节　肚脐艾灸疗法 / 073

第三节　肚脐多疗法联合应用 / 074

下篇　常见肛肠疾病及应用

第一章　脱出性肛肠疾病 / 077

第一节　痔病 / 077

第二节　肛管直肠脱垂 / 097

第二章 肛门部感染性疾病 / 107

第一节 肛裂 / 107

第二节 肛窦炎 / 114

第三节 肛门直肠周围间隙脓肿 / 120

第四节 肛周及会阴部坏死性筋膜炎 / 129

第五节 肛门直肠周围瘘 / 134

第三章 肿瘤性肛肠疾病 / 143

第一节 大肠息肉 / 143

第二节 结直肠癌 / 151

第四章 肛门直肠炎症性肠病 / 163

第一节 溃疡性结肠炎 / 163

第二节 克罗恩病 / 175

第五章 便秘 / 186

第一节 慢传输型便秘 / 186

第二节 出口梗阻型便秘 / 195

第三节 结肠黑变病 / 205

第六章 肛门周围皮肤病与性病 / 209

第一节 肛周湿疹 / 209

第二节 肛门瘙痒症 / 215

第三节 肛门周围神经性皮炎 / 222

第四节 肛门周围接触性皮炎 / 227

第五节 肛门癣 / 233

第六节 化脓性汗腺炎 / 238

第七节 肛门直肠尖锐湿疣 / 243

第七章 肛肠科其他相关疾病 / 250

第一节 肠易激综合征 / 250

第二节 肠道菌群失调症 / 256

第三节　功能性肛门直肠痛　/ 262

第四节　藏毛疾病　/ 267

第八章　肛门直肠术后并发症　/ 273

第一节　术后疼痛　/ 273

第二节　术后坠胀　/ 277

第三节　术后便秘与粪便嵌塞　/ 279

第四节　尿潴留　/ 282

第五节　肛缘水肿　/ 286

参考文献　/ 289

上篇

中医外治法

第一章　中医外治法概论

中医外治法分为广义和狭义两种,广义外治法指除口服中药及单纯注射给药以外的所有治疗疾病的方法;狭义外治法指在中医基础理论的指导下,用药物或器械施与皮肤、形体、孔窍、经络及腧穴等部位,以达到调节阴阳、疏通经络、调节气血、扶正祛邪等目的的治疗方法[1]。

第一节　中医外治法历史沿革

中医外治发展经历了起源于先秦、成长于汉唐、创新于宋元、成熟于明清4个阶段。史籍中对中医外治法的记载始于《山海经》,书中有"薰草佩之,已疬"的记载[2]。长沙马王堆汉墓出土的《五十二病方》是我国现存最早的方书,书中共存治法283种,其中内治法61种,占21.6%,除无法确定的57种治法外,其余均为外治法,占58.3%。具体而言,外治法涵盖外敷法、熏洗法、熨烫法、药浴法、砭法、灸法及角(火罐)法等方法[3]。战国时期问世的中医经典著作《黄帝内经》对外治方法及理论进行了详细描述,《素问·至真要大论》明确指出:"内者内治,外者外治",为外治法的形成和发展奠定了理论依据[2]。南齐·龚庆宣编著的《刘涓子鬼遗方》是我国现存最早的第一部外科专著,书中共记载151首方剂,外治膏方79首,详细论述膏药的制作方法,重点论述了痈疽的治法方药[4]。

第二节　中医外治法在肛肠疾病的应用概述

　　中医外治法应用广泛,涉及内科、外科、妇科、儿科、五官科等多个学科,临床治疗效果确切。肛肠疾病是临床常见病、多发病,患病人数较多,男女老少均可发病,无明显性别差异。在治疗肛肠疾病及预防肛肠术后并发症方面,中医外治法取得显著的疗效,目前应用广泛。常见的肛肠疾病中,痔病、肛瘘、肛裂及肛周脓肿最为常见和多发,肛门疼痛、肛周潮湿及瘙痒、便血、肛内肿物脱出及肛门坠胀不适感是患者最常见的就诊原因,中医外治法在治疗上述症状有显著优势。肛肠疾病采用中医外治法主要是指不经口服给药,应用膏剂、油膏、散剂及洗剂等不同剂型的中草药,采用熏、洗、敷、贴、涂、擦等方式或者使用器械直接作用于肛周直肠皮肤及黏膜,通过血液及淋巴循环进入体内发挥治疗作用的方法,具有操作简便,疗效确切,安全及副作用较小等优势,临床应用广泛。肛肠疾病应用的中医外治法主要包括中药熏洗坐浴疗法、中药栓剂、灌肠疗法、贴敷疗法、穴位贴敷疗法、耳穴贴压疗法、中药热罨包法、体针、耳针、电针、火针烙法、挑治疗法、艾灸疗法、穴位埋线、穴位注射、按摩法、生物反馈疗法、激光疗、红外线及微波疗法。

第二章　中药熏洗坐浴疗法

一、概念

中药熏洗坐浴疗法主要包括中药熏洗疗法和中药坐浴疗法,临床应用中两者常配合应用。

1. 中药熏洗疗法是指将中药饮片水煎或开水浸泡,或者中药颗粒温水冲泡融化后,利用高温下药物有效成分挥发,趁热局部熏蒸,待温度下降至人体可耐受温度时,用药液直接清洗患处的治疗方法。

2. 中药坐浴疗法是在中药熏洗疗法基础上形成的,该疗法的关键在于待药液温度下降至人体可耐受温度时,嘱咐患者坐于药液中 10~15 min,然后用药液直接清洗肛门部,擦净多余液体,不得用清水再次冲洗。

二、功效及用药

中药熏洗坐浴疗法具有清热解毒、活血通络、收敛止血生肌、消肿散结功效。

常用的药物有黄柏、黄芩、山栀子、苦参、蒲公英、大黄、乳香、赤芍、丹参、五倍子、血竭、虎杖、马齿苋、荆芥、防风、白头翁及连翘等。

三、适应证

血栓痔、炎性外痔、痔核脱出、嵌顿性内痔、肛裂、肛管炎、肛肠术后开放性创面、肛周湿疹。

四、机理

中医学认为肛门部在机体的下部,湿热邪气容易侵犯,肛肠疾病中湿热下注证型多见。临床应用中常选用苦参、栀子、黄连、桃仁、红花等具有清热除湿、活血化瘀功效的中药进行熏洗坐浴。在熏洗坐浴的过程中,药物直接作用于病变局部,借助温热药理通过皮肤或创面的吸收发挥药物功效。同时,药液蒸汽通过皮肤、腧穴、经络、气血得以温通,起到活血化瘀、消肿止痛、收敛止血、清热利湿等功效。

现代医学认为中药熏洗坐浴所使用的中草药具有抗病毒、杀菌或抑菌的化学成分,能抑制多种细菌的生长,达到抗炎的作用,改善创面渗出充血水肿和血液循环状况,促进肉芽生长,控制或预防感染,加速创面愈合。同时,熏洗坐浴可使皮肤毛细血扩张,促进淋巴液循环和血液循环,加之蒸汽的温热刺激可缓解括约肌痉挛,使肛管静息压显著下降,局部的血液循环及淋巴循环得以改善,血肿和水肿可迅速消散,增加药物在表皮层的吸收,温热刺激能活跃网状内皮系统的吞噬功能,提高新陈代谢,缓解疼痛。

五、熏洗坐浴配方选择

1. 祛风除湿、杀虫止痒剂:用于肛门潮湿瘙痒。选用苦参汤、止痒洗液(院内制剂)等,常用药物蛇床子、苦参、地肤子、黄柏、白鲜皮等。

2. 清热解毒、消肿止痛剂:用于热毒蕴结之肛门肿痛。选用复方荆芥洗药、祛毒汤、消肿止痛液(院内制剂)等,常用药物金银花、蒲公英、马齿苋、大黄、芒硝、地榆等。

3. 清热燥湿、活血消肿剂:用于湿热下注之肛门肿胀疼痛。选方五倍子汤、燥湿洗药等,常用药物黄柏、五倍子、荆芥、防风等。

4. 活血化瘀、软坚散结剂:用于局部肿块及瘢痕等症。选方活血洗剂等,常用药物泽泻、佩兰、红花、桃仁、皂角刺等。

六、坐浴的方法

1. 操作前准备：坐浴架、温水、坐浴盆、小毛巾、消肿止痛液。

2. 将坐浴盆置于坐浴架上，取消肿止痛液1瓶(约200 ml)加入1500 ml开水，控制水温至38~40℃，水量以臀尖部能充分浸入为度。

3. 让患者将臀部放松坐于盆中，用一块较柔软的小毛巾轻轻擦洗肛门部位，清除肛门部位粪便和污物，坐浴时间10~15 min，每日坐浴2~3次。

4. 坐浴完毕擦干或自然晾干局部。

七、注意事项

1. 药液温度要适中，在38~40℃，不宜过冷或过热，每次坐浴时间不宜过久，10~15 min为宜。

2. 在患者坐浴时要随时观察患者的脉搏、面色有无异常，有无不适反应，发现异常即停止坐浴。

3. 严禁在药液中加入其他药物如强氧化剂(高锰酸钾)，防止肛门局部皮肤发生过敏反应。

八、禁忌证

妇女月经期、妊娠期及结直肠恶性肿瘤慎用。

第三章　中药外敷疗法

中药外敷疗法种类多样,包括采用膏剂、油剂、草药等不同剂型的外用制剂直接或间接贴敷于病变局部,贴敷于特定腧穴和肚脐的穴位贴敷疗法和脐疗法,贴压于耳部的耳穴贴压疗法以及采用中药热罨包热敷局部的疗法。临床选用灵活简便,可根据不同疾病及不同证型灵活配方选药。

第一节　外敷疗法

外敷疗法主要指在中医辨证论治理论基础上,将药物制成膏剂、散剂、糊剂、丹剂等制剂,将不同剂型的外用制剂直接或间接外敷于病变局部,起到清热解毒、消炎止痛、疏通经络、活血止痛等功效。

一、剂型

根据不同用药途径及目的,外敷药物可分为膏药、油膏、箍围药、草药、掺药、酊剂及洗剂等不同剂型。

1. **膏药(硬膏)**

(1)概念:膏药古代称薄贴,现称硬膏。膏药是按配方选用不同药物浸泡于植物油中煎熬,去渣存油,加入黄丹,利用黄丹在高热下发生物理变化凝结而成的制剂,俗称药肉;也可将药物捣烂后直接用竹签或棉签将药肉摊布在纸上或布上形成的制剂,或者直接制成胶布型膏药。

（2）适应证：一切外科疾病初起、成脓、溃后各个阶段均可使用。

（3）机理：膏药富有黏性，敷贴于患处能固定患部，使患部减少活动；保护创面，可以避免外来刺激或毒邪感染；膏药使用前需加温软化，趁热敷贴患部，使患部得到较长时间的热疗，可改善局部血液循环，增加抗病能力。

（4）注意事项：肛肠疾病使用膏药后有时可引起皮肤焮红，或起丘疹，或起水疱，或瘙痒，甚至溃烂等，引起接触性皮炎；或疮面水较多，膏药不能吸收脓水，淹及疮口，浸淫皮肤，引起湿疹。处理上当改用油膏或其他药物。此外，膏药不可去之过早，否则疮面不慎受伤易引发再次感染，复致溃腐；或疮面形成红色瘢痕，不易消退，有损美观。

2. 油膏（软膏）

（1）概念：油膏是将中药物与油类煎熬或捣匀成膏的制剂，现称软膏。油膏的基质有猪脂、羊脂、松脂、麻油、凡士林、黄蜡及白蜡等。用法为直接以适量的油膏涂抹于患处，既可发挥局部治疗作用，又可透过皮肤达到全身治疗目的。其具有柔软、滑润、无板硬黏着不舒的感觉，尤其在病灶的凹陷折缝处适用。

（2）功效及用药：油膏具有清热消肿、散瘀止血、解毒散结、收敛生肌的功效。

常用的药物有丹参、牛黄、炉甘石、冰片、硼砂、当归、黄连、白芨、乳香、没药、血竭和白芷等。

（3）适应证：血栓痔、痔核脱出、嵌顿性内痔、肛裂、肛肠病术后。

（4）机理：中医认为其作用机理是使肛周创面皮肤具有"活血祛腐，解毒生肌"作用，促进肛周创面皮肤的愈合。现代医学认为油膏在肛周创面皮肤内具有增强创面免疫活性细胞氧化代谢功能，其赋形剂麻油具有生肌肉、消痈肿的作用，凡士林具有润滑皮肤的作用。

（5）注意事项：皮肤湿烂，疮口腐肉已尽者，贴敷油膏应薄而勤换，避免脓水浸淫皮肤，不易干燥。目前调制油膏大多选用凡士林，凡士林为矿物油,可刺激皮肤引起皮炎,处理上当改用植物油或动物油。油膏用于溃疡腐肉已脱、新肉生长之时,贴敷易薄,若贴敷过厚则使肉芽生长过剩从而影响疮面愈合。

3. 箍围药

(1)概念:箍围药古称敷贴,是药粉和液体调制成的糊剂。

(2)适应证:凡外疡不论初起、成脓及溃后,肿势散漫不聚而无集中之硬块者,均可使用。

(3)机理:箍围药具有箍集围聚、收束疮毒的作用,用于肿疡初期,促其消散;若毒已结聚,也能促使疮形缩小,趋于局限,早日成脓和破溃;即使肿疡破溃,余肿未消,也可消肿,截其余毒。

(4)注意事项:外疡初起,肿块局限者,一般选用消散药。阳证不能用热性药敷贴,以免助长火毒;阴证不能用寒性药敷贴,以免寒湿痰瘀凝滞不化。箍围药贴敷干燥时,应时时用液体湿润,以免药物剥落及不舒服。

4. 草药

(1)概念:草药又称生药,是指采集的新鲜植物药,多为野生。其药源丰富,使用方便,价格低廉,疗效较好。

(2)适应证:一切外科疾病之阳证,具有红肿热痛者、创伤浅表出血、皮肤病的止痒、毒蛇咬伤等均可应用。

(3)注意事项:用鲜草药外敷时必须先洗干净,再用 1:5000 高锰酸钾溶液浸泡后捣烂外敷;敷后应注意干湿度,干后可用凉开水或草药汁时时湿润,以免患部干绷不舒服。

5. 掺药(散剂)

(1)概念:掺药古称散剂,现称粉剂,指将各种中草药,根据制方规律,配伍成各种作用的外用药,是为掺药。掺药具有起效快,外用覆盖具有保护收敛等作用,在促进肛肠病术后创面愈合应用广泛。

(2)功效及用药:掺药具有消肿散毒、提脓祛腐、腐蚀平胬、生肌收口、定痛止血、收敛止痒、清热解毒等功效。

常用药物有当归、冰片、血竭、乳香、炉甘石、白芨、乳香、石膏及朱砂等。

(3)机理:中医学认为掺药散布于肛周创面皮肤可以达到"消肿散毒、提脓祛腐、腐蚀平胬、生肌收口、定痛止血、收敛止痒、清热解毒"的作用。现代医学认为散剂可以改善肛周皮肤血液循环,加速新肉芽的生长,促进肛周创面的成纤维细胞增多,使肛周创面细胞活动性加强,促进肛周创面皮肤肉芽组织的生长。同时激活巨噬细胞的功能,阻断肛周创面感染的病理过程,提高免疫力。

(4)用法:应用时根据具体情况选择用药,可掺布于膏药、油膏上,或直接掺布于疮面上,或黏附在药捻上插入疮口内,或将药粉时时扑于病变部位。

(5)掺药分类:根据肛肠疾病不同病情及发展阶段,选用不同的掺药。掺药可分为消散药、提脓祛腐药、腐蚀药和平胬药、祛腐生肌药、生肌收口药、止血药及清热收涩药。

①消散药:将具有渗透和消散作用的药粉掺布于膏药或油膏上,贴于患处,可以直接发挥药力,使疮面蕴结之毒移深居浅,肿消毒散。适应证:肿疡初起而肿势局限、尚未成脓者。注意事项:若病变部肿势不局限者,选用箍围药较宜。

②提脓祛腐药:具有提脓祛腐的作用,能使疮疡内蓄之脓毒早日排出,腐肉迅速脱落,使用于一切外疡溃破之初。因为若脓水不能外出,则攻蚀越深,且腐肉不去则新肉难生,不仅增加患者的痛苦,而且影响疮口的愈合,甚至造成病情恶化而危及生命。因此,提脓祛腐是处理溃疡早期的一种基本方法。适应证:溃疡初期,脓栓未溶,腐肉未脱,或脓水不净、新肉未生的阶段。注意事项:提脓祛腐的主药是升丹,升丹属有毒刺激性药品,凡对升丹过敏者禁用;大面积疮面应慎用,以防过多吸收发生中毒。升丹放置陈久使用可缓和药性,减轻疼痛。升丹为汞制剂,应用黑瓶贮藏,以免氧化变质。

③腐蚀药和平胬药：腐蚀药又称追蚀药，具有腐蚀组织的作用，掺布患处能使疮疡不正常的组织得以腐蚀枯落。平胬药具有平复胬肉的作用，能使疮口增生的胬肉回缩。适应证：凡肿疡在脓成未溃时；痔病、息肉等肛肠疾病；疮疡破溃后，疮口太小，引流不畅；疮口僵硬，胬肉突出，腐肉不脱等妨碍收口时均可使用。注意事项：腐蚀药一般含有汞、砒等成分，汞、砒腐蚀力较其他药物大，在应用时必须谨慎。应用时须加赋药降低药力，以免伤及周围正常组织，待腐蚀目的达成，应立即停药改用其他提脓祛腐或生肌收口药。不能长期、过量使用，以免引起汞中毒。对汞、砒过敏者禁用。

④祛腐生肌药：具有提脓祛腐、解毒活血、生肌收敛的作用，掺敷在疮面上能改善溃疡局部血液循环，促使脓腐液化脱落，促进新肉生长。适应证：溃疡日久，腐肉难脱，新肉不生；或腐肉已脱，新肉不长，久不收口者。注意事项：祛腐生肌药用于慢性溃疡较为合适，使用时应根据溃疡阴阳属性辨证选药。若全身情况较差，气血虚衰者，应配合内治法，促进溃疡愈合。

⑤生肌收口药：具有解毒、收敛、促进新肉生长的作用，掺敷在疮面上能使疮口加速愈合。疮疡溃后，当脓水将尽，或腐脱新生时，若仅靠集体的修复能力来长肉收口较为缓慢时可以应用生肌收口药。适应证：凡溃疡腐肉已脱、脓水将尽时均可应用。注意事项：脓毒未清、腐肉未净时，若早用生肌收口药，则不仅无益，反增溃烂，延缓治愈，甚至引起迫毒内攻之变；若已成漏管，即使用之勉强收口，仍可复溃，此时须配以手术治疗，方能达到治愈目的；若溃疡肉色灰淡而少红活，新肉生长缓慢，则宜配合内服药补养和食物营养，内外兼施，以助新生。

⑥止血药：具有收涩凝血的作用，掺敷于出血之处，外用纱布包扎固定，可以促使创口血液凝固，达到止血的目的。适应证：适用于溃疡或创伤出血，属于小络损伤而出血者。注意事项：若大出血时，必须配合手术与内治等方法急救，以免因出血不止而引起晕厥。

⑦清热收涩药：具有清热收涩止痒的作用，掺扑于肛周皮肤糜烂渗液

不多的皮损处,达到消肿、干燥、止痒的目的。适应证:急性或亚急性皮炎而渗液不多者均可使用。注意事项:一般不用于表皮糜烂、渗液较多的皮损处,用后反使渗液不能流出,容易导致自身过敏性皮炎;亦不宜用于毛发生长的部位,因药粉不能直接掺扑于皮损处,同时粉末与毛发易黏结成团,必须用时可剃去毛发再扑药粉。

6. 酊剂

(1)概念:将各种不同的药物浸泡于乙醇溶液内,最后取其药液,即为酊剂。

(2)适应证:一般用于疮疡未溃及皮肤病等。

(3)注意事项:一般酊剂有刺激性,所以凡疮疡破溃后或皮肤有糜烂者均应禁用。酊剂应盛于遮光密闭容器中,充装宜满,并在阴凉处保存。

7. 洗剂

(1)概念:洗剂又称水剂,是按照组方原则,将各种不同的药物先研成细末,然后与水溶液混合在一起而成。因加入的粉剂多系不溶性,故呈混悬状,用时须加以振荡,故也称混合振荡剂或振荡洗剂。

(2)适应证:一般用于肛周急性、过敏性皮肤病,如湿疹、皲裂等。

(3)机理:洗剂本身即有吸湿干燥、清凉止痒作用,如加入少量甘油,则可减缓洗剂蒸发速度,从而增强吸附干燥功能;如加入少量乙醇,则可加强搽剂蒸发速度,从而增加清凉止痒作用。

(4)注意事项:凡肛周皮损处糜烂渗液较多,或脓液结痂应禁用。

二、热烘疗法

(1)概念:热烘疗法是在病变部位涂药后再加热烘,通过热力的作用,使局部气血流畅,腠理开泄,组药物渗入,从而达到活血祛风以减轻或消除痒感、活血化瘀以消除皮肤肥厚等治疗作用的方法。

(2)适应证:肛周慢性湿疹、皮肤皲裂等皮肤干燥、瘙痒之症。

(3)注意事项:随时听取患者对治疗部位热感程度的反映,不得引起皮肤灼伤;室内烟雾弥漫时要适当流通空气。

三、溻渍疗法

(1)概念:溻是将饱含药液的纱布或棉絮湿敷患处,渍是将患处浸泡在药液中。溻渍法是通过湿敷、淋洗、浸泡对患处的物理作用,以及不同药物对患部的药效作用而达到治疗目的的一种方法。

(2)适应证:阳证疮疡初起、溃后;半阴半阳证及阴证疮疡。

(3)用法:溻渍疗法常用方法有溻法和浸渍法。

①溻法:溻法可清除患处不洁分泌物。溻法的方法是一般用 6~8 层纱布或相当厚度的毛巾,浸透药液拧至不滴水为度,覆盖于患处,每隔数分钟更换 1 次(更换时应将敷料重新浸入药液中泡洗,不宜直接往敷料上滴水),持续 30~40 min,每日 2~3 次。冷溻以 10℃为宜,热溻以 40~60℃为宜,但应防止烫伤。溻法分为冷溻法、热溻法和罨敷法 3 种类型。

A. 冷溻:待药液凉后湿敷患处,30 min 更换 1 次。冷溻是通过皮肤血管的收缩而起到抑制渗出的作用。适用于阳证疮初起,溃后脓水较多者。

B. 热溻:药液煎成后趁热湿敷患处,稍凉即换。热溻通过局部血管扩张而起到消炎止痛的作用。适用于脓液较少的阳证溃疡,半阴半阳证和阴证疮疡。

C. 罨敷:在冷或热溻的同时,外用油纸或塑料薄膜包扎,可减缓药液挥发,延长药效。

②浸渍法:包括淋洗、冲洗、浸泡等。A. 淋洗:便后或换药前以制好的药液清洗肛门和伤口,既有清洁作用,又有治疗作用。B. 冲洗:适用于腔隙间感染,可用于如窦道、瘘管等。C. 浸泡:适用于疮疡生于肛门部、手、足部及会阴部患者。肛周疾病患者结合熏洗坐浴疗法可明显提高疗效。

(4)注意事项

用溻渍法时药液应新鲜,溻敷范围应稍大于疮面。热溻、罨敷的温度宜为 40~60℃。淋洗、冲洗时已经用过的药液不可再用。局部浸泡一般每日 1~2 次,每次 15~30 min;全身药浴可每日 1 次,每次 30~60 min。

第二节 穴位贴敷疗法

一、概念

穴位贴敷疗法是中医外治法之一,是将特定中药贴敷于具体腧穴上,经皮肤吸收而蓄积于穴位上,同时发挥中药药效和经络调节的双重作用,达到预防和治疗疾病的目的。

二、适应证

适用于痔病、肛瘘、肛裂等疾病术后疼痛、尿潴留、便秘等不适症状。

三、机理[11]

中医经络学说是穴位贴敷疗法的理论基础, 与穴位贴敷疗法有关的理论指导有 4 个方面。第一,中医整体观念。中医学认为事物是一个整体,事物内部之间相互联系,密不可分,事物和事物之间也有紧密联系。第二,经络学说。穴位贴敷疗法借助十二皮部发挥经络调节作用。十二皮部与经络气血相通,是卫气在体表的散布之处,是机体的卫外保护屏障,有保护机体、抵御外邪和反映病症的作用。第三,腧穴是人体脏腑、组织、经络、气血津液的汇集之处。每个腧穴具有特殊性,并有双向调节作用,对药物作用敏感,可以锁定药物作用长期停留于腧穴或释放到全身。第四,药物吸收作用。药物具有各自的四气五味、升降浮沉和作用归经,通过药物的特性,药效借助经络系统直达病所,发挥药物"归经"的功能效应,纠正阴阳的偏盛偏衰,达到阴平阳秘。

西医学认为药物通过皮肤发挥药效主要和以下 4 个方面有关。第一,皮肤的薄厚和皮肤屏障结构是否完整。皮肤表皮层中的角质层位于皮肤最外层,是主要的屏障结构,是药物经皮吸收的主要部位。第二,温度的高低。药物透皮速率还受温度影响。当温度升高,真皮层血管舒张,皮肤血流增加利于吸收。第三,角质层的含水量。临床上使用膏剂、油剂等药物贴敷于具体部位时,一般应用医用胶布等材料将药物固定于皮肤的特定部位处,局部形成密闭环境,汗液难以蒸发,皮肤角质层含水量增加,角质层细胞膨胀,角质层的结构发生改变,由致密变为疏松,药物容易通过。第四,皮肤附属器官。毛孔和汗腺等皮肤附属器官同样吸收部分药物。

四、用法

根据不同治疗目的选择不同的药物制成穴位贴敷药膏,贴敷在特定腧穴处。肛肠疾病常选择延胡索、乳香、没药、肉桂、地榆及威灵仙等药物经色拉油或凡士林等调和制成膏药。用时将药膏取约 3 g 涂于穴位贴内侧面,以覆盖穴位贴线圈内,不超过平面为准。贴敷穴位常选择承山穴、腰俞穴、大肠俞穴、足三里穴及八髎穴等腧穴。每日贴敷 1 次,贴敷 4~6 h 后揭除,局部清洁处理。

第三节　耳穴贴压疗法

一、概念

耳穴贴压疗法是采用王不留行籽、莱菔籽等丸状物贴压于耳廓上的穴位或反应点,通过其疏通经络,调节脏腑气血功能,促进机体的阴阳平衡,从而改善临床症状的一种中医外治法。耳穴贴压常用的材料有王不留行籽、绿豆、白芥子、磁珠、不锈钢珠以及中成药丸等。

二、适应证

适用于围手术期或术后患者焦虑、疼痛、尿潴留、失眠等症的辅助治疗。

三、机理[12~14]

中医学认为耳与脏腑经络有着密切关系。《灵枢·口问》曰:"耳者,宗脉之所聚也。"《灵枢·邪气脏腑病形》有云:"十二经脉,三百六十五络,其血气皆上于面而走空窍,其精阳气上走于目而为睛,其别气走于耳而为听。"以上经典中对耳的论述都体现了耳为百脉、气血汇集之处,耳与经络脏腑在生理方面是息息相关。耳穴是耳廓表面与体内脏腑、经络、组织、官窍、四肢躯干相互沟通的部位,对耳穴进行适当的刺激,可以对相应脏腑起到调节作用,主要具有疏通经络、运行气血的治疗功能。同时,人体内脏或躯体发病时,往往在耳廓的相应部位出现压痛感,局部出现皮肤发红、发热等异常表现,刺激耳廓上的穴位或反应点,通过经络传导达到止痛目的。

现代生物全息学说认为人体任何一个独立部分都包含着较为完成的整体性信息,都是整体生理结构与功能的一个缩影,因此直接刺激(按压)全息部位的对应穴位,可缓解主体上对应部位所出现的疼痛程度。耳廓的血管壁内有大量交感神经,按压刺激耳穴,能够通过丘脑系统调节交感神经、副交感神经的兴奋性。另一方面耳穴刺激能影响体液中激素等的动态平衡,激发机体内非特异性防御反应。耳穴贴压具有双向调节作用,可以调节肌张力,松弛肠管中痉挛的肌肉,同时释放内啡肽、脑啡肽等物质,缓解肛门疼痛,因此耳穴贴压治疗肛门疼痛疗效显著。耳穴疗法具有无创伤、无毒副作用的优点,操作简便、价格经济、患者接受度较高。

四、操作方法

体位为正坐位,酒精擦拭耳穴贴压部位,达到去除表面油脂和局部消毒的作用。取带有王不留行籽的耳穴胶带备用,用消毒棉签对耳部穴位的反应点进行试探,将耳穴胶带贴在相应的反应点位置,进行 5 s 左右揉按,找到所有反应点进行贴压,或者贴于肛门、神门、大肠、小肠、直肠、内分泌、交感等耳穴,每日自行按压 5 次左右,每次持续 3 min 左右,夏季每

2天进行1次更换,冬季每3天进行1次更换。

第四节　中药热罨包疗法

一、概念

中药热罨包疗法是指把中草药放在患处,加以覆盖、包扎,用以治疗外露疾病的方法,是传统罨包疗法的继承和发展。中药热罨包疗法是中医外治法之一,分为干罨和湿罨两种。将中药粉剂直接撒于患处,然后加热或者将制作好的罨包配合红光、磁热等物理疗法,不经湿敷直接用于患处的方法,称为干罨;将药液醮于包布上,然后加热,通过湿敷和热效应起到治疗目的的方法,称为湿罨,湿罨结合了中医外科的溻法、熨法、蒸法3种技法的特点。

二、适应证

适用于围手术期或术后患者疼痛、尿潴留、失眠等症的辅助治疗。

三、机理[15~18]

中医学认为中药热罨包疗法具有热效应刺激、药物特殊作用及穴位特殊功效的多重作用,通过罨包的热效应或热蒸气使局部的毛细血管扩张血液循环加速,利用其温热以温经通络、调和气血、祛湿驱寒为目的的一种外治方法。

西医学认为患处周围皮肤同时受到了药物及热的刺激,罨包初始热度促使毛细血管扩张,血流加速,使血液黏稠度和红细胞聚集性降低,改善血循环,提高新陈代谢旺盛,提高组织的再生能力,促进组织修复和增强白细胞吞噬活力和机体抗菌能力,促使代谢产物的吸收,达到伤口愈合的目的;罨包逐渐由热变冷,冷敷可改善血管的舒缩机能,减轻局部组织充血和出血,使毛细血管收缩,微血管通透性降低,减轻局部充血肿胀,减轻压迫末梢神经引起的疼痛。

四、制作方法及用法

干罨包是将具有特定功效的不同中药充分混合后炒热或单一中药炒热,或用微波炉烤热,装入小布袋,系紧小布袋口,放置于患者的肚脐、八髎穴、大肠腧等特定腧穴处或肛缘;或者先将混合好的或单一中药的罨包放置于特定腧穴处后肛缘,然后配合红光、磁热等物理发热疗法。

湿罨包又称蒸发罨包,蒸发罨包方药由当归、赤芍、延胡索、乳香、没药等不同治疗目的的中药组成,浓煎收汁至每袋 100 ml。配制蒸发罨包时,先用长约 10 cm 见方,厚约 1 cm 的无菌棉块对折再对折,形成一个罨包,再用两把镊子使罨包浸入药汁,拎出罨包用两把镊子夹紧后从两个方向上旋转,挤出多余药汁,使罨包呈半干状态,以不滴出药汁为度。再使用科室微波炉加热至 45℃左右(用针形温度计配合使用)。使用时放置于肚脐或特定腧穴处或肛缘部位。

五、注意事项

蒸发罨包外敷时应注意罨包初始温度及湿度的控制。对湿度的控制:先用两把镊子使罨包浸入药汁,拎出罨包用两把镊子夹紧后从两个方向上旋转,挤出多余药汁,使罨包呈半干状态,以不滴出药汁为度。对温度的控制:使半干的罨包加热至 45℃ 左右。操作时将已加热半干罨包外敷于肛缘或特定腧穴处,再外贴杀菌纱布,并用戳有小孔的塑料薄膜贴纱布外以封包,并用胶带固定。1 h 后取下罨包丢弃,再外贴无菌纱布。

第四章 栓 剂

一、概念

栓剂是肛肠疾病治疗的主要给药方式，是指药物与适宜基质制成供人体腔道给药的制剂。中医又称"塞药""坐药"。临床可用栓剂众多，根据形态不同，有圆锥形、鱼雷形、圆柱形。中药栓剂是指将一种或多种药物通过赋形剂制成一定形状的固体制剂。应用时将栓剂保留于直肠，使其与病灶直接接触，起到治疗目的。

二、适应证

适用于混合痔，各期内痔出血，肛窦炎等病证。常用制剂包括马应龙麝香痔疮栓、消炎痛栓、肛泰栓、太宁栓、九华栓等。

三、机理[19]

《黄帝内经》中提到"大肠者，传导之官，变化出焉"，揭示了肠道不仅是传送糟粕的通道，而且是吸收精微物质的脏腑。"肺与大肠相表里""肺朝百脉，主治节"，所以药物经肠道吸收后可通过经脉上输于肺，再由肺的宣发、肃降作用将药物传送到五脏六腑，四肢百骸。又因肺经下络大肠，故栓剂可以直达病灶，祛邪外出。中医学认为栓剂具有止血止痛、消炎消肿、活血化瘀、清热解毒等功效。

栓剂的基质多为半合成脂肪酸醋，在肛温的作用下栓剂逐渐融化呈液态，便于直肠黏膜吸收入血，直接治疗局部病灶，也能润滑、保护直肠黏膜。不同栓剂所含药物成分不同,有消炎、止痛、止痒、止血,减轻肛门和直肠黏膜的充血,保护肠黏膜并便于大便排出的作用。

栓剂可起到局部及全身作用,栓剂在直肠内,维持较高的药物浓度,直接发挥抗炎、消肿、镇痛、止血、导泻、润滑、杀虫等作用,还可以局部麻醉、抗肠道肿瘤等。而栓剂的全身作用则包括 3 个方面:首先,由于栓剂药物不经过胃和小肠,避免了胃肠道消化酶对药效的影响破坏,也减少了胃肠道产生的不良刺激;其次,不经过肝脏代谢,可防止药物被肝微粒酶作用减效或失效,减轻了对肝脏的毒副作用,提高了生物利用度;最后,直肠栓剂给药方便、安全,适应患者群更广泛,尤其是婴幼儿、老人、神志不清的患者,且携带方便,用法简单。

四、用法

将肛门洗净,把栓剂用食指 (带消毒指套)推入肛门内,根据栓剂的作用机理不同而对直肠黏膜起着不同的治疗作用。

第五章　直肠直接给药疗法

直肠直接给药疗法是肛肠疾病经常应用的治疗方法，主要包括直肠滴入及灌肠疗法两种，而灌肠疗法又包括清洁灌肠和药物保留灌肠疗法两种。

第一节　直肠滴入疗法

一、概念

直肠滴入疗法是中医外治法之一，是除口服和注射之外的另一种给药途径，是指药物借助输液器等设备缓缓滴入直肠内，保留一定时间，通过肠黏膜的吸收达到清热解毒、软坚散结、泄浊排毒、活血化瘀的作用。

二、适应证

适用于溃疡性结肠炎、直肠炎、放射性肠炎等结直肠炎症性疾病。

三、机理

直肠滴入疗法是中医学"导法"与现代医学的灌肠法相结合而产生的一种新的给药方法。直肠滴入疗法是根据传统医学与现代医学理论而发展起来的一项新的临床给药技术。直肠滴入比口服吸收要快，其吸收总量和生药利用率也较口服高，与静脉给药相当，却具有不需注射、对胃黏膜无刺激的优点。

中医学认为肺与大肠相表里，直肠吸收药物后，通过经脉上输于肺，通过肺的宣发作用输布全身，从而达到治疗的目的。西医学认为直肠黏膜血液循环旺盛，吸收能力很强。直肠滴入疗法可用于临床上许多常见病和多发病的治疗，疗效好、无痛苦、无毒副作用，尤其适合于口服给药困难和静脉给药困难的患者。

四、操作前准备

（1）操作前评估

①患者的病情、生命体征、肠道病变部位、临床诊断、肛周皮肤及黏膜情况。

②患者的意识状态、心理状况及理解程度，解释操作目的。

③滴入药物的作用及不良反应。

（2）患者准备：排空粪便，左侧卧位。

（3）器械准备：治疗盘内放治疗碗、一次性肛管、血管钳、输液器、滴注药液（39~41℃，100~150 ml）、弯盘、治疗巾、卫生纸、液状石蜡、棉签。

五、操作步骤

（1）插管前准备：左侧卧位，脱裤露臀，铺治疗巾，垫高臀部 10 cm，弯盘置臀旁；抽吸药液，连接输液器，润滑肛管前端；排气、夹管；显露肛门。

（2）插管：插管 15~20 cm。

（3）缓慢滴入药液，每分钟 20~40 滴。

（4）拔管。

（5）终末处理，记录。

六、注意事项

（1）肛门、直肠、结肠等手术后的患者，排便失禁者不宜做直肠滴入。

（2）滴入液量要少，肛管要细，插入要深，压力要低，速度要慢。

（3）拔管后轻轻按压肛门，换置右侧卧位 30 min 以利药物吸收，嘱患者保留 1 h 以上。

（4）环境要求：安静舒适，调节室温，避免改变体位导致药物溢出。

七、禁忌证

结直肠恶性肿瘤、结直肠穿孔、肛门直肠外伤等。

第二节　灌肠疗法

灌肠疗法是指一定量的温水、药物通过导管或专用灌肠器经肛门灌入直肠或结肠，保留一定时间，以治疗肛管、直肠及结肠疾病的一种方法，多以水剂为主，通过直肠中下静脉绕过肝脏直接进入体循环，而起到治疗的目的。根据不同治疗目的，主要包括清洁灌肠、结肠透析和中药保留灌肠疗法。

一、清洁灌肠

（1）概念：清洁灌肠是指使用具有润滑或泻下作用的药液注入肠道，促进肠道排空，以达到解除便秘或术前清洁灌肠之目的，如肥皂水或开塞露。

（2）应用：清洁灌肠主要应用于肛肠手术术前常规的肠道准备。清洁灌肠是将大量的灌肠液灌入肠道，反复多次灌注，术中或检查中观察肛管直肠结肠无粪便，达到肠道清洁的目的。

（3）灌肠方法

①准备物品：一次性使用肠道冲洗袋、灌肠溶液（肥皂水或 0.9% 氯化钠溶液）、治疗巾、弯盘、润滑剂、卫生纸、水温计、便盆、屏风；检查灌肠溶液量、温度、浓度是否准确。

②操作过程:A. 携用物至患者床旁,协助病人取左侧卧位,双膝屈曲,身体移向床边,脱裤至膝部,暴露臀部,铺治疗巾于患者臀下,弯盘置于肛门外,盖好被子;B. 将冲洗袋悬挂固定,关闭调节器,灌肠冲洗液倒入袋内,稍开启调节器,使冲洗液充满管路,再关闭调节器;C. 戴手套,润滑肛门管,一手垫卫生纸上推患者一侧臀部,暴露肛门,嘱患者深呼吸,另一手将肛门管轻轻插入肛门 7~10 cm,左手固定肛门管,打开调节器,使溶液缓缓流入,观察滴速,观察并询问患者情况,总灌肠溶液量为 800~1000 ml;D. 一手拿卫生纸包裹肛门管, 另一手轻轻拔出肛门管;E. 将肛门管和卫生纸放入弯盘中,擦净肛门,撤去治疗巾、脱手套,协助患者穿好衣裤,协助病人平卧,嘱病人 5~10 min 后排便。

(4)注意事项

①急腹症、严重精神疾病及心血管疾病等病人禁忌灌肠。

②伤寒病人灌肠时溶液不得超过 500 ml,压力要低(液面不得超过肛门 30 ml)。

③肝性脑病病人灌肠,禁用肥皂水,以减少氨的产生和吸收;充血性心力衰竭和水钠潴留病人禁用 0.9%氯化钠溶液灌肠。

④准确掌握灌肠溶液的温度、浓度、流速、压力和溶液的量。

⑤灌肠时病人如有腹胀或便意时,应嘱病人做深呼吸,以减轻不适。

⑥灌肠过程中应随时注意观察病人的病情变化,如发现脉速、面色苍白、出冷汗、剧烈腹痛、心慌气急时,应立即停止灌肠并及时与医生联系,采取急救措施。

二、结肠透析

(1)概念:结肠透析是通过向人体结肠注入过滤水,进行清洁洗肠,清除体内毒素,充分扩大结肠黏膜与水的接触面积。

(2)目标:清洁洗肠,清除体内毒素,充分扩大结肠黏膜的可透析面积。

（3）适应证：慢性结肠炎，包括溃疡性结肠炎辅助治疗；便秘；肾功能不全；盆腔炎。

（4）禁忌证：严重心脏病；动脉瘤；严重贫血；巨肠症之出血或穿孔；严重痔疮。

（5）治疗前准备

①向患者详细说明检查全过程，争取合作，减轻不适。

②详细询问病史，包括症状。（有无高血压，心脏病等）

③治疗过程中如出现腹胀、腹痛或便意感、心慌、气急及时告知医务人员。

④灌肠完毕后卧床休息 1 h 左右。

（6）操作方法

①首先连接好各组件。

②打开水龙头开关，向恒温液箱里进水至适量。

③开启控制系统电源开关，按下启动开关，进入操作主界面。

④设定好液箱恒定温度和压力。

⑤做好病人准备，安置舒适体位，备好用物。

⑥切换到"肠道清洗"状态，选择"灌注纯水"动作，单击"开始"按钮，此时仪器已准备就绪，停止仪器工作。

⑦将液状石蜡涂抹在注液管件的插芯和主体的末端，再把插芯和主体轻轻地插入患者肛门约 5 cm 深处，再将插芯抽出，连接好注液管件。

⑧切换到"肠道清洗"阶段。用节制钳关闭排污管，单击"润洗"按钮，则仪器处于工作状态，纯水不断注入结肠内。仪器显示当前纯水的温度、压力及各项参数。

⑨肠内注水合适时，停止注水。医护人员用手按摩病人的结肠部位（先从直肠、降结肠开始）。一般按摩 3~5 min（或病人觉得便意感强烈时），打开节制钳，此时病人即有污物排出。当污物排得差不多时，可进行大水流量肠道冲洗，当污水变清时，证明此次排污已结束，此时停止治

疗进程,让病人稍作休息。医护人员此时可咨询病人的感受,并作适当交流。

⑩单击"润洗"键,第二次向病人结肠内注入纯水,再重复上述洗肠步骤三遍。

(7)注意事项

①操作前检查水疗机工作状态是否正常,各管道是否通畅,有无折弯扭曲,参数设定是否正确。

②在插管前进行认真的直肠指诊,了解肛管直肠走行方向,排除直肠的占位性病变。肛门插管固定牢固,更换体位时避免不必要的损伤。

③插入肛器的进水口朝上,防止空气进入,肛器纵轴与患者肠道呈钝角,即肛器纵轴呈水平放置,以免堵塞肠腔出口,甚至损伤直肠前壁黏膜。

④注水水压设定在 5~8 kPa,流量设定在每小时 40~60 L,对肠镜的患者,加大压力有助洗净,同时注意压力表数值及患者的感觉,一般有腹胀,便意感。

⑤注水、排水设定值要根据患者的自身状况分别在肠疗开始、中期及结束前分别调节,以使其达到设定的水压。

⑥当水疗仪出现超压报警或自动强排时,挤压排污管以排出堵塞肠道的粪便。

三、中药保留灌肠疗法

(1)概念:中药保留灌肠法是中医传统的保守疗法之一,是指将中药汤剂直接或者借助器械自肛门灌入,保留于直肠内,促进肠黏膜吸收药物的治疗方法,具有通腑泄热、活血止痛及促进创面愈合的作用。

(2)适应证:用于治疗和缓解各种大肠疾病引起的慢性腹泻、便秘、腹痛等临床症状,肛肠术后下坠、憋胀、疼痛等诸不适。

(3)禁忌证:皮肤过敏者禁用。

(4)机理[20-21]:中医认为,肺主行水,朝百脉,主治节,肺气以宣发,肃降为基本运动形式。大肠主传化糟粕,主津。肺与大肠通过手阳明大肠经与手太阴肺经构成相互表里的属络关系。药物经大肠吸收后,通过经脉复归于肺,通过宣发肃降输布于五脏六腑、四肢百骸,从而达到整体治疗的作用。若病位在肠腑,灌肠则可使药物直达病所,发挥疗效。

现代医学认为,直肠壁组织是具有选择性吸收和排泄的半透膜。药物灌肠后在体内吸收维持时间长,一方面可产生局部治疗作用;另一方面可通过门静脉或下腔静脉进入体循环,产生全身治疗作用。药物灌入肠内后,在肠道的跨膜转运方式主要是被动转运,即药物从浓度高的一侧向浓度低的对侧扩散渗透,经吸收进入血循环而起到整体治疗作用,直肠给药直接进入体循环的量达50%~70%,直接利用度较口服高,避免了药物对胃肠的刺激和对肝脏的损害,避免了药物在胃肠道被消化酶破坏和分解,生物利用度得到提高,有利于发挥治疗作用。

肠道为药物吸收创造了优越的条件,药物以液体形式灌入直肠,有几方面因素需要考虑。首先,要考虑血浆渗透压和药液的浓度。它决定了药物有效成分能不能渗透入体内。不同疾病可引起血浆渗透压的不同变化,而影响药液浓度的主要是含高糖、高蛋白及胶质的一类中药。因此首先要根据临床需要控制药液浓度。其次,肠细胞膜的通透性和肠静脉毛细血管间隙是药物进入人体的“门洞”,因此需考虑药物分子量的大小。一般来讲,解表药、温阳药、行气药、化湿药等分子量较小易被直肠吸收。而生地黄、何首乌、阿胶、龟板等药分子量较大,不宜用于灌肠。再次,人体结肠黏液 pH 值为 8.3~8.4,呈碱性。肠道黏液偏酸性,容易引起肠道痉挛,腹痛等不适。最后,用药温度及滴入速度也影响临床。温度接近人体可减少肠道收缩,有利于药物吸收。药液输入速度与人体吸收相平衡,才不至于因药液输入过快、过多而至泄泻。

(5)治疗前评估

①主要症状,临床表现,既往史及药物过敏史。

②患者体质,肛周情况。

③对疼痛的耐受程度。

④告知患者肛门周围可能出现疼痛；药物有污染衣物的可能；不同药物的气味也将产生刺激。

（6）治疗前准备细肛管一根、50~100 ml 注射器、弯盘、橡胶布、治疗巾、液状石蜡、棉签、水温计、便盆、中药温度为 39~41℃。

（7）操作方法

①协助患者取侧卧屈膝位，暴露臀部，并抬高 10 cm，注意保暖。

②铺治疗巾，胶布固定，用棉签给予细肛管及肛周涂液状石蜡以润滑并排气。

③插管注药：A. 一般保留灌肠时应缓慢插管，直至 15 cm 左右，缓慢注入药液约 100 ml。B. 肛肠术后患者插管 5~8 cm，注入药物 10 ml 左右。

④观察有无外漏，灌完后拔除肛管，按揉肛周，局部清洁处理。

⑤操作完毕，协助患者整理衣着、床单，使患者安置于舒适体位。

⑥整理所用物品，做好记录并签字。

（8）注意事项

①肛肠术后患者目的在于缓解肛管局部症状，宜使药物作用于局部，故插管不宜过深，注药不宜过多，防止引起逆行性感染。

②灌肠时如出现患者不能耐受，停止用药。

③嘱患者变换体位，尽量保留较长时间。

④保留灌肠前嘱病人排便，肠道排空有利于药液吸收。了解灌肠目的和病变部位，以确定病人的卧位和插入肛管的深度。

⑤保留灌肠时，应选择稍细的肛管并且插入要深，液量不宜过多，压力要低，灌入速度宜慢，以减少刺激，使灌入的药液能保留较长时间，利于肠膜吸收。

⑥大便失禁的病人，不宜做保留灌肠。

第六章　针刺疗法

针刺疗法用于肛肠疾病的治疗,具有消肿止痛止血等功效。应用于肛肠疾病的针刺疗法主要有毫针、电针、耳针、火针烙法及挑治疗法。

第一节　毫　针

一、概念

毫针疗法是指利用毫针针具,通过一定的手法刺激机体的穴位,以疏通经络、调节脏腑,从而达到扶正祛邪、治疗疾病的目的。毫针技术的适应证广泛,用于治疗内、外、妇、儿等科的多种常见病、多发病。

二、适应证

毫针疗法在肛肠常见疾病及术后并发症方面应用广泛,可用于治疗便秘、结直肠炎、肠易激综合征等肛肠科常见疾病,也可用于术后尿潴留、疼痛及便秘等并发症的治疗。

三、禁忌证

(1)孕妇不宜在下腹、腰骶部及合谷、三阴交、至阴等部位和腧穴进行针刺。

(2)小儿囟门未合时,头顶部的腧穴不宜针刺。

(3)皮肤感染、溃疡或肿瘤部位,不宜针刺。

（4）有出血倾向者,慎行针刺。

四、机理

关于毫针疗法的作用机理,现已从形态和机能两个方面,肯定了神经—体液因素是实现针刺作用的物质基础, 验证了穴位毫针针刺治疗是在机体内发生的一个从外周到中枢各级水平,涉及神经、体液许多因素,复杂的动态过程。根据不同穴位,采用不同的针刺手法,通过疏通经络,调理脏腑,与局部刺激相结合,从而能有效地产生相应的治疗作用。

五、操作方法

毫针基本操作方法包括消毒、进针、行针、留针、出针等。

（1）消毒:针刺前必须做好针具、腧穴部位及医生手指的消毒。

（2）进针法:进针时,一般要双手配合。右手持针,靠拇、食、中指夹持针柄,左手按压针刺部位,以固定腧穴皮肤。临床常用以下几种进针方法:

①指切进针法:用左手拇指或食指的指甲切按腧穴皮肤,右手持针,针尖紧靠左手指甲缘迅速刺入。

②舒张进针法:用左手拇、食二指将所刺腧穴部位皮肤撑开绷紧,右手持针刺入。用于皮肤松弛部位的腧穴。

③提捏进针法:用左手拇、食二指将欲刺腧穴两旁的皮肤捏起,右手持针从捏起的上端将针刺入。于皮肉浅薄部位的腧穴进针,如印堂穴等。

④夹持进针法:左手拇、食二指持消毒干棉球,裹于针体下端,露出针尖,将针尖固定在所刺腧穴的皮肤表面,右手捻动针柄,两手同时用力,将针刺入腧穴。用于较长毫针的进针。

（3）行针与得气:毫针刺入后,施行提插、捻转等行针手,使之得气,并进行补泻。得气亦称针感,是指将针刺入腧穴后所产生的经气感应。当这种经气感应产生时,医生会有针下沉紧的感觉;同时病人出现酸、麻、胀、重等感觉。得气与否以及得气的快慢,直接关系到针刺的治疗效果。常用的行针手法有以下两种。

①提插法：提插法是将针刺入腧穴一定部位后，使针在穴内进行上、下提插的操作方法。将针从浅层向下刺入深层为插；由深层向上退至浅层为提。

②捻转法：捻转法是将针刺入一定深度后，用右手拇指与食、中指夹持针柄，进行前后旋转捻动的操作方法。

（4）留针与出针：医生可根据病情确定留针时间，一般病证可酌情留针 15~30 min。出针时，用左手拇、食指按住针孔周围皮肤，右手持针作轻微捻转，慢慢将针提至皮下，然后将针取出，用无菌干棉球按压针孔，以防止出血。

六、注意事项

（1）患者在过于饥饿、劳累及精神过度紧张时，不宜立即进行针刺。

（2）对身体虚弱、气血亏虚的患者，针刺时手法不宜过强，并尽量让患者采取卧位。

（3）对胸、胁、腰、背脏腑所居之处的腧穴，不宜深刺。

（4）针刺眼区和颈部穴位（如风府、哑门等）时，要注意掌握一定的角度和深度，不宜大幅度提插、捻转和长时间留针，以免伤及重要的组织器官。

（5）对尿潴留的患者，针刺小腹部腧穴时，应避免深刺。

七、异常情况的处理与预防

（1）晕针：多见于初次接受针刺的患者，由于精神紧张、体位不适、针刺刺激过强等，患者会突然出现头晕目眩、面色苍白、心慌汗出、晕厥等。应立即停止针刺，将针全部取出，让患者去枕平卧，可指掐或针刺水沟、素髎、内关、合谷、太冲、足三里、涌泉等急救穴，并采取其他必要的处理措施。

（2）滞针：由于患者精神紧张，或针刺后患者因疼痛局部肌肉痉挛，或进针后患者体位变动,使肌肉纤维缠绕针体,导致行针时或留针后针下滞涩,行针或出针困难,使患者感觉疼痛。应嘱患者放松,或在滞针腧穴附近,进行循按或扣弹针柄,或在附近再刺一针。

(3)弯针:由于手法不熟练,或针下碰到坚硬的组织,或留针时患者体位变动,或因滞针处理不当,使针柄改变了进针或留针时的方向,行针及出针困难,患者感到疼痛。应停止行针,将针顺着弯曲的方向缓慢退出。用左手拇、食指在针旁按压皮肤,使针的残端暴露体外,右手用镊子将针拔出;若折断部分深入皮肤时,应在 X 线下定位,手术取出。

(4)断针:由于针具质量不佳,或行针时过于用力,使针折断在人体内。

(5)血肿:由于刺破血管导致微量的皮下出血,出现局部青紫或包块,一般不必处理,可自行消退。若局部肿胀疼痛剧烈,可采用先冷敷后热敷之法。

(6)气胸:针刺胸部、背部和锁骨附近的穴位过深,刺穿了胸腔和肺组织,气体积聚于胸腔而导致气胸,患者会出现胸痛、胸闷、呼吸困难等。一旦发生气胸,应立即起针,并让患者采取半卧位休息,切勿恐惧而翻转体位。一般漏气量少者,可自然吸收;对于严重病例需及时组织抢救,如胸腔排气、少量慢速输氧等。

第二节　电　针

一、概念

电针疗法是将针刺入腧穴得气后,在针具上通以接近人体生物电的微量低频脉冲电流,利用针和电两种刺激相结合以防治疾病的一种操作技术。临床上常用于各种慢性疾痛及神经系统疾病。

二、适应证

电针疗法多配合毫针疗法治疗疾病,起加强刺激作用,使针刺疗效持久。

三、禁忌证

（1）心脏附近应避免使用电针,特别对患有严重心脏病者,更应注意避免电流回路经过心脏;不横跨脊髓及心脏通电,以防损伤脊髓甚至发生脊髓休克。

（2）对于精神病人的治疗,因其不能自述针感、易躁动,应注意避免使用电针。

（3）垂危病人、孕妇、过度劳累、饥饿、醉酒者不宜使用电针。

四、机理[22]

电针是通过调整电流的频率、幅度、强度以及作用时间来代替人工针刺治疗, 借助电极作用于腧穴刺激作用于物理因子, 产生生物效应的变化,从而达到不同治疗效果的目的。临床依据其频率不同,可分为低频、中频和高频。中医学认为电针疗法依据"通经络、调气血"理论,改善气血运行的状态,从而纠正和消除疾病状态。现代医学主要通过神经机制、脊髓机制、脑干机制、神经化学机制、分子机制等来阐述电针疗法的作用机理。

五、操作方法

使用电针仪前,先把强度调节旋钮调至零位。针刺穴位得气后,再将电针仪上每对输出的两个电极分别连接在两根毫针上,负极接主穴,正极接配穴,一般将同一对输出电极连接在身体的同侧。如果在邻近的一对穴位上进行电针,可在两根毫针之间用干棉球相隔,以免短路。最后打开电源开关,选好波型,通电时调节刺激量旋钮,使刺激电量从无到有,由小到大,使用的电刺激强度以患者可接受为度。

（1）波形的选择

①疏密波:疏密波是疏波、密波自动交替出现的一种波形。其动力作

用较大,治疗时兴奋效应占优势。可增加代谢,促进气血循环,改善组织营养,消除炎性水肿。常用于扭挫伤、肩关节周围炎、坐骨神经痛、面瘫、肌无力、局部冻伤等。

②断续波:断续波是有节律地时断时续自动出现的一种波形。其动力作用颇强,能提高肌肉组织的兴奋性,对横纹肌有良好的刺激收缩作用。常用于治疗痿证、瘫痪等。

③连续波:亦叫可调波,是单个脉冲采用不同方式组合而形成的波形。其兴奋作用较为明显,刺激作用强,常用于治疗痿证和各种肌肉关节、韧带、肌腱的损伤等。

(2)电针强度

当电流开到一定强度时,患者有麻、刺感,这时的电流强度称为"感觉阈"。如电流强度再稍增加,患者会突然产生刺痛感,能引起疼痛感觉的电流强度称为电流的"痛阈"。强度因人而异,在各种病理状态下其差异也较大。一般情况下在感觉阈和痛阈之间的电流强度,是治疗最适宜的刺激强度。脉冲电流的"痛阈"强度因人而异,在各种病态情况下差异也较大,一般应以病人能耐受的强度为宜。

六、治疗时间

通电时间一般为 15~30 min。针刺麻醉可持续更长时间。

七、注意事项

(1)每次治疗前,检查电针仪输出是否正常。治疗后,须将输出调节电钮等全部退至零位,随后关闭电源,撤去导线。

(2)电针感应强,通电后会产生肌收缩,故须事先告诉病员,让其思想上有所准备,便能更好地配合治疗。电针刺激强度应从小到大逐渐增强;不要突然加强,以免出现晕厥、弯针、断针等异常现象。

(3)在针头左右两侧对称的穴位上使用电针,如出现一侧感觉过强,这时可以将左右输出电极对换。对换后,如果原感觉强的变弱,而弱的变强,则由于电针器输出电流的性能所致,如果无变化,则由于针刺在不同的解剖部位而引起。

第三节　耳　针

一、概念

耳针疗法是用特定针具在耳廓相应穴位实施刺激以诊治疾病的一种治疗方法。

二、适应证

围手术期或术后患者焦虑、疼痛、尿潴留、失眠等症的辅助治疗。

三、禁忌证

(1)有习惯性流产史的孕妇。

(2)年老体弱、严重贫血、过度疲劳者。

(3)耳局部皮肤破溃、感染者。

四、机理

中医学认为耳廓与人体各部存在着一定联系的理论以及望耳的形态、色泽可以辅助诊断疾病等原理,通过刺激耳部穴位来防治疾病。其治疗范围较广,临床上常用于治疗各种疼痛性疾病及某些功能紊乱性病症。现代研究证明,针刺耳穴皮内是一种微弱而持久的刺激,能使下丘脑、丘脑、桥脑、延脑等中枢神经区域内去甲肾上腺素量降低,5-羟色胺升高,类吗啡物质参与治疗过程,使针刺产生镇痛效果。肛肠疾病常选用耳轮处的直肠、肛门部。

五、操作方法

在耳穴上确定穴位或寻找反应点后常规消毒。根据需要选用 15 mm 短柄毫针或用特定之图钉形揿针。进针时以左手固定耳廓,右手进针,进针深度以穿破软骨但不透过对侧皮肤为度,留针 15~30 min。出针后用消毒干棉球压迫针孔,防止出血。必要时再涂以乙醇或碘伏,预防感染。揿针则需外敷胶布,留针 1~2 d。

六、注意事项

(1)耳针治疗疼痛类疾病及功能紊乱性疾病通常作为辅助技术,临床上须根据病情与各专科治疗方法相结合,以防延误病情。

(2)严格消毒,预防感染。耳廓冻伤或有炎症的部位禁针。若见针眼发红、耳部胀痛,应及时用 2%碘酒涂擦,或口服消炎药。

(3)耳针亦可发生晕针,需注意预防处理。

(4)对扭伤及肢体活动障碍的病人,进针后待耳廓充血发热后,宜嘱其适当活动患部,或在患部按摩、加灸等,可增加疗效。

第四节　火针烙法

一、概念

古称"燔针焠刺",是指将针具烧红后烫烙病变部位,以达到消散、排脓、止血、去除赘生物等目的的一种治疗方法。常用的有平头、尖头、带刃等粗细不同的多种铁针。用于消散的多选用尖头铁针,用于引流可选用平头或带刃铁针。

二、适应证

适用于指下瘀血、疖、痈、赘疣、息肉及创伤出血等。

三、操作方法

（1）外伤引起的指甲下瘀血可施"开窗术"治疗,选用平头粗细适当的铁针,烧红后点穿指甲,迅速放出瘀血,患指疼痛即刻缓解,一般不会引起指甲与甲床分离。

（2）疖、痈脓疡表浅者用平头粗针烙后针具直出或斜出,让脓汁自流,亦可轻轻挤出脓汁,不必放入药线。

（3）疣、息肉患者切除病灶后,用烙法可烫治病根。

（4）创伤出血患者用平头粗细适中的铁针烧红后灼之,可即刻止血。

四、注意事项

（1）治疗时应避开患者的视线,以免引起患者精神紧张而发生晕厥。

（2）烙时火针应避开大血管及神经,不能盲目刺入,以免伤及正常组织。

（3）手、足筋骨关节处用之恐焦筋灼骨,造成残废。

（4）胸肋、腰、腹等部位不可深烙,否则易伤及内膜。

（5）头为诸阳之会,皮肉较薄,亦当禁用。

（6）血瘤、岩肿等病禁用烙法。

（7）年老体弱、大病之后、孕妇等不宜用火针。

第五节　挑治疗法

一、概念

挑治疗法是在人体的腧穴、敏感点或一定区域内,用三棱针挑破皮肤、皮下组织,挑断部分皮内纤维,是通过刺激皮肤经络使脏腑得到调理的一种治疗方法。有调理气血、疏通经络、解除瘀滞的作用。

二、适应证

适用于内痔出血、肛裂、脱肛、颈部多发性疖肿等。

三、操作方法

常用的方法有选点挑治、区域挑治和截根疗法。

(1)选点挑治:在背部上起第七颈椎,下至第五腰椎,旁及两侧腋后线范围内,寻找疾病反应点挑治。反应点多为棕色、灰白色、暗灰色等按之不退色、小米粒大小的丘疹。此法适用于颈部多发性疖肿。

(2)区域挑治:在腰椎两侧旁开 1~1.5 寸(1 寸 ≈ 3.33 cm)的纵线上任选一点挑治,尤其在第二腰椎到第三腰椎之间旁开 1~1.5 寸的纵线上挑治效果更好。本法适用于内痔出血、肛裂、脱肛、肛门瘙痒等。

(3)截根疗法:取大椎下 4 横指处,在此处上下、左右 1 cm 范围内寻找反应点或敏感点挑治。治疗时让病人反坐在靠椅上,两手扶于靠背架,暴露背部;体弱患者可采用俯卧位,以防止虚脱。挑治前局部常规消毒,用小号三棱针刺入皮下至浅筋膜层,挑断黄白色纤维数根,挑毕以消毒纱布敷盖。1 次不愈可于 2~3 周后再行挑治,部位可以另选。此法适用于项部牛皮癣等的治疗。

四、注意事项

注意无菌操作。挑治后一般 3~5 d 内禁止洗澡,以防止感染。挑治后当日应注意休息,忌食刺激性食物。对孕妇、有严重心脏病、出血性疾病及身体过度虚弱者禁用本法。

第七章 艾灸疗法

艾灸疗法是采用某种易燃材料和某种药物相揉和,烧灼、贴敷、熏熨经络穴位或者患处,借其产生的温热效应或者化学性的刺激,从而调整人体生理功能达到治疗疾病的目的。艾灸疗法主要包括艾炷灸、艾条灸、温针灸和温灸器灸。

艾灸具有行气活血,消肿散结,温通经络的作用,可以促进创面生肌。有研究表明灸法可以缓慢的透热加速坏死组织脱落,促进新生肉芽组织的生长,具有改善局部皮肤的血液循环、化瘀散结的作用,还能加速创面愈合。

第一节 艾炷灸(麦粒灸)

艾炷灸又称为麦粒灸,是指将艾炷放在穴位上施灸的治疗方法,艾炷灸可分为直接灸和间接灸两种。

一、直接灸

(1)概念

直接灸又称明灸、着肤灸,即将艾炷直接置放在皮肤上施灸的方法。根据灸后对皮肤刺激的程度不同,又分为无瘢痕灸和瘢痕灸两种。

(2)选穴特点

①全身大多数穴位都可施以艾炷灸。

②较多选用背腰、脘腹和下肢等肌肉较厚部位穴位。

③选穴宜少而精,每次 2~4 穴为宜。

④局部与远部选穴相结合。

⑤定位要准确,以免造成更多、更大的灸痕。

⑥分布颜面、血管部位的穴位不可采用化脓瘢痕灸。

（3）施灸壮数

艾炷灸常规灸量每次每穴 1~7 壮。具体实施时还需要考虑多方面因素,才能使壮数与施灸程度共同作用,达到"适宜刺激"的理想程度。

（4）施灸程度

艾炷灸是一种用火伤来防治疾病的独特方法,根据麦粒灸施灸操作强度大小和壮数多寡的不同,在普遍灼痛感觉的基础上,局部穴位的火伤程度,可见红晕、黄瘢点、小水泡、化脓结痂等多种现象。灸后穴位局部红晕,属于正常反应,不需处理。根据麦粒灸对皮肤的灼烫程度,分为无瘢痕灸和瘢痕灸两种。

①无瘢痕灸:无瘢痕灸又称非化脓灸,因施负后皮肤不致起疱,不留瘢痕,故名。临床上多用中、小艾炷。施灸前先在施术部位涂以少量的凡士林,以增加黏附性。然后将艾炷放上,从上端点燃,当燃剩 2/5 左右,患者感到烫时,用镊子将艾炷夹去,换炷再灸,一般 3~6 壮,以局部皮肤充血、红晕为度。此法用于虚寒性疾病,如哮喘、眩晕、慢性腹泻、风寒湿痹和风湿顽痹等。

②瘢痕灸:瘢痕灸又称化脓灸,临床上多用小艾炷,亦有用中艾炷者。施灸前先在施术部位上涂以少量大蒜汁,以增黏附性和刺激作用,然后放置艾炷,从上端点燃,烧近皮肤时患者有灼痛感,可用手在穴位四周拍打以减轻疼痛。应用此法一股每壮艾炷须燃尽后,陈去灰烬,方可换炷。按前法再灸,可灸 3~9 壮。灸毕,在施灸穴位上贴敷消炎药膏,大约 1 周可化脓(脓液色白清稀)形成灸疮。灸疮 5~6 周愈合,留有瘢痕,故称瘢痕灸。在灸疮化脓期间,需注意局部清洁,每天换膏药 1 次,以避免继发感染(脓液黄

稠）。叮嘱患者多吃羊肉、豆腐等营养丰富的食物以促进灸疮的透发。灸疮是局部组织经烫伤后产生的无菌性化脓现象，对穴位局部能产生一个持续的刺激，有保健治病作用。临床常用于治疗哮喘、慢性胃肠病、瘰疬病等。对于身体过于虚弱，或有糖尿病、皮肤病的患者不宜使用此法。由于这种方法灸后遗有瘢痕，故灸前必须征求患者的同意及合作。

（5）禁忌证

①颜面部、心前区、体表大血管部和关节肌腱部不可用瘢痕灸。

②妇女妊娠期，腰骶部和小腹部禁用瘢痕灸。

（6）注意事项

①施行直接灸前要给患者解释本技术的操作特点，说明施灸程度和反应，在患者理解和同意后，施行直接灸技术。

②灸后起泡较小可待其自行吸收，水泡较大者可用消毒针穿破，放出液体，外敷消毒干敷料。

③皮肤感觉迟钝患者，谨慎控制直接灸烧灼强度，避免过度灼伤。

④施行无瘢痕灸后可以正常洗浴。瘢痕灸的灸疮上，用创可贴盖上后可以洗浴。洗浴应避免触碰疮面，不要洗脱灸痂。长期施行瘢痕灸，有疮面、渗出物或结痂者，可用创可贴保护灸疮，采用冲淋，不要过多浸泡和擦洗。

二、间接灸

（1）概念

间接灸也叫隔物灸、间隔灸，是利用药物等材料将艾炷和穴位皮肤隔开施灸的一种操作技术。间接灸可以避免灼伤皮肤，还能借间隔物的药力和艾炷的特性发挥协同作用，以取得更佳效果。临床上可用于治疗多种疾病，特别是证属虚寒性的各类疾病。

（2）间隔物

根据病情制作不同的间隔物，如姜片、蒜片、食盐及药饼等，并在其上用针点刺小孔若干。

（3）操作方法

①隔姜灸：将一底面直径约 10 mm、高约 15 mm 的圆锥形艾炷放置姜片上，从顶端点燃艾炷，待快燃尽时在旁边接续一个艾炷。灰烬过多时及时清理。注意艾灸过程中要不断地移动姜片，以局部出现大片红晕潮湿，患者觉热为度。常用于呕吐、泻痢、腹痛、肾虚遗精、风寒湿痹、面麻木酸痛、肢体痿软无力等病症。

②隔蒜灸：取独头大蒜切成 2~3 mm 的蒜片，在其上用针点刺小孔若干。施灸时，将一底面直径 10 mm、高约 15 m 的圆锥形艾炷放置蒜片上，从顶端点燃艾炷，待快燃尽时在旁边接续一个艾炷。灰烬过多时及时清理。注意艾灸过程中要不断地移动蒜片，以局部出现大片红晕潮湿，患者觉热为度。常用于阴疽流注、疮色发白、不红不痛、不化脓者。对疔疮疖毒、乳痈等急性炎症，未溃者也可灸之。也可用于治疗虫、蛇咬伤和蜂蝎蜇伤或无名肿毒。

③隔盐灸：一般用于神阙穴灸，用食盐填平脐孔，上放底面直径 10 mm、高约 15 mm 的圆锥形艾炷，从顶端点燃艾炷，待快燃尽时再接续一个艾炷。灰烬过多时及时清理。腹腔觉热为度。常用于霍乱吐泻致肢冷脉伏者，以及寒证腹痛、虚寒性痢疾、中风脱证的四肢厥冷及虚脱休克等，可有救急之效。

④隔附子饼灸：用附子研成细粉，加白芨粉或面粉少许，再用水调和捏成薄饼，底面直径约 20 mm，厚度 2~5 mm，待稍干，用针刺小孔若干。施时，将一底面直径 10 mm、高约 15 mm 的圆锥形艾炷放置药饼上，从顶端点燃艾炷，待快燃尽时在旁边接续一个艾炷。灰烬过多时及时清理。一饼灸干再换一饼，以患者觉热为度。常用于虚寒性病症及外科术后疮疡溃后久不收口，可祛腐生肌，促使愈合。

（4）禁忌证

糖尿病或其他疾病等引起感觉功能减退、皮肤愈合能力差者忌用。

（5）注意事项

间接灸操作过程中应注意勤动勤看，以防起泡。

第二节　艾条灸

一、概念

艾条灸又称艾卷灸。即用细草纸或桑皮纸包裹艾绒，卷成圆筒形的艾卷，也称艾条，将其一端点燃，对准穴位或患处施灸的一种方法。

二、分类

艾条灸可分为悬灸、实按灸两种。

1. 悬灸

（1）概念

悬灸是采用点燃的艾卷悬于选定的穴位或病痛部位之上，利用艾的燃烧热量刺激穴位或病痛部位以防治疾病的一种技术，是传统灸疗方法的一种。悬灸具有温经散寒、扶阳固脱、消瘀散结、防病保健的作用，可用于寒湿痹痛、脏腑虚寒、阳气虚脱、气虚下陷、经络瘀阻等证及亚健康调理。

（2）操作方法

悬灸的操作方法分为温和灸、雀啄灸、回旋灸。

①温和灸：施灸时，艾卷点燃的一端对准应灸的、腧穴或患处，距离皮肤 2~3 cm 进行，使患者局部有温热感而无灼痛为宜，一般每处灸 10~15 min，至皮肤红晕为度。如果遇到局部知觉减退者或小儿等，医者可将中、食两指分开，置于施灸部位两侧，这样可通过医者手指的感觉来测知患者局部的受热程度，以便随时调节施灸的距离以防止烫伤。

②雀啄灸：施灸时，艾卷点燃的一端与施灸部位的皮肤并不固定在一定的距离，而是像鸟雀啄食一样，一上一下地移动施灸，由上而下移动速度较慢，接近皮肤适当距离时短暂停留，在病人感觉灼痛之前迅速提起，

如此反复操作。一般每穴 5~10 min,至皮肤红晕为度。此法热感较强,注意防止烫伤。

③回旋灸:施灸时,艾卷点燃的一端悬于施灸部位上方约 2 cm 高处反复旋转移动进行灸治,使皮肤感觉温热而不灼痛,一般每处灸 10~15 min,至皮肤红晕为度。

(3)禁忌证

①中风闭证、阴虚阳亢、热毒炽盛、中暑高热等忌用艾灸。

②咯血、吐血等出血性疾病忌用艾灸。

③孕妇的腹部和腰骶部不宜施灸。

(4)注意事项

①施灸前,应选择正确的体位,要求患者的体位舒适能持久,而且能曝露施灸部位;施灸者的体位要求稳定能精确操作。

②施灸中注意观察患者的神色,防止晕灸,如发生晕灸,立即停灸,按晕针处理。一般在患者精神紧张、大汗后、劳累后或饥饿时不宜艾灸,以防晕灸。

③注意防止艾火脱落而烫伤皮肤或烧坏衣被。如因施灸不慎灼伤皮肤,局部出现小水泡,可嘱患者保护好水泡,不要擦破,任其吸收。如水泡较大,可用消毒毫针在水泡底部刺破,放出液体,外涂烫伤膏或万花油。

④施灸后,将残余的艾条插入灭火管内或将其浸入水中,以彻底熄灭,以免复燃。

2. 实按灸

施灸时,先在施灸腧穴部位或患处垫上布或纸数层,然后将药物艾卷的一端点燃,趁热按在施术部位上,使热力透达深部,若艾火熄灭,再点再按;或者以布 6~7 层包裹艾火熨于穴位。若火熄灭,再点再熨。最常用的为太乙针灸和雷火针灸,适用于风寒湿痹、痿病和虚寒证。太乙针灸又称太乙神针,雷火针灸又称雷火神针。

太乙神针的处方(《太乙神针心法》):艾绒 100 g,硫黄 6 g,麝香、乳香、没药、松香、桂枝、杜仲、枳壳、皂角、细辛、川芎、独活、穿山甲、雄黄、白芷、全蝎各 3 g。上药研成细末,和匀。以桑皮纸 1 张,约 30 cm×30 cm,推平,先取艾绒24 g,均匀铺在纸上,次取药末 6 g,均匀掺在艾绒里,然后卷紧如爆竹状,外用鸡蛋清涂抹,再糊上桑皮纸 1 层,两头留空 3 cm,捻紧即可。

雷火神针的处方(《针灸大成》卷九):艾绒 100 g,沉香、木香、乳香、茵陈、羌活、干姜、穿山甲各 9 g,研成细末,加入麝香少许。其制法与太乙神针相同。

第三节　温针灸

一、概念

温针灸是艾灸与针刺结合使用的一种操作技术,是在留针过程中将艾线搓团裹于针柄上(或使用适当长度的艾条固定在针柄上)点燃,通过针体将热力传入穴位以治疗疾病的方法。温针灸技术具有温通经脉、行气活血的作用,适应证较广,常用于寒盛湿重,经络壅滞之证,如风湿疾患、肌肉关节疼痛、冷麻不仁、便溏腹胀等。

二、操作方法

将毫针刺入穴位得气后,使针根与皮肤表面距离 2~4 cm,留针不动。于针柄上裹以枣核大小粗艾绒制成的艾团,或取 1~2 cm 长度的艾条套在针柄上。一般从艾团(条)下面点燃施灸。待其自灭,再换艾团(条)。如用艾绒每次可灸 3~4 壮,艾条则可用 1~2 壮。在燃烧过程中,为防止落灰或温度过高灼伤皮肤,可在该穴区置一带孔硬纸片以作防护。其操作的关键环节主要有以下两点。

1. 放置艾团

取粗艾绒,用右手拇指、食指、中指,搓成枣核大小,中间捏痕,贴于针柄上,围绕一圈,即紧缠于针柄之上。艾团要求光滑紧实,切忌松散,以防脱落。

2. 放置艾条

可在艾条中间先用针柄钻孔,然后安装在针柄上。

三、禁忌证

皮肤感染与炎症的穴区忌用。

四、注意事项

温针灸时,要嘱咐患者不要随便移动肢体,以防艾团(条)脱落灼伤。

第四节　温灸器灸

一、概念

温灸器是一种专门用于施灸的器具。用温灸器施灸的方法称温灸器灸,临床常用的有温灸盒、灸架和温灸筒等。

二、分类

温灸器灸按照温灸器的不同分为温灸盒灸、艾架灸和温灸筒灸。

1. 温灸盒灸

将适量的艾绒置于灸盒的金属网上，点燃后将灸盒放于施灸部位灸治即可。适用于腹、腰等面积较大部位的治疗。

2. 艾架灸

将艾条点燃后,燃烧端插入灸架的顶孔中,对准选定穴位施灸,并用橡皮带给予固定,施灸完毕将剩艾条插入灭火管中。适用于全身体表穴位的治疗。

3. 温灸筒灸

将适量的艾绒置于温灸筒内,点燃后盖上灸筒盖,执筒柄于患处施灸即可。

第八章　穴位注射、埋线疗法及按摩疗法

第一节　穴位注射疗法

一、概念

穴位注射疗法是将小剂量中西药物注入穴内以治疗疾病的一种操作技术。本疗法通过药物在穴位的吸收过程中产生对穴位的刺激,利用药物与腧穴的双重作用来达到治疗疾病的目的。本方法适用于多种慢性疾病。

二、常用药物

根据临床需要通常使用以下几类药物。

(1)中草药注射剂:如复方当归注射液、丹参注射液等中药注射液。

(2)维生素注射剂:如维生素 B_1、维生素 B_2 注射液等。

(3)其他常用药物:如葡萄糖注射液、生理盐水、盐酸利多卡因注射液、注射用水等。多数供肌肉注射用的药物可考虑作小剂量穴位注射。

三、适应证

适用于功能性便秘、肠易激综合征、结直肠炎等慢性疾病及术后疼痛、尿潴留等并发症的治疗。

四、禁忌证

(1)婴幼儿及体弱多病者。

（2）孕妇下腹部及腰骶部不宜用此法。

（3）穴位局部感染或有较严重皮肤病者局部穴位不用。

（4）诊断尚不清的意识障碍患者不可用。

（5）对某种药物过敏者禁用。

五、机理

穴位注射疗法是将中药提取液直接注入特定穴位的治疗方法，起到持续刺激，活血化瘀止痛的作用。腧穴是中西医结合临床的亮点与焦点。肛肠疾病和肛肠术后并发症选常用长强、腰腧、足三里、三阴交等腧穴进行穴位注射。长强、腰腧穴为督脉之要穴，《素问·骨空论》谓"督脉者，起于少腹，其经循阴器。合篡间，绕篡后"。《难经·二十八难》云"督脉者起于下极之俞，并与脊里"。督脉为"阳脉之海"，有"总督诸阳"之功，肛肠病痛和肛肠手术创伤使督脉之气受阻，如此使营卫不行，阳气不布，加之部分出血性疾患使血不归经，瘀血灌脊，督脉之血气进一步受阻，阳气聚集过甚所致。

六、操作方法

根据所选穴位及用药量的不同选择合适的注射器和针头。局部皮肤常规消毒后，用无痛快速进针法将针刺入皮下组织，然后缓慢推进或上下提插，探得酸胀等"得气"感应后，回抽一下，如无回血，即可将药物推入。

（1）操作：一般疾病用中等速度推入药液；慢性病体弱者用轻刺激，将药液缓慢轻轻推入；急性病体强者可用强刺激，快速将药液推入。如需注入较多药液时，可将注射针由深部逐步提到浅层，边退边推药，或将注射针更换几个方向注射药液。

（2）注射角度与深度：根据穴位所在部位与病变的不同要求，决定针刺角度及深度。同一穴位可从不同的角度刺入。也可按病情需要决定注射深浅度，如三叉神经痛于面部有触痛点，可在皮内注射成一"皮丘"；腰肌劳损多在深部,注射时宜适当深刺。

(3)药物剂量:穴位注射的用药剂量决定于注射部位及药物的性质和浓度。头面部和耳穴等处用药量较小,每个穴位1次注入药量为0.1~0.5 ml,四肢及腰背部肌肉丰厚处用药量较大,每个穴位1次注入药量为1~5 ml;刺激性较小的药物,如葡萄糖、生理盐水等用量较大,如软组织劳损时,局部注射葡萄糖液可用20 ml以上,而刺激性较大的药物(如乙醇)以及特异性药物(如阿托品、抗生素)一般用量较小,即所谓小剂量穴位注射,每次用量多为常规用量的1/10~1/13 ml。中药注射液的常用量为1~2 ml。

(4)疗程:每日或隔日注射1次,反应强烈者亦可隔2~3 d 1次,穴位可左右交替使用。疗程根据病情确定,一般10次为1个疗程,疗程之间宜间隔5~7 d。

七、注意事项

(1)治疗前应对患者说明治疗特点和注射后的正常反应,以消除患者顾虑。

(2)严格遵守无菌操作、防止感染,最好每注射一个穴位换一个针头,如因消毒不严而引起局部反应、发热等,应及时处理。

(3)操作前应熟悉药物的性能、药理作用、使用剂量、配伍禁忌、不良反应和过敏反应等。不良反应较严重的药物,不宜采用。刺激作用较强的药物,应谨慎使用。

(4)切勿将药物注入关节腔、脊髓腔和血管内。注射时如回抽有血,必须避开血管后再注射。

(5)在神经干旁注射时,必须避开神经干,或浅刺以不达神经干所在的深度。如神经干较浅,可超过神经干之深度,以避开神经干。如针尖触到神经干,患者有触电感,就须退针,改换角度,避开神经干后再注射,以免损伤神经,带来不良后果。

（6）颈项、胸背部注射时，不宜过深，防止刺伤内脏。

（7）儿童、老人注射部位不宜过多，用药剂量可酌情减少，以免晕针。孕妇的下腹腰骶部和三阴交、合谷等是孕妇的禁针穴位，不能作穴位注射。

（8）药物使用前应注意药物的有效期，并注意检查药液有无沉淀变质等情况，如已变质即应停止使用。

（9）下腹部腧穴进行穴位注射前，应先令患者排尿以免刺伤膀胱。需要多次注射时，穴位应轮流使用，一般每穴连续注射不超过 2~3 次。

（10）注射药物时如果发生剧痛或其他不良反应，应立即停注并注意观察病情变化。

第二节　穴位埋线疗法

一、概念

穴位埋线疗法是将羊肠线或生物蛋白线埋入人体穴位内，利用线体对穴位的持续刺激作用治疗疾病的一种技术，具有疏通经络、调和气血、补虚泻实的作用。常用于哮喘、三叉神经痛、面肌痉挛、癫痫、糖尿病、过敏性鼻炎、过敏性结肠炎、慢性胃炎、肥胖症、湿疹、慢性荨麻疹等疾病的治疗。

二、适应证

适用于功能性便秘、肠易激综合征、结直肠炎等慢性疾病及术后疼痛、尿潴留等并发症的治疗。

三、禁忌证

（1）5 岁以下的儿童，孕妇，有出血倾向者及蛋白过敏者。

（2）皮肤破损处、关节腔内。

四、机理[23]

穴位埋线疗法是在针灸经络理论的指导下,将医用羊肠线埋入相应穴位,经过多种因素持久、柔和地刺激穴位,达到疏通经络气血以治疗疾病的一种方法。穴位埋线后,肠线在体内软化、分解、液化和吸收时,对穴位产生刺激,时间可长达半个月甚至更长,从而对穴位产生一种缓慢、柔和、持久、良性的"长效针感效应",长期发挥疏通经络作用,达到"深纳而久留之,以治顽疾"的效果。

五、操作方法

根据病情需要和操作部位选择不同种类和型号的埋线工具。其中一次性埋线针可由一次性埋线无菌注射针配适当粗细的磨平针尖的针灸针改造而成。或用选择类似于腰椎穿刺针的一次性埋线针,针尖为坡形,较为锐利,常用的为 7 号、9 号、12 号、16 号。使用前需将相应型号的无菌羊肠线从针头装入针管内备用。具体操作方法如下。

(1)根据中医诊断处方,选择合适体位。

(2)选好穴位,做好标记,进针点一般选在穴位的下方 1 cm 处。

(3)皮肤常规消毒。

(4)进针:左手食指和拇指绷紧已消毒的穴位两侧,无名指和小指夹乙醇棉球,右手拇指、食指和中指持针,快速进入皮肤,然后缓慢推针到治疗所需的深度,用右手食指边推针芯边退针,到皮下时快速出针,同时左手用棉球按压针眼。

(5)针眼处理:用 75%乙醇消毒,然后用棉签按压数分钟不出血即可。

(6)操作要领:即"两快一慢"操作方法。"两快"为进针时手腕用力,针尖快速刺至皮下;出针时边退针边放线,退至皮下时,快速出针。"一慢"为过皮后缓慢推针至治疗所需的深度。

六、注意事项

(1)严格按照无菌操作,防止感染。

(2)埋线时如有羊肠线露在皮肤外,一定要拔出,重新定位、消毒,另选合适的线埋入,以免感染。

(3)埋线后一周内如局部出现红、肿、热、痛,说明有感染,轻者热即可,重者应作抗感染处理。如已化脓,应放出脓液,再进行抗感染处理。

(4)在胸背部穴位埋线应注意针刺的角度和深度,不要伤及内脏、脊髓。在面部和肢体穴位埋线时应注意不要伤及大血管和神经。

(5)在同一个穴位反复多次治疗时,应偏离前次治疗的进针点。

(6)埋线后正常 3 h 内避免着水;如果采用敷料覆盖,则针眼处当日应避免着水。

(7)埋线后要留观 30 min,如有不良反应须及时处理。

(8)精神紧张、过劳或进食前后 30 min 内,一般不做埋线,以免发生晕针。

(9)埋入线体后如果两周左右出现局部红、肿、痒等症状属羊肠线过敏现象,则停止再次埋线,同时进行抗过敏处理,口服抗过敏药物治疗,病情严重者到皮肤科会诊治疗。

第三节　按摩疗法

一、概念

按摩疗法通过作用于人体体表的特定部位而对机体生理、病理产生影响。正确的穴位按摩能强身祛疾、延缓衰老,更能保健养生。

二、适应证

适用于血栓痔、痔核脱出、嵌顿性内痔、肛裂、肛肠病术后。

三、作用

按摩可促进局部血液循环,减轻水肿,缩短病程,减轻肛门部不适感。多用于血栓性外痔周围肿胀、痔核脱出、嵌顿性内痔还纳、肛肠病水肿的治疗。在炎性期、肛周脓肿期不可按摩,以防炎症扩散。

四、机理

肛门周围布有很多窍穴(长强、会阴等)和奇穴,参照我国传统中医推拿手法施行肛窍能调整脏腑功能,具有益气补肾、通便止泻作用。通过推拿及按摩,促进局部血液循环,减轻局部水肿、减轻术后疤痕的增生,并可减轻肛门不适感。

五、应用

(1)穴位按摩+下腹部按摩:能使肛肠术后患者放松紧张情绪,改变局部血液循环,使膀胱平滑肌收缩,括约肌松弛,从而改善尿道括约肌,膀胱逼尿肌的协调功能,在掌推外力的作用下,使小便通利。

(2)术后换药按摩法:手术后由于排便努挣及患者换药时为暴露伤口而过度牵拉使肛管组织下移,而产生肛门坠胀疼痛。可在换药结束时,轻轻按摩肛围组织,并向上轻送可缓解括约肌痉挛,并可减轻患者对换药的恐惧以及伤口水肿的产生。

六、使用方法

俯卧位或每日排便后坐浴时,用厚且柔软毛巾局部按摩肛门数分钟,持续1~2个月。

第九章　物理治疗

肠肠科治疗肛肠疾病除采用中药熏洗坐浴、栓剂、针灸、按摩等中药疗法外,也使用很多物理疗法。常见的物理疗法包括肛管直肠压力测定、电子生物反馈疗法、特定电磁波(TDP)治疗仪疗法、红光疗法及微波疗法等。

第一节　肛管直肠压力测定

一、概念

肛管直肠压力测定是利用压力测定装置置入直肠内，令肛门收缩与放松,检查内外括约肌、盆底、直肠功能与协调情况,对分辨出口型便秘的类型提供帮助的一种检查方法。

二、目标

在静息及收缩状态下测定肛管压力,可了解肛门内、外括约肌的功能状态。在测定肛管直肠压力的同时,还可测定直肠肛管抑制反射、肛管高压区长度(亦称肛管功能长度)、直肠感觉容量及最大容量、直肠顺应性等多项指标。

三、适应证

(1)肛门功能评估。

(2)肛管内外括约肌功能判定。

（3）排便协调性评价。

（4）便秘鉴别诊断。

（5）盆底肌痉挛、巨结肠诊断。

（6）手术效果评价。

（7）失禁、便秘的生物反馈治疗。

（8）药物、手术或生物反馈治疗前的评价。

（9）术前、术后评价。

四、禁忌证

严重的肛裂、肛肠手术的创面尚未完全恢复。

五、操作前准备

（1）辅助材料：液状石蜡、棉签、大号注射器（60 ml 以上）、一次性乳胶手套、床垫、卫生纸、三通接头等。

（2）详细询问病史，包括症状（便秘，尿或大便失禁，会阴痛或腹痛）、过敏史、治疗史（肛门手术）、骨盆创伤史。

（3）严重便秘患者，术前可清洁灌肠，其他患者无需特殊处理。

（4）检查前排空尿液及粪便。严重便秘者可进行清洁灌肠，4 h 后再做检查。

（5）无需麻醉。

（6）向患者详细说明检查全过程，取得合作，减轻不适，消除患者紧张焦虑情绪。

六、操作程序

（1）打开电源，启动计算机，双击桌面上"ZGJ-D3 肛肠压力检测仪"快捷图标，输入（选择）操作者姓名和操作口令（如果设置了），然后点击"确定"，进入测压主界面。点击主菜单"数据记录"→"病人信息"，输入病人基本信息。

(2)在检查时,床上铺上一次性床垫,让病人脱鞋上床,取左侧卧屈膝位,垫枕,背对操作者,头部远离仪器,脱裤至膝,露出整个臀部,并在臀下垫些卫生纸。这时拿起测压导管,水平放置,使测压孔与患者的肛门口呈同一水平线,并检查是否排除所有测压管道内空气,导管测压孔是否滴水畅通,囊球有无破损迹象等。点击界面上"零点定位"按钮进行零点定位。然后点击"新病人"(或"老病人")进入测压界面。仪器自动进行灌注加压,加压至设定值后自动停止(可观察灌注压力表头)。

(3)在测压囊球上涂些液状石蜡,嘱病人自然放松,把测压球囊(导管)慢慢插进肛门,使测压导管第二个刻度位于肛缘口处(即针对成人测压孔进入 2 cm,婴幼儿视不同年龄为 1.0 或 1.5 cm),用拖动器夹住并固定住测压导管。在计算机上点击"开始",屏幕上出现压力波形。

(4)监测波形 1 min,可记录到肛管的基础蠕动波。

(5)直肠—肛门反射检查:把大号注射器接至测压管中心口接头,待压力稳定后,按"计算机线"按钮,倒计时结束后,快速往刺激囊球中注入 50 ml 气体(成人是 50 ml,婴幼儿 10~50 ml,可从少到多逐次增加),观察到波形下降后,拔出注射器放掉气体,等采集线回到基线位置附近后,即得到直肠-肛门反射波形。如果没有反射波形或反射波形不明显,应检查测压导管是否脱出、移位,进入阀是否打开,可重复几次以确定婴幼儿可从 10 ml 开始,每次增加 5 ml。

(6)直肠感觉检查(主要对失禁、便秘患者):把注射器重新接上连至测压管中心接头,持续缓慢匀速往球囊注入气体,当注射器推到头时,在测压界面上放置一个相应容量的注气图标,旋转三通阀,闭上中心接头一端,拔出注射器,拉回注射至某一刻度处,重新接至三通阀,反向旋转三通阀打开中心接头一端,继续往囊球中注气,如此重复,同时记住注入气体的总量。在不断(缓慢)向囊球注入气体的过程中,适时放置注气图标,同时询问患者的感觉,放置相应的感觉图标。

（7）肛管最大收缩压、最长收缩时间：保持测压管的位置不变，先嘱病人用力的方式（以最大力量收缩肛门并保持，直到坚持不住为止）。观察测压界面，待波形稳定再次计算基线后，让病人做收缩肛门动作即可。此项检查最好一次完成，如果测压过程出现问题，应让患者休息 1 min 左右，然后再做此项检查。

（8）排便协调性检测：保持测压管的位置不变，关闭进水夹阀，暂停波形采集。把三通阀上测压管第八通道接头拔下，换上测压管中心接头，使第八通道传感器与囊球相连通。

第二节　电子生物反馈疗法

一、概念

电子生物反馈疗法（biofeedback therapy）：是利用现代生理科学仪器，通过人体内生理或病理信息的自身反馈，使患者经过特殊训练后，进行有意识的"意念"控制和心理训练，从而消除病理过程、恢复身心健康的新型心理治疗方法。

二、适应证

（1）排便动力学检查

①抑制反射缺失或不完全，伴有或不伴有 ISAP 增高。

②ISAP 增高伴有正常的 ISA 抑制反射。

③排便时 EAS 呈现反向收缩或松弛不良。

④排便神经节细胞缺如等器质性便秘。

（2）盆底肌电图（EMG）检查：排便时盆底肌电图活动增加。

三、体位

平卧放松状态。

四、操作步骤

治疗前可采取幻灯片方式,用病人容易理解的语言向其讲解疾病原因、盆底肌肉功能、各项检查结果的意义、机器使用方法、治疗目的和治疗时间等,使病人对自身病情充分了解并能积极配合治疗,而且治疗师与病人进行充分交流也是一种心理治疗,容易建立良好的医患关系。

(1)治疗次数:每周到门诊 3 次训练,每次 45~60 min。

(2)第一次训练

①面谈:包括向患者说明上述检查指标中存在的问题和病因病理;解释治疗方案和生物反馈的机理;讲解相应的解剖知识;治疗效果和疗程等。

②训练

A. 采取坐姿,插入肛内传感器和贴上腹部电极。

B. 让患者学会观察屏幕显示的肌电活动曲线变化并理解曲线与自身肌肉运动的反馈关系。

C. 指导患者按训练课程要求作训练治疗。

a. 读懂静息压力:理想的;过高的;不稳定的。

b. 最大收缩峰值:收缩动作的相应波形;到基线。

c. Valsalva 排便动作和松弛动作的曲线变化;指导患者在排便时放松肛门肌肉,同时收缩腹肌,鼓励其用力,再用力,然后嘱保持一会儿,再慢慢放松。

d. 持续时间(疲劳点)。

e. 调整肌肉的控制用力方式:发现错误地用力方式;减少不必要肌肉的连带用力;掌握正确的肌肉群的用力方式。

(3)后续训练

①面谈:包括日常排便情况;家庭训练情况;饮食调整情况和用药情况。

②训练

A. 回调阅读上次训练波形；

B. 集中注意在如何配合 Valsalva 动作来松弛盆底肌；

C. 调整用错的肌肉群。

（4）敏感性训练：插入一头带气囊的导管至直肠中，一般为 6~10 cm；缓慢给气囊注气，患者注意感知直肠充盈的"初感"和"满感"。逐渐减少气囊注气量，患者在知晓充气量前提下寻找直肠充盈感觉，反复训练。

（5）家庭训练：配有家用训练器者，每天训练 2 次，每次 10 min。

（6）排便记录：包括记录患者定期的排便记录；完整的饮食情况记录；一般训练纪录；用药辅助排便纪录。此记录一般坚持半年。

（7）疗程：4~12 周。

五、使用设备

肌电反馈仪，肛管内肌电感受器，3 个腹前斜肌的体表电极，1 台生物反馈治疗主机及计算机，脉搏反馈仪，治疗床。

六、注意事项

（1）在治疗过程中，治疗师要以病人为核心，最大限度让病人理解反馈信号，鼓励其学习建立新的条件反射。

（2）医师需要充分理解盆底生理和病理特点，熟悉行为疗法、心理治疗及各种评估技术，这样才能根据病人的情况建立个体化指导，提高病人治疗的依从性。

（3）让病人填写排便日记的方法了解其训练后症状的改善，及时给予鼓励。

（4）对于伴有严重抑郁或焦虑症的病人需要配合心理治疗、抗抑郁或抗焦虑药物或先行药物治疗 1~2 个月后开始生物反馈治疗，否则，病人常常因起效缓慢而失去信心，放弃治疗。

七、联合治疗

（1）调整生活方式：合理的膳食、多饮水、运动以及建立良好的排便习惯是慢性便秘患者的基础治疗措施。

（2）精神心理治疗：可给予合并精神心理障碍、睡眠障碍的慢性便秘患者心理指导和认知治疗等。

（3）中药：（包括中成药制剂和汤剂）能有效缓解慢性便秘的症状，汤药主方为：润肠汤、半夏泻心汤、补中益气汤等加减。中成药如六磨汤口服液、启润润肠口服液、通秘饮、健脾润肠合剂等。

（4）针灸治疗：针灸能改善结肠传输型便秘（STC）患者的症状、促进肠动力和抑郁焦虑状态。

（5）推拿按摩：按摩推拿可促进胃肠道蠕动，有助于改善便秘症状。

第三节　特定电磁波（TDP）治疗仪疗法

一、概念

特定电磁波谱（TDP），是通过物理作用产生治疗效果，在各临床科室广泛应用。其具有多种功效，对大多数疾病均有一定的缓解、改善、治疗的作用，俗称"神灯"。

二、作用

TDP 具有消炎、消肿、止痛、止痒、止泻安眠之功。可以起到减少渗液、加强新陈代谢、促进上皮生长、调整机能的作用。

三、适应证

TDP 治疗仪主治：颈椎病、腰椎间盘突出、腰痛、腰肌劳损、风湿关节炎、坐骨神经痛、面神经麻痹、术后伤口愈合、外伤感染、冻疮、神经性皮炎、湿疹、偏头痛、头痛、痛经、痔疮等疾病。

（1）对颈椎病、持续性顽固性腹泻及肠炎疗效显著。

（2）对体内瘀血、血栓、血肿等具有良好的促进作用。

（3）对血液循环障碍，微循环阻碍等有奇特的疗效。

（4）对各种软组织损伤均具有良好的消炎、消肿作用。

（5）风湿性关节类、头痛等疾病，有明显缓解和治疗作用。

四、禁忌证

高烧、开放性肺结核、严重动脉硬化、出血症等不适用于 TDP 治疗。高血压患者不得照射头部。

五、机理[24]

TDP 治疗仪产生一种具有不同波长和不同能量的综合电磁波，其波长范围（1~21 nm）和强度范围（28~35 mW/cm²），恰好与人体自身释放的电磁波谱相吻合，穿透深度达 3~5 cm，从而易为人体内的核苷酸信息高分子所吸收，增强人体自身调节机制，促进血液循环，促进伤口愈合。TDP治疗板受热产生各种元素的振荡信息，随电磁波进入机体后，与机体相应元素产生谐振，使元素所在的原子及分子团的活性得以大幅度提高，从而提高体内各种酶的活性，调整体内的元素比例平衡，抑制体内自由基的增多、修复微循环通道等。达到提高人体自身免疫功能。TDP 生物学效应主要包括以下几个方面。

（1）热效应：TDP 本身工作原理便是对涂抹有 30 余种元素的金属板进行加热，将电能转化为热能，故此具有热效应。有学者用 TDP 进行动物实验发现：TDP 的热效应主要位于皮肤，其次为皮下的浅层肌肉。虽然 TDP 辐射对皮肤的穿透力不强，但其热效应深度较深，可使局部皮肤血运明显加快。

（2）对血液循环的影响：物理学研究证实，光能量的大小与其波长成反比，TDP 正是利用这一原理（波谱为 5.2 um 左右）改善局部血液循环。

观察发现 TDP 辐照可以增加毛细血管管袢输入、输出的口径,加速血液的流动,改善微循环,增强局部代谢,有利于代谢不全产物和毒素的清除。

(3)消炎作用:研究证实,TDP 具有显著的消炎作用,可减少炎细胞的浸润,控制炎症范围,但并不是通过抑菌、灭菌而实现,考虑与 TDP 可以增强机体自身免疫力,抑制机体本身炎症反应的作用有关。

(4)镇痛作用:临床应用 TDP 对各种软组织损伤、肩周炎、风湿性关节炎、痛经、手术后切口疼痛等进行治疗,TDP 具有镇痛的作用,且因其可产生活血化瘀功效,通则不痛,镇痛效果更为显著。

六、操作方法

(1)连接电源:将 TDP 治疗仪电源插头插入 200V(或 110V、127V)插座内(注意电源电压应与治疗仪设计电压一致),打开电源开关,预热 5~10 min 后,进行辐射治疗。

(2)辐射距离:辐射处皮肤距离辐射板 30~40 cm,皮肤表面温度保持在 40℃。

(3)辐射:每次辐射 30~60 min,每日 1~2 次,7~10 d 为 1 个疗程。疗程之间可间隔 3 天左右。如病情需要,可连续长期辐射。

七、注意事项

(1)TDP 治疗仪必需接好,以确保使用安全,用后立即关闭电源。防止强烈震动、受潮,注意保护治疗板。

(2)辐射部位必须完全裸露,否则影响疗效。但辐射面部时,患者应戴上有色眼镜或眼罩,保护双眼,以免眼球发生干涩现象,婴幼儿皮肤温度酌减。

(3)辐射距离不宜过近,否则容易发生皮肤灼伤(如发红或起水泡)或因触辐射头而被烫伤,但距离过远,影响疗效。

(4)产后会阴部 24 h 后才能照射治疗。

第四节　红光疗法

一、概念

通过物理学方法,将光源其他光线滤掉,仅保留 600~700 nm 波段的红光,利用红光对人体穿透性较强(穿透深度可达 30 mm 以上)和红光波段的光学作用达到消炎、止痛、促进肉芽组织生长,缩短伤口愈合时间的作用。

二、适应证

适用于大中型创伤、术后伤口愈合和各种炎症治疗。

三、禁忌证

不能照射眼睛、性腺、妊娠妇女的腹部,不能照射带有心脏起搏器的患者、新生儿、乳幼儿和医生认为不适宜照射的病人。

四、机理

经红光照射后,细胞线粒体的过氧化氢酶活性增加,增强细胞新陈代谢和蛋白合成,促进局部血液循环,控制感染,增加肉芽组织中白细胞及巨噬细胞的吞噬功能,促使伤口再生、修复。

五、术前准备

向患者详细说明治疗目的,取得合作。

六、操作方法

(1)患者取侧卧屈膝位。臀部下置治疗单。

(2)接通电源,打开仪器开关。

(3)红光输出镜头对准病灶处,调节强度,按下启动键。

(4)治疗中询问患者感受。

(5)治疗完毕,关闭电源,整理用物。

七、注意事项

(1)仪器使用环境严谨易燃易爆气体存在,以防气体燃烧爆炸。

(2)严禁长时间解除红光治疗头发热部件或长时间近距离照射,以防可能照成轻度烫伤。

(3)治疗过程中红光输出镜头对准患者病灶处,眼睛勿直视红光输出镜头。

(4)治疗仪台面上严禁放置任何液体,以免液体洒落将电路板损坏。

(5)勿将仪器放于坡面大于 5°的地面,以防倾斜摔倒而损坏仪器。

第五节　激光疗法

一、概念

用各种不同的激光治疗不同疾病的方法称激光疗法。目前已有多种激光应用于治疗,如二氧化碳激光、氩离子激光、氦氖激光、绿激光等,常用的为二氧化碳激光和氦氖激光。

二、适应证

二氧化碳激光适用于瘤、赘疣、痔核、痣及部分皮肤良、恶性疾病等。

氦氖激光适用于疮疡初起及僵块、溃疡久不愈合、皮肤瘙痒症、蛇串疮后遗症、油风等。

三、机理

二氧化碳激光辐射的波长为 10 600 nm,输出功率由数瓦到数十瓦。

组织对二氧化碳激光的吸收无选择性,二氧化碳激光在组织中的传播距离很短,仅约 0.2 mm,其能量几乎全部为靶组织吸收,对靶区以外相邻组织的损伤很少,常用于病变组织的烧灼,聚焦后用于切割。

氦氖激光为波长 632.8 nm 的红光,其输出功率很小,最大达 50 mW,故在医疗上只用于低功率照射。此种激光对组织有较深的穿透性,能引起深部组织血管的扩张,血流加快。它虽然没有直接杀死细菌的作用,但可加强机体细胞免疫功能,因而对人体组织有消炎、止痛、收敛、止痒、消肿的作用,并能促进肉芽组织生长,加速溃疡愈合。

四、操作方法

激光疗法可分为弱和中、强功率激光治疗。

(1)弱激光治疗二氧化碳激光源光束经散焦后照射到病灶部位,患者有热感,照射时间视激光功率而定,一般控制在十几分钟之内。氦氖激光穴位照射一般每穴 5 min,病变局部照射一般每次 10 min。

(2)中、强功率激光治疗常规消毒,以 2%利多卡因作浸润麻醉,麻药应尽量注入病变基底部,若直接注入病灶可使病灶内水分增加,容易影响烧灼及汽化效果。再根据病情采用清扫法、切割法或凝固照射等。

①清扫法:一般用于没有突出皮肤表面的病变,如痣等。从表层开始,逐层向深部扫描照射,将病变烧灼干净,见到健康组织为止。

②切割法:用于突出皮肤表层的病变,如赘疣、痔核、瘤等。切割时用镊子夹住并提起病变部位切割之, 然后适当调低功率清除残余病变组织。

③凝固照射:以中功率激光照射病变组织,可使其变白、凝固、变性,从而破坏病变组织。

五、注意事项

创面浅而小者,治疗后没有明显渗出及红肿反应,则不需处理,但要保持创面干净。创面较大,面积超过 1 cm²,或创面有渗液者,应使用无菌敷料包扎,并酌情用散焦 CO_2 激光或氦氖激光照射,可预防感染,加速创面愈合。

第六节　微波疗法

一、概念

微波疗法指波长为 10~30 cm 的电磁波,目前治疗上最常用的微波其波长为 12.5 cm,频率为 2 450 MHz。除连续式微波外,新近又出现脉冲式微波治疗机,脉冲频率为 1 Hz。

二、作用

微波具有温阳散寒、散瘀止痛、抗炎消肿功效,从而促进切口愈合。

三、适应证

(1)肌肉、关节和关节周围软组织炎症和损伤:如肌炎、腱鞘炎、肌腱炎、肌腱周围炎、滑囊炎、关节周围炎以及关节和肌肉损伤、脊柱关节炎等,微波的效果特别明显。

(2)一些慢性和亚急性炎症:肠炎、鼻炎、鼻窦炎、中耳炎、喉炎、神经炎、神经根炎、四肢血栓性脉管炎、胆囊炎、肝炎、膀胱炎、肾炎、肾盂炎、前列腺炎、附件炎。

(3)一些急性软组织化脓性炎症:如疖、痈、乳腺炎,但疗效不如超短波优越。

(4)内脏病:胸膜炎、肺炎、哮喘性支气管炎、支气管肺炎、心绞痛等,停经或月经不调,肾、十二指肠溃疡。

(5)术后创面愈合。

四、禁忌证

活动性肺结核(胸部治疗)、出血及出血倾向、局部严重水肿、严重的心脏病(心区照射)、恶性肿瘤(小功率治疗)、孕妇子宫区、眼及睾丸附近照射时应将其屏蔽。

五、机理

当微波作用于机体组织时,引起组织细胞中离子、水分子和偶极子的高频振荡,当微波量低时,产热低,增强局部的血液循环,加快局部代谢,增强局部的免疫力,因此能有效地改善局部的血液循环,促进水肿吸收,还能消炎止痛,具有良好的治疗效果,深受广大患者欢迎。

微波振荡频率极高,波长介于长波红外线与短波之间。但微波的产生、传输、测量等原理既不同于光波,又不同于超短波。微波的某些物理特性类似光波,如呈波束状传播,具有弥散性能,遇不同介质可引起反射、折射、绕射、散射、吸收以及利用反射器进行聚集的作用,其规律与相应的光学规律接近。微波作用时称辐射(或照射)。因微波的弥散性大,故用特制的传输系统,包括波导管(同轴电缆)和辐射器。微波由辐射器中的无线辐射至空间作用于人体。辐射器有半圆形、矩形、圆柱形、耳道辐射器和鞍形辐射器。

当微波辐射到人体时,一部分能量被吸收,另一部分能量则为皮肤及各层组织所反射。微波辐射机体时的反射率为40%~50%。富于水分的组织能较多地吸收微波能量,而脂肪、骨骼等则反射相当部分的微波。所以当微波作用到有多数界面的部位或器官(如眼、盆腔等)应注意由此引起的过热现象。

微波对人体组织的穿透能力与其振荡频率有关,振荡频率愈高,穿透能力愈弱。

微波治疗的主要作用因素分为热效应和非热效应。脉冲式微波治疗时,其所产生的热为脉冲间期时的血流所消散,故其热作用小,适合于对热禁忌的疾病,如急性病。且能作用于更深的组织。但由于其物理特性所致,微波的热效应和非热效应与超短波引起的也不一样。

六、操作方法

(1)有距离辐射:如采用圆形、圆柱形及长形辐射仪,照射时辐射仪与人体表面有一定距离,由于机器的设计装置,照射时若距离太近,将引起失谐,影响输出功率。因此,这些辐射仪必须做有距离辐射,一般规定为7~10 cm。马鞍形辐射仪基本上亦属这种类型,但辐射仪结构中已固定好与体表足够的距离,因此亦可直接与治疗部位接触。

(2)接触辐射:由于特殊的设计,耳、聚集和体腔辐射仪均可做接触辐射。用耳辐射仪时,每次用前应套上橡皮套,扑以少许滑石粉,让病人自己持小电缆插入外耳道,每次治毕后,取下橡皮套,用1/1000新洁尔灭浸泡30 min消毒。

①用聚集辐射仪时:选取直径与病灶面积相近的辐射器,盖好盖罩,让病人持把柄将辐射仪的辐射面紧贴在病区上,使用功率亦不能超过10 W。

②用体腔(直肠等)辐射时:应先将专用的外套套上,在外套上涂以润滑油(凡士林、液状石蜡等)再缓缓放入体腔内。为了便于消毒,用时可在外套上再套一个乳胶橡皮套,套外涂润滑油,放入体腔内进行治疗,治毕后弃去橡皮套,以减少外套消毒手续。用体腔辐射仪时,由于接触面积较少,反射消耗也少,使用功率也不宜超过10 W。

(3)隔沙辐射法:这是在用有距离辐射时,在辐射仪与皮肤之间用沙子代替空隙的方法。由于介电常数的特征,微波经沙时,更易于集中成束,散射显著减少,因而到达人体的功率比不用沙子时大一倍,故治疗剂量比通常少一半。可采用冲洗干净和干燥后的河沙、海沙等,沙粒宜较细,大小应较均匀。

治疗手足等不平整部位时,可将手足包埋于沙中,沙层厚7~12 cm,

再将圆辐射器放于沙面上对着手或足辐射;治疗平整部位时,可用 4~7 cm 的细沙袋放在辐射器与体表间接触照射。

（4）微波体腔内辐射仪加温疗法:采用单极同轴微波天线(辐射头),直径 0.7 cm 左右,低位腰麻取膀胱截石位尿道扩张,插入膀胱镜冲洗膀胱后经镜鞘入微波辐射极于精阜近端,按前列腺大小,输出功率50~100 W,照射 60~90 s,按后尿道长度照射 1~3 次,术后插留置导尿 7~10 d。亦可借内窥镜用直径 1.5 mm 单极同轴微波天线,尖端连接一个 5 mm 长的细针电极,插入体腔病变部或肿瘤内,以治疗疾病。

七、操作剂量、时间及疗程

（1）治疗剂量:根据病情确定治疗剂量的大小。一般规律是急性期剂量宜小,慢性期剂量可较大些,剂量的大小,需参考病人的主观感觉和机器输出功率。

①与超短波相仿,根据病人主观感觉大小将剂量分为Ⅳ级。

Ⅰ级:无热量,恰在病人感觉阈以下,调节输出时调到病人恰有温感,然后回调至恰无温感为止。

Ⅱ级:微热量,恰有温感。

Ⅲ级:温热量,有舒适的温热感。

Ⅳ级:热量,有明显的热感,但尚可忍受。

Ⅰ、Ⅱ级属于小剂量,Ⅲ、Ⅳ级属于大剂量。

②根据机器功率计上之读数划分。对于马鞍形、长形、直径 17 cm 的圆形辐射器,在距离 10 cm 左右情况下:

小剂量　在 20~50 W

中剂量　在 50~90 W

大剂量　在 90~120 W

在应用耳、聚集、体腔等小型辐射仪不能采用上述剂量。采用耳、聚集、体腔辐射仪时,最大功率不应超过 10 W。对于 8 cm 直径的圆柱形辐射仪,最大功率不应超过 25 W。

（2）治疗时间和疗程：一般每次照射 5~15 min,每日或隔日 1 次,急性病 3~6 次为 1 个疗程,慢性病 10~20 次为 1 个疗程。

八、注意事项

（1）治疗区域及附近不应有金属物品。当体内有金属固定钉、片等存留又必须治疗时,需用很小剂量。

（2）治疗时一般不需脱去内衣,但湿的衣服,不吸汗的衬衣、裤(尼龙或其他化纤制品)必须脱换,易燃的衣服(尼龙等)亦脱除,局部油膏药物或湿敷料应去除。

（3）对温觉迟钝或丧失者,以及照射局部有严重血循环障碍者,治疗应审慎用小剂量。

（4）眼、睾丸附近治疗时应用防护罩遮盖或戴防护眼镜。

（5）老年和儿童均宜慎用,预防灼伤,对成长中的骨和骨骺、颅脑、心区前后禁用大剂量照射。

第十章　脐疗法

肚脐结构复杂,遍布丰富的神经丛及血管丛,与各脏腑、组织、形体及官窍都有联系,也是身体最薄弱处,利于药物渗透吸收,肚脐位于人体黄金分割点,是调节人体气血津液的最佳分布点。

脐疗又称脐中疗法,属于外治法的一部分,是将药物制成一定剂型敷于肚脐部,或予以激光、热熨、拔罐等物理刺激,或局部艾灸、拔罐等方法治疗疾病。临床中常用的脐疗法包括肚脐贴敷疗法、肚脐艾灸疗法以及肚脐多疗法联合应用等内容。脐疗具有舒筋通络、调节脏腑等功效,用药多选用通经走络、开窍透骨、拔毒外出等药物,或者气味浓厚、药力强劲等药物,或温通芳香等药物。脐疗在肛肠科具有独特优势,疗效突出,见效快,药物毒副作用少,药效持久,现今应用广泛。

第一节　肚脐药物贴敷疗法

一、概念

肚脐药物贴敷疗法指将特定中药贴敷于肚脐处,经皮肤吸收而蓄积于穴位上,同时发挥中药药效和经络调节的双重作用,达到预防和治疗疾病的目的。

二、适应证

适用于痔病、肛瘘、肛裂等疾病术后疼痛、尿潴留、便秘等不适症状。

三、操作方法

根据不同目的选择不同中药研成粉末,用液状石蜡、凡士林等调和制成膏药。用时将药膏取约 3 g 涂于穴位贴内侧面,以覆盖穴位贴线圈内,不超过平面为准。消毒肚脐,将药物贴敷其上。每日更换 1 次,10 d 1 个疗程,一般 2~3 个疗程。

第二节　肚脐艾灸疗法

肚脐艾灸疗法包括艾条灸及艾炷灸。

一、艾条灸

(1)概念:肚脐艾条灸是用细草纸或桑皮纸包裹艾绒,卷成圆柱形的艾卷,将其一端点燃,对准肚脐施灸的一种方法。

(2)适应证:适用于痔病、肛瘘、肛裂等疾病术后疼痛、尿潴留、便秘等不适症状。

(3)操作方法:肚脐艾条灸多选用悬灸,具体艾灸方法见悬灸内容。

二、艾炷灸

(1)概念:肚脐艾炷灸指将艾炷放在肚脐施灸的治疗方法,艾炷灸可分为直接灸和间接灸两种。肚脐部位多选用间接灸。间接灸是利用药物等材料将艾炷和穴位皮肤隔开施灸的一种操作技术。

(2)适应证:适用于痔病、肛瘘、肛裂等疾病术后疼痛、尿潴留、便秘等不适症状。

(3)操作方法:肚脐艾炷灸多配合盐、生姜片、蒜片等物品施灸,具体操作方法见间接灸内容。

第三节　肚脐多疗法联合应用

一、概念

肚脐多疗法联合应用是将艾灸、贴敷、微波疗法、红光疗法、特定电磁波谱(TDP)等多种治疗方法同时应用于肚脐部位进行治疗疾病的方法。

二、适应证

适用于痔病、肛瘘、肛裂等疾病术后疼痛、尿潴留、便秘等不适症状。

三、操作方法

肚脐多疗法联合应用因选择联合应用的治疗方式多样,具体操作方法见具体章节内容。

下篇

常见肛肠疾病及应用

第一章　脱出性肛肠疾病

第一节　痔　病

中国医学对痔病的认识最早见于《山海经》,《山海经·西山经》曰:"南流注于海,其中有虎蛟,其状鱼身而蛇尾,其音如鸳鸯,食者不肿,可以已痔。""痔者峙也",痔为突出之意,人于九窍中凡有小肉突出者,皆曰痔,不特生于肛门边,如鼻痔、眼痔、牙痔等。但现在痔即指肛门痔。《五十二病方》最早记载了有关痔的分类和证候,该书将痔分为"牡痔""牝痔""脉痔""血痔"4 种。

痔是直肠末端黏膜下和肛管皮肤下的直肠静脉丛发生扩大、曲张所形成的柔软静脉团,或肛缘皮肤结缔组织增生或肛管皮下静脉曲张破裂形成的隆起物,又称痔疮、痔核,以便血、脱出、肿痛等为临床表现。男女老幼皆可患。故有"十人九痔"之说,多见于 20 岁以上成年人。根据发病部位不同,痔分为内痔、外痔及混合痔。

一、内痔

1. 概念

内痔是指发生于肛门齿线以上,直肠末端黏膜下的痔内静脉丛扩大、曲张形成的柔软静脉团。内痔是肛门直肠疾病中最常见的病种。与西医病名相同。内痔好发于截石位 3、7、11 点,通常又称为母痔,其余部位发生的内痔称为子痔。中医文献中又称"内痔""里痔""痔核"。

2. 病因病机

（1）中医：多因脏腑本虚，外伤风湿内蕴病毒，兼因久坐，负重远行，或长期便秘，或泻痢日久，或临厕久蹲努责，或饮食不节，过食辛辣肥甘之品，导致脏腑功能失调，风燥湿热下迫，气血瘀滞不行，结聚肛门宿滞不散，筋脉横解而生痔。或因气血亏虚，摄纳无力，气虚下陷，则痔核脱出。

①风伤肠络：风善行而数变，又多夹热，风热伤于肠络，导致血不循经而溢于脉外，所下之血色泽鲜红，下血暴急呈喷射状。

②湿热下注：多因饮食不节，恣食生冷、肥甘，伤及脾胃而滋生内湿。湿与热结，下迫大肠，导致肛门部气血纵横、经络交错而生内痔。热盛则迫血妄行，血不循经，则血下溢而便血；湿热下注大肠，肠道气机不畅，经络阻滞，则肛门内有块物脱出。

③气滞血瘀：气为血之帅，气行则血行，气滞则血瘀。热结肠燥，气机阻滞而运行不畅，气滞则血瘀阻于肛门，故肛门内肿物脱出，坠胀疼痛；气机不畅，统摄无力，则血不循经，导致血栓形成。

④脾虚气陷：老年人气虚，或妇人生育过多，及小儿久泻久痢，导致脾胃功能失常，脾虚气陷，中气不足，无力摄纳，导致痔核脱出不得回纳。气虚则无以生化，无力摄血，气虚则血虚，导致气血两虚，故下血量多而色淡。

（2）西医：内痔病因病机，目前仍未彻底明了，但有较多学说，主要大有以下几种。

①静脉曲张学说：静脉曲张学说是传统的内痔形成的机制。这种学说认为痔内静脉丛扩张是内痔形成的主要原因，其根据主要有以下几点。

A. 肛门直肠血液循环的解剖特点：直肠上静脉行程长而无瓣膜，使静脉血回流困难，位于直肠下端黏膜下层的直肠静脉丛，以及位于齿线、肛管上皮、肛缘皮下的肛门静脉丛缺乏支撑作用的弹性纤维易引起直肠静脉丛和肛门静脉丛的血管扩张。

B. 人类处于直立的姿势：血管内的血液形成液柱，产生一种向下的静脉压,以及排便时向下用力可使肠腔内增高的压力传至肛门直肠静脉,久而久之,使直肠末端静脉丛扩张。

C. 痔组织内可以观察到有扩张的静脉。

②血管增生学说:17世纪欧洲许多学者认为痔是一种勃起组织化生而成,痔的本质为血管瘤。其根据是痔组织与海绵体组织之间结构上有相似之处,肛管下黏膜组织非常厚,类似"勃起组织网",内有动静脉吻合,称之为"窦状静脉",由于这些静脉的瘀血而形成了内痔。

③肛垫下移学说:1975年Thomson首次提出"肛垫"(anal cushions)的概念,指出在人体的直肠末端,肛垫是肛管的正常解剖结构,为齿状线上方宽约1.5 cm的环状组织,位于左侧、右前侧和右后侧,由扩张的静脉丛、平滑肌、弹力纤维和结缔组织构成;并认为正常肛垫的病理性肥大、下移脱出或出血,即为痔。如果各种原因导致衬垫下移,就形成了内痔。主要依据有以下几点。

A. 母痔区符合衬垫所在的部位。

B. 痔切除术后,肛门自制功能会出现不同程度的损害。

C. Treitz肌在黏膜下层中缠绕静脉丛中的静脉下行,形成静脉支架,具有支持作用。

D. 应用注射疗法治疗痔获得成功,是使脱垂的衬垫产生纤维化而固定。

④肛垫与动静脉吻合学说:自从Stelzner发现肛管黏膜下存在动静脉吻合,目前认为正常情况下,肛垫内动静脉吻合管的开放和闭合是交替进行的,约每分钟可开放8~12次。当肛垫受到某种不良因素刺激时,可使动静脉吻合发生调节障碍,导致毛细血管前括约肌痉挛、动静脉吻合管开放数量增加,大量动脉血直接涌入静脉,使痔静脉丛的血流量骤增,因而充血扩张、痔体肿胀。此时由于毛细血管关闭,物质交换停滞,导致肛垫组织缺氧,因缺氧刺激局部组胺分泌增加,使吻合管持续开放,导致静脉更加扩张,血流更加缓慢,肛垫更加充血肿胀,形成恶性循环,致使痔的症

状不断加重。

3.诊断及鉴别诊断

（1）诊断

①临床表现：内痔的主要症状是便血和痔核脱出：内痔的早期症状是便血，其出血的特点是间断性、无痛性和便鲜血；出血的方式有滴血、喷射状出血、手纸带血或大便上附有血迹，便后出血即止，严重者可引起贫血。随着病情的发展，痔核逐渐增大，在排便时可脱出肛门外，称之为脱出或脱垂，轻者便后可以自行回纳，重者需用手送回，甚至不能回纳。内痔除了便血和痔核脱出的主要症状外，还有肛门坠胀、肛门潮湿、排便困难和疼痛等不适症状。

②专科检查

肛门外观：无异常表现，如有痔核脱出，便后或蹲位时可以见到痔核。

肛诊：一般无异常，只有痔核较大时，可触及于肛管处增厚的黏膜隆起。

肛门镜检查：可见齿线上黏膜隆起，状如草莓，大小不等，黏膜隆起区域色泽鲜红或紫红，表面纤维化明显者变为灰白色，或有黏膜增厚，有时可以看到黏膜表面有出血点或糜烂。

③合并症状

贫血：如内痔引起长时间的出血，常可引起失血性贫血，出现面色苍白、头晕、乏力等症状。

嵌顿：如内痔脱出，不能及时复位，则可导致脱出的痔核水肿，糜烂，甚则痔核内有血栓形成，造成括约肌痉挛，而引起剧烈疼痛，称为痔嵌顿。

④分期

Ⅰ度内痔：便血，色鲜红或无症状。肛门镜检见齿状线上直肠黏膜隆起，直径超过两个钟点位置，无痔脱出。

Ⅱ度内痔：便血，色鲜红，大便时伴有痔核脱出肛外，便后可自行回纳复位。肛门镜检查见齿状线上直肠黏膜隆起。

Ⅲ度内痔:排便或其他原因增加腹压时,肛内痔核脱出,需休息或手推方能还纳复位,可有便血。

Ⅳ度内痔:痔核持续脱出或还纳后易脱出,可伴有嵌顿。

⑤辅助检查:需手术治疗或排除合并疾患,常可进行如下实验室检查。

A. 一般检查:血常规、尿常规、肝肾功能、出凝血时间、心电图、超声波和 X 线检查。

B. 肛管直肠压力测定:肛管直肠测压对术前病情及手术前、后肛管直肠括约肌功能评价提供客观指标。为临床上疗效判断提供客观依据。

C. 电子显微结肠镜或直肠镜检查:排除合并肠道肿瘤、下消化道出血溃疡性肠炎、克隆恩病、直肠血管瘤、憩室病、息肉病等;以便血就诊者;有消化道肿瘤家族史或本人有息肉病史者;年龄超过 45 岁者;大便隐血试验阳性以及缺铁性贫血的痔患者,建议行全结肠镜普查。

(2)鉴别诊断

①直肠脱垂:每次排便后脱出物呈环状或螺旋状,长度 3~8 cm 或更长,表面光滑,色淡红或鲜红,无静脉曲张,一般无出血,不能自行还纳肛门内,需用手托回。

②肛乳头肥大:为齿线附近的锥形、灰白色的表皮隆起,质地较硬,一般不出血。肛乳头过度肥大时,便后可脱出肛门外。

③直肠癌:多见于中年以上,粪便中夹有脓血、黏液,便次增多,大便变细,肛门指检时触及菜花状肿块或凹凸不平的溃疡,质地坚硬,推之不移,易出血。

④直肠息肉:儿童多发,可见有大便带血或少量滴血,绝无射血,脱出物为单个带蒂,表面光滑,质地较痔核硬。

⑤下消化道出血:溃疡性肠炎、克隆恩病、直肠血管瘤、憩室病、息肉病等,均可有不同程度的便血,作乙状结肠镜或电子结肠镜检方可鉴别。

4. 治疗

（1）内治法

内治法适用于Ⅰ期、Ⅱ期内痔，或痔核嵌顿继发感染，或年老体弱的内痔患者，或兼有其他慢性病，不宜手术者。

①风伤肠络证

证候：大便带血，滴血或喷射而出，色鲜红；伴口干，大便秘结；舌红，苔黄，脉数。

治法：清热疏风，凉血止血。

方药：痔血宁合剂。炙黄芪30 g，当归10 g，槐花15 g，侧柏炭15 g，大蓟10 g，炒蒲黄10 g，荆芥炭10 g，黄芩10 g，仙鹤草20 g，炒白芍15 g，川芎6 g，熟地黄15 g，苍术10 g，枳壳15 g，炙甘草6 g。

②湿热下注证

证候：便血色鲜红，血量较多，痔核脱出嵌顿，肿胀疼痛剧烈，或糜烂坏死；伴口干不欲饮，口苦，大便秘结，小便黄赤；苔黄腻，脉滑数。

治法：清热利湿，凉血止血。

方药：龙胆泻肝合剂。龙胆草6 g，黄芩9 g，栀子9 g，猪苓9 g，车前子9 g，生地黄20 g，当归8 g，甘草6 g。

③气滞血瘀证

证候：肛内肿物脱出，甚或嵌顿，肛管紧缩，坠胀疼痛，甚则肛缘水肿、血栓形成，触痛明显；舌质红或暗红，苔白或黄，脉弦细涩。

治法：清热利湿，祛风活血。

方药：止痛如神汤加减。秦艽10 g，桃仁10 g，皂角子10 g，苍术10 g，防风10 g，黄柏10 g，当归尾10 g，槟榔15 g，泽泻10 g，赤芍10 g，延胡索10 g，羌活10 g，防己10 g，黄芩10 g，炙甘草6 g，大黄6 g。

④脾虚气陷证

证候：肛门坠胀，痔核脱出，需用手托还，大便带血，色鲜红或淡红，病程日久伴面色少华，神疲乏力，纳少便溏；舌质淡，苔白，脉弱。

治法:补中益气,升阳举陷。

方药:补中益气汤加减。潞党参 15 g,黄芪 15 g,炒白术 12 g,升麻 10 g,柴胡 6 g,淮山药 15 g,白芍 12 g,当归 12 g,熟地黄 12 g,黄精 15 g,甘草 6 g。

(2)中成药

便血、疼痛可选用独一味胶囊、痔康片、云南白药散等凉血止血;大便干燥选用回回通秘饮、麻仁滋脾丸、麻仁润肠丸等润肠通便药。

(3)西药

①肛垫黏膜保护剂:主要是复方角菜酸酯栓,即太宁栓,其主要药物成分有角菜酸、二氧化肽和氧化锌。角菜酸酯在潮湿环境下形成有弹性的黏液胶体凝胶,覆盖受损的痔黏膜表面,形成人工的"黏液屏障",有效地将粪便与黏膜隔开。角菜酸酯不仅是肛垫黏膜的隔离膜,而且还是粪便的润滑剂。二氧化肽具有止痒、收敛作用。氧化锌有减轻充血、消炎作用。太宁栓的药物作用机制符合痔病本质,在临床上已被证实,它是目前比较理想的治痔局部用药。

②对症治疗药物:如消炎、抗菌、止血和镇痛药物,常用的有洗必泰痔疮栓、美辛唑酮栓、安纳素栓等。

(4)中医外治法

①中药熏洗疗法:适用于各期内痔及内痔脱出。熏洗是利用药物煎汤趁热在肛门部进行熏蒸、淋洗的治疗方法。此治疗方法是借助药力和热力,通过皮肤、黏膜作用于肌体,促使腠理疏通、脉络调和,达到清热燥湿、活血消肿的效果,是中医独特的治疗方法。常用熏洗药物有以下几种。

A. 祛毒汤:祛毒汤具有清热解毒、消肿止痛的功效,可用于内痔嵌顿、出血、水肿等不适。方中瓦楞子、甘松、枳壳理气散结止痛,防风散风解痉,朴硝润燥软坚,马齿苋、蒲公英、黄柏清热解毒、消肿散结,五倍子、侧柏叶收敛凉血,苍术、川椒燥湿祛风止痛,生甘草清热解毒。

瓦楞子 20 g,甘松 20 g,防风 10 g,朴硝 30 g,五倍子 10 g,马齿苋

10 g,川椒 10 g,生甘草 9 g,黄柏 10 g,苍术 12 g,枳壳 12 g,侧柏叶 15 g,蒲公英 20 g。

用法:日 1 剂,水煎取汁 500 ml,分 2 次坐浴熏洗。

B. 痔炎宁熏洗剂:痔炎宁熏洗剂起到清热祛湿、消肿止痛的功效,方中大黄凉血止痛,芒硝清火消肿,五倍子收湿止血,金银花清热解毒、凉血止痢,野菊花清热解毒、抗菌消炎。

大黄 30 g,芒硝 50 g,五倍子 20 g,金银花 50 g,野菊花 30 g。

用法:每日 1 剂,水煎取汁 500 ml,分 2 次坐浴熏洗。

C. 五倍子汤:五倍子汤具有涩肠止血、解毒消肿的功效。适用于内出血、嵌顿痔等不宜手术患者的保守治疗。方中五倍子有涩肠、止血、解毒作用。据药理研究本品含鞣酸,可使蛋白与血清溶液相互作用发生沉淀凝结现象,可收敛形成被膜,故有止血作用。荆芥、桑寄生、莲房均有镇静、收敛作用,鳖甲软坚消积,朴硝通便。

荆芥 30 g,莲房 30 g,桑寄生 30 g,朴硝 30 g,鳖甲 24 g,五倍子 9 g。

用法:每日 1 剂,水煎取汁 500 ml,分 2 次坐浴熏洗。

D. 复方苦参汤:苦参汤具有清热燥湿、泻火解毒、止血消肿的功效,可用于内痔出血、嵌顿,术后疼痛、水肿等并发症的治疗。方中苦参、黄柏为君药,具有清热燥湿、泻火解毒、利尿及杀虫之功效;蒲公英、黄连、蛇床子及金银花具有清热解毒、消肿止痛之功效,共为臣药;冰片、赤芍、牡丹皮为佐药,有消肿止痛、活血化瘀之功效;芒硝、滑石为佐使药,具有清热消肿、收湿敛疮的功效。

苦参 30 g,黄柏 25 g,黄连 20 g,蒲公英 15 g,蛇床子 15 g,银花藤 15 g,冰片 15 g,芒硝 15 g,滑石 10 g,赤芍 10 g,牡丹皮 15 g。

用法:每日 1 剂,水煎取汁 500 ml,分 2 次坐浴熏洗。

②中药外敷疗法:适用于各期内痔及手术后换药,将药膏或药散敷于患处,其药物组成多以消肿止痛或收敛止血或生肌收口为主,具有简单、易行、有效的特点。常用药物有紫草油、生肌象皮膏、生肌玉红膏、马应龙

痔疮膏、龙珠软膏、肛泰软膏等。常用药物如下。

A. 紫草油:紫草油药味较少,由金银花、紫草、白芷、冰片4味药组成,具有凉血解毒、化腐生肌的作用。常用于术后换药促进创面愈合。方中金银花具有清热解毒功效,紫草具有解毒祛斑、清热消肿的功效,冰片具有清热解毒、防腐生肌的功效,白芷具有活血排脓,生肌止痛的功效。

金银花15 g,紫草5 g,冰片5 g,白芷2 g。

用法:纱布剪成小条,居然浸润后备用,术后常规结束后,将紫草油纱条填塞于创面处,每日1次或2次。

B. 象皮生肌膏:象皮生肌膏具有生肌收口、活血化瘀,促进创面愈合的功效,多用于术后疮面的愈合。方中当归活血止血,乳香、没药活血化瘀止痛,生地黄清热凉血,石膏敛疮生肌、收湿止血。象皮中含有大量的胶质蛋白、碳水化物和无机盐等,且无毒。象皮配合其他药物能治疗多种疾病,配合乳香、没药具有增强活血止痛的功效,在中医上是不可多得的疗伤圣药。

当归20 g,乳香10 g,没药10 g,生地黄30 g,石膏20 g,象皮15 g。

用法:2 g局部涂抹,每日1~2次。

③中药塞药疗法:适用于各期内痔,塞药法是指将药物纳入肛门内治疗痔病,此方法为汉代张仲景首创,目前应用仍很普遍,将药物制成栓剂,塞入肛内,其药物组成多以消肿止痛、止血为主,如马应龙痔疮栓、肛泰栓、肛安栓、普济痔疮栓、消炎痛栓、化痔栓等,每晚睡前1枚纳肛或换药时纳入肛内,每日1~2次。

④挑治疗法:挑治疗法适用于内痔出血,其作用机理是疏通经络、调理气血、促使肿消痛减。挑治疗法源于民间,其所用的挑治点有痔点、穴位和局部区域3类。痔点在上起第七颈椎平面,下至第二腰椎平面,两侧至腋后线的范围内。痔点的特点是形似丘疹,稍突出于皮肤,如针头大小或米粒大小,圆形,略带光泽,颜色可为灰白色、棕褐色或淡红色不等,压之不褪色。选痔点时应与痣、毛囊炎相鉴别,有时背部可有2~3个痔点,应选

用其明显的一个,痔点越靠近脊柱越靠下越好。挑治的穴位有肾俞、大肠俞、上髎、次髎、中髎、下髎、长强等。挑治的区域在第三腰椎至第二骶椎之间左右旁开1~2寸的纵形线上,任选一点挑治。

挑治方法:取侧卧位,常规消毒,用三棱针或手术刀片,快速挑开皮肤表皮,伤口与脊柱平行,长约0.5 cm,深度为0.2~0.3 cm。然后从浅向深将纤维挑断,直至挑尽为止,敷料固定。

⑤枯痔疗法:适用于较严重的内痔,如Ⅱ、Ⅲ度脱出肛外的内痔。枯痔法具有消痔枯脱的作用。用药主要有枯痔散、灰皂散等。即以药物敷于痔核表面,能使痔核干枯坏死,达到痔核脱落治愈的目的。因所用药物大都具有较强的腐蚀作用,涂药时应避免伤及周围的正常组织,此法目前已少有采用。

⑥针灸疗法:常用的穴位有攒竹、白环俞、长强、会阳、飞扬、委中、承山等。常用的方法有补法、泻法、补泻结合法。

⑦文献记载:文献中对内痔的中医外治法较多,涉及熏洗坐浴、塞药、外敷、穴位贴敷等多种方法。张小东等[25]在狼山野艾与虎耳草治疗内痔出血疗效对比观察分析中,分为狼山野艾治疗组和虎耳草治疗组,结果发现狼山野艾止血效果高于虎耳草治疗组;在内痔核萎缩程度中虎耳草治疗组要好于狼山野艾治疗组。文小军[26]在中药熏洗治疗环状脱垂性内痔44例中将88例环状脱垂性内痔患者随机分为研究组和对照组,研究组术后疼痛缓解时间、创面愈合时间及住院时间明显短于对照组,差异具有统计学意义($P<0.05$)。何强等[27]在三黄栓剂治疗Ⅱ期内痔34例临床观察中治疗组采用三黄栓剂塞肛治疗,对照组采用麝香痔疮栓塞肛治疗。结果发现总有效率治疗组为97.1%,高于对照组的90.0%,差异有统计学意义($P<0.05$)。结论:使用三黄栓剂治疗Ⅱ期内痔能明显减轻肛门疼痛、坠胀、潮湿及便血,减少痔核脱出,减小痔核体积,且没有发现明显毒副作用。

(5)其他治法

①手法复位:适用于内痔核脱出。先复位小的痔核再复位大的痔核。

手法复位失败时,可在骶麻或局麻下复位,复位后内置消炎痛栓,凡士林油纱布,丁字带固定,平卧,控制大便两日。

②注射疗法:注射疗法是目前治疗内痔的常用方法之一,在国内外早已采用。根据其药理作用的不同,按其作用性质不同分为硬化萎缩和坏死枯脱两种方法。由于坏死枯脱术后常有大出血、感染、直肠狭窄等并发症,目前常选用硬化萎缩注射疗法。适应证:Ⅰ、Ⅱ、Ⅲ期内痔兼有贫血者;内痔不宜手术者;混合痔的内痔部分。禁忌证:外痔;内痔伴有肛周慢性炎症或腹泻;内痔伴有严重高血压、肝肾及血液疾病者;因腹腔肿瘤引起的内痔和临产期孕妇。常用药物有:①硬化萎缩药,消痔灵,5%~10%石炭酸甘油,5%鱼肝油酸钠,4%~6%明矾注射液,内痔散;②坏死枯脱药,枯痔液,新六号。具体操作方法如下。

A. 消痔灵注射疗法:指选择消痔灵注射液进行注射治疗。患者取侧卧位,肛门常规消毒后,在肛镜下,检查内痔的部位,确定母痔区有无动脉搏动,直肠内用碘伏或安尔碘消毒,用不同浓度消痔灵分四步注射:a. 痔的上动脉区注射 1:1 浓度(即消痔灵和利多卡因的用量为 1:1)的消痔灵注射 1~2 ml。b. 痔区黏膜下层注射 2:1 浓度的消痔灵,在痔核中部进针,刺入黏膜下层后呈扇形注射,使药液尽量充满黏膜下层血管丛中。注入药量的多少以痔核弥漫肿胀为度, 一般为 3~5 ml。c. 痔区黏膜固有层注射,第二步注射完毕,缓慢退针,多数病例有落空感,可作为针尖退到黏膜肌板上的标志,注药后黏膜呈水泡状,一般注药 1~2 ml。d. 洞状静脉区注射,用 1:1 浓度的消痔灵,在齿线上 0.1 cm 处进针,刺入痔体的斜上方 0.5~1 cm 作扇形注射,一般注药 1~3 ml。1 次注射总量 5~30 ml。注射完毕,外盖无菌纱布,胶布固定。本疗法使痔体充分着药,达到彻底萎缩硬化的目的,治愈率达 95%,是目前治疗内痔较好的方法。

B. 硬化萎缩注射法:患者侧卧位,在肛镜直视下用碘伏或安尔碘直肠内局部消毒,用皮试针抽取 5%石炭酸甘油或 4%~6%明矾液,于痔核最高部位进针至黏膜下层,针头斜向上 15°进行注射,每个痔核 0.3~0.5 ml,

一般每次 1~2 个痔核。注射当天避免过多活动,24 h 内不宜排大便,7~10 d 后再注射第二次或注射其他痔核。注射不宜太深,否则易引起肌层组织硬化或坏死。

C. 坏死枯脱注射法:患者取截石位或侧卧位,在局麻下,充分暴露肛门,使痔核外翻,用碘伏或安尔碘消毒,用小止血钳于齿线上方将痔核一部分夹住拉出固定,右手持盛有坏死枯脱药的注射器,在齿线上 0.3~0.5 cm 处,刺入内痔黏膜下层,缓慢将药液由低向高,呈柱状注入痔核内,使痔核膨大变色为度,按此逐个将所有内痔注射后,还纳肛内。

注意事项:a. 严格消毒;b. 用 4.5 号或 5 号针头,针孔不宜太大,容易引起出血,或药液从针孔流出;c. 进针后先作回血试验,注射药物速度宜慢;d. 进针后勿向痔核内乱刺,以免损伤过多血管,引起出血,增加痔核内液体而延长痔核枯脱时间;e. 操作时宜先注射小痔核,再注射大痔核,否则大痔核注射后胀大易遮盖小痔核,不易操作;f. 勿使药液注入外痔区,或注射位置过低使药液向肛管扩散,引起肛门肿痛甚至坏死。

③结扎疗法:结扎疗法是中医传统的治疗方法,最早始见于《太平圣惠方》。其主要机理是阻断痔核的气血流通,使痔核坏死脱落,遗留创面修复自愈。结扎疗法是指用丝线肠线或乳胶环结扎痔的基底部,使痔发生缺血性坏死,继而脱落,疮面愈合,达到治愈痔疮的一种方法。结扎疗法分为单纯结扎法、贯穿结扎法、分段结扎法、胶圈套扎法 4 种。适应证:适应于内痔或混合痔的内痔部分,胶圈套扎适用于较小的内痔(I/II 期内痔),丝线套扎法适用于较大的痔核,贯穿结扎适用于特大痔核。禁忌证:肛门周围有急性脓肿或湿疹者;急慢性腹泻者;因腹腔肿瘤而致病者;临产期孕妇;严重肺结核、高血压及肝脏、肾脏疾患或血液病变者。

A. 单纯结扎法:适用于 II、III 度内痔,该法操作较为简单,常规消毒、铺巾、麻醉后,用组织钳将痔核牵出,用止血钳夹住痔核的基底部,用 7 号或 10 号线于止血钳下结扎痔核,缓慢松钳,逐渐紧线,将痔核结扎牢靠,并将痔核送入肛内,伤口可放置血粉油纱条或消炎痛栓,外盖辅料病固定。

B. 贯穿结扎法:患者取左侧卧位或截石位,常规消毒,铺巾,麻醉后,消毒肛管,扩肛,使内痔核脱出肛门外,或用组织钳将其牵出肛门外,再用止血钳将内痔核基底部夹紧,并在齿线处剪开一个小口,也可不剪,然后用 10 号线在止血钳下做贯穿"8"字缝扎。剪除部分痔核,将痔核纳入肛内,肛门内可填止血粉油纱条或消炎止痛栓剂,敷料固定,手术完成。

C. 分段结扎法:适用于环状痔,将环状内痔分为几个块,在所划分的痔与痔之间的分界线处,用两把止血钳夹起黏膜,于中间剪断,上至痔顶端,下至齿线。用同样方法处理其他几个痔核分界处。最后,用止血钳夹住被分离的痔基底,用丝线圆针在止血钳下方贯穿"8"字缝扎。用同样的方法处理其他痔块。为了防止水肿,可在结扎线下方向外做 0.5~1 cm 的放射状减压切口,然后将痔核送回,肛门内可放置止血粉油纱条或消炎止痛栓剂,敷料固定。

D. 胶圈套扎法:是通过器械将小乳胶圈套入痔核根部,利用胶圈较强的弹性阻止血液循环,促使痔核缺血、坏死、脱落,从而治愈内痔。患者排便后取膝胸位或侧卧位;先作直肠指诊,以排除其他病变;插入肛门镜,检查痔核位置及数目,选定套扎部位;使用长棉签清洁套扎部位,常规消毒手术区域,充分暴露痔核区,由助手固定肛门镜,术者左手持套扎器套住痔核,右手持组织钳,经套扎圈钳夹痔核根部,将痔核牵拉入套扎器内,按压套扎器柄,使套圈的外套向痔核根部移动。将胶圈推出扎到痔核根部;然后松开组织钳,与套扎器一并取出,最后退出肛门镜。另外,痔的治疗还有坏死枯脱注射法、插药疗法(即枯痔钉疗法)、铜离子电化学疗法、低温电凝技术、痔环切术、痔上黏膜环切术(即 PPH 术)、痔动脉结扎术(即 HAL 术)、痔上黏膜选择性切除术(即 TST 术)、重度环形混合痔的分段结扎、括约肌松解术等。

注意事项:a. 每次结扎内痔时宜先结扎小的痔核,后结扎大的痔核;b. 缝针穿过痔核基底部时,不可穿入肌层,否则会引起肌层坏死;c. 结扎术后当天不要解大便,若便后痔核脱出,应立即还纳,以免发生水肿,加剧疼痛;d. 结扎后 7~10 d 为痔核脱落阶段,嘱患者避免剧烈运动,保持大便通畅,以免因结扎线脱落时引起大出血。

5. 预防与调护

(1)加强体育锻炼。

(2)保持心情舒畅。

(3)注意饮食调理:①少食刺激性食物,少饮酒;②多食水果、蔬菜,多饮水;③饮食不宜过分精细,五谷杂粮,荤素搭配;④饮食有规律,不过饥过饱;⑤注意饮水卫生,避免勿食异物。

(4)防治大便秘结:①调整饮食结构,多食五谷杂粮、瓜果蔬菜,多饮水,少食精细食物;②建立良好的排便习惯,按时、定时排便,不忍便,不排便时看书及玩手机;③适当体育运动;④及时治疗与便秘有关的其他疾病。

二、外痔

1. 概念

外痔是指发生于肛管齿线之下的痔。多由肛缘皮肤感染,或痔外静脉丛破裂出血,或反复感染、结缔组织增生,或痔外静脉丛扩大曲张而成。主要临床表现是自觉肛门坠胀、疼痛,有异物感。由于临床症状、病理特点及其过程不同,可分为炎性外痔、血栓性外痔、结缔组织性外痔、静脉曲张性外痔 4 种。

2. 病因病机

(1)中医:外痔多与湿、热、瘀有关,使得局部气血运行不畅,经脉阻滞,日久瘀结不散所致。

①气滞血瘀:局部气血瘀滞,肠道气机不畅,不通则痛。

②湿热下注:湿性重着,常犯于下,湿热蕴阻肛门,筋络阻滞,瘀结不散而发本病。

③脾虚气陷：年高、体弱多病者，脾胃功能失常，中气不足，脾虚气陷，无力摄纳，而致肛门坠胀，肿物难以消退。

（2）西医

①血栓性外痔：常因排便时用力努挣、剧烈活动或用力咳嗽等，使肛门周围皮下小静脉破裂，血液外渗到皮下，凝结为血栓而成；或因肛周静脉丛发生炎症，局部充血，血液凝滞局部，凝结为血栓而成。

②炎性外痔：炎性外痔常因肛门局部外伤或大便擦伤肛缘皮肤和皮下组织或皮赘；排便努挣或手术时过度牵拉肛门部皮肤，致使肛门部皮肤及皮下组织受伤；肛裂、内痔脱出、肛门部湿疹等病变的分泌物的反复刺激；直肠炎症性病变的影响；或内痔嵌顿等使肛门缘皮肤受损或感染、局部充血、水肿而成。

③静脉曲张外痔：发病机制基本上同内痔。

④结缔组织外痔：其多由于炎性外痔的炎症及水肿消退，但其增生的皮肤及结缔组级不能消退或吸收；或血栓性外痔机化过程中其内的结缔组织增生而成，因而可以说结缔组织外痔多为炎性外痔和血栓外痔的结果。

3. 诊断及鉴别诊断

（1）诊断

①静脉曲张性外痔：发生在肛缘皮下，外观呈椭圆形肿物，触之柔软。便时或下蹲等致腹压增加时肿物增大，并呈暗紫色，便后或按摩后肿物缩小。一般不疼痛，仅觉肛门部坠胀不适。有静脉曲张性外痔的患者，多伴有内痔。

②血栓性外痔：好发于膀胱截石位的3、9点处。肛缘突然剧烈疼痛，皮下有一触痛性肿物，排便、坐下、行走，甚至咳嗽等动作均可使疼痛加剧。检查时在肛缘可见一暗紫色圆形硬结节。界限清楚，触按痛剧。

③结缔组织性外痔：肛门异物感为结缔组织性外痔的主要症状。肛门边缘处赘生皮瓣逐渐增大，质地柔软，一般无疼痛，不出血，仅觉肛门有异物感，常因染毒而肿胀，肿胀消失后，赘皮依然存在。若发生于截石位6、

12 点处的外痔,常由肛裂引起,又称哨兵痔或裂痔;若发生于 3、7、11 点处的外痔,多伴有内痔;赘皮呈环形或形如花冠状,多见于经产妇。

（2）鉴别诊断

①内痔嵌顿:齿状线以上内痔脱出、嵌顿、疼痛时间长,消退缓慢,痔核表面糜烂感染有分泌物和臭味。

②尖锐湿疣:初起为细小淡红色或污秽色丘疹,以后逐渐增大增多,单个或群集分布,湿润柔软,表面分叶,呈乳头样、鸡冠状或菜花样突起。根部常有蒂,且易发生糜烂渗液,触之易出血。皮损裂缝间常有脓性分泌物郁积,致有恶臭,且可因搔抓而引起继发感染。

③肛乳头肥大:形如柱状或鼓槌状,顶大蒂细,表面光滑灰白色,不易出血,常有疼痛或肛门坠胀,过度肥大者,便后可脱出肛门外,但其蒂部在齿线。

4. 治疗

（1）内治法

①气滞血瘀证

证候:肛缘肿物突起,排便时可增大,有异物感,可有胀痛或坠痛,舌紫暗,脉弦涩。

治法:理气化瘀。

方药:活血散瘀汤加减。川芎、当归尾、赤芍、苏木各 12 g,牡丹皮、枳壳、瓜蒌仁(去壳)、桃仁(去皮、尖)、槟榔各 10 g,大黄(酒炒)6 g。

②湿热下注证

证候:肛缘肿物隆起,灼热疼痛或局部有分泌物,便干或溏。舌红,苔黄腻,脉滑数。

治法:清热利湿。

方药:萆薢渗湿汤加减。萆薢、薏苡仁各 30 g,赤茯苓、黄柏、丹皮、泽泻各 15 g,滑石 30 g,通草 6 g。

③脾虚气陷证

证候:肛缘肿物隆起,肛门坠胀,似有便意或排便不尽,神疲乏力,纳少便溏。舌淡胖,苔薄白,脉细无力。

治法:理气健脾。

主方:补中益气汤加减。黄芪 15 g,人参(党参)15 g,白术 10 g,炙甘草 15 g,当归 10 g,陈皮 6 g,升麻 6 g,柴胡 12 g,生姜 9 片,大枣 6 枚。

(2)中成药:同内痔法。

(3)中医外治法

①中药熏洗疗法:各种外痔均可使用。具有清热利湿、活血止痛、收敛消肿等作用,常用的为祛毒汤、五倍子汤、苦参汤等,具体药物组成见内痔中药熏洗疗法内容。

②中药外敷疗法:各种外痔及术后均可运用,具有消肿止痛、收敛止血、祛腐生肌等作用,常用的有黄连膏、生肌膏、九华膏等。以药物直接敷于患处。

③文献记载:许勇辉[28]在消肿止痛汤熏洗治疗炎性外痔效果及对炎症因子的影响研究中,观察组给予消肿止痛汤熏洗治疗,对照组给予高锰酸钾熏洗治疗。得出结论是消肿止痛汤熏洗治疗炎性外痔临床效果好,可改善炎症因子水平,促进症状消退。李娟[29]在应用中药熏洗疗法治疗血栓外痔的效果研究中,对照组行常规治疗,研究组在此基础上行中药熏洗疗法进行治疗,结果显示研究组血栓外痔患者的治疗效果优于对照组,血栓外痔消失时间短于对照组,疼痛缓解时间短于对照组,差异有统计学意义($P<0.05$)。

(4)其他治法

①静脉丛剥离术。适应证:静脉曲张性外痔。操作方法:取侧卧位或截石位,局部消毒铺巾,局麻。用组织钳提起外痔组织,在痔中心自下缘至齿线做一纵行"V"字形切口,再用剪刀分离皮下曲张的静脉丛,将皮肤及皮下组织一并切除,用凡士林纱条纳敷创面引流,无菌纱布包扎。

②血检外痔剥离术。适应证:血栓外痔较大,血块不宜吸收,炎症水肿局限者。操作方法:取侧卧位,病侧在下方,局部消毒。局麻后在痔中央做放射状或梭形切口,用止血钳将血块分离,并摘除。修剪伤口两侧皮瓣,使创口敞开,用凡士林纱条嵌塞,外盖无菌纱布,宽胶布固定。每日便后熏洗换药。

③外痔切除术。适应证:单发的静脉曲张性外痔、结缔组织性外痔和血栓外纤维化者。操作方法:取截石位或侧卧位,在局麻或腰俞麻醉下,常规肛门消毒,用组织钳提起外痔组织,以剪刀环绕其痔根四周做一梭形切口,切口上端必须指向肛门中心呈放射状,再用剪刀分离皮下曲张的静脉团及增生的结缔组织或血栓,将皮肤连同组织一并切除,创面开放或对位缝合。

5. 预防与调护

见内痔部分。

三、混合痔

1. 概念

混合痔是指同一方位的内、外痔静脉丛曲张并相互贯通吻合、括约肌间沟消失,使内痔部分和外痔部分形成一整体者。多发于膀胱截石位 3、7、11 点处,以 11 点处最为多见,兼有内痔、外痔的双重症状。

2. 病因病机

多因Ⅱ、Ⅲ期内痔未及时治疗,反复脱出,复因妊娠分娩,负重远行,以致气血瘀滞不散,导致本病发生。

3. 诊断及鉴别诊断

(1)诊断

①临床表现:混合痔临床表现为便血和脱出等内痔的症状;肛门下坠、不适和异物感的外痔表现。

②专科检查:肛门外观可见肛周皮肤隆起,蹲位时明显,皮色正常;肛门镜下见齿线上黏膜隆起与齿线下皮肤隆起,且相互连接。

③辅助检查

肛门指诊:可在齿线上方摸到纵行皱折和(或)隆起的痔结节。

肛门镜:可以明确内痔的部位、大小、数目、色泽和黏膜表面有无出血、溃疡、糜烂等。

结肠镜检查:以便血就诊者,有消化道肿瘤家族史或本人有息肉病史者,年龄超过 45 岁者,大便隐血试验阳性以及缺铁性贫血的痔患者,建议行全结肠镜普查。

(2)鉴别诊断:参照内痔、外痔部分。

4. 治疗

(1)内治法:参照内痔、外痔部分。

(2)中成药:参照内痔、外痔部分。

(3)中医外治法

①中药熏洗疗法:选择具有清热利湿、活血止痛、收敛消肿等作用的药方,常用的为消肿止痛液、祛毒汤、五倍子汤、苦参汤等。

A. 消肿止痛液:消肿止痛液以起到清热祛湿、消肿止痛的功效,方中以大黄凉血止痛,黄柏清热祛湿,乳香、没药活血止痛,益母草活血祛瘀,地榆炭凉血止血,五倍子收湿止血,芒硝清火消肿。

大黄 20 g,黄柏 20 g,制乳香 30 g,制没药 30 g,益母草 20 g,地榆炭 20 g,五倍子 20 g,芒硝 20 g。

用法:每日 1 剂,水煎取汁 1 500 ml,分 2 次坐浴熏洗。

B. 祛毒汤、五倍子汤、苦参汤:具体功效及药物组成见内痔中药熏洗疗法内容。

②中药外敷疗法:各种外痔及术后均可运用,具有消肿止痛、收敛止血、祛腐生肌等作用,常用的有黄连膏、生肌膏、九华膏等。以药物直接敷于患处。

③中药塞药疗法:马应龙痔疮栓、肛泰栓、肛安栓、普济痔疮栓、消炎痛栓、化痔栓等均可应用于混合痔。

④文献记载:刘洁等[30]在中药熏洗联合普济痔疮栓对混合痔术后创面愈合及肛门功能的影响研究中,全部患者均行混合痔外剥内扎术,术后对照组采用普济痔疮栓治疗, 观察组在对照组治疗基础上采用中药熏洗治疗。观察组治疗后 VAS 评分和并发症发生率均明显低于对照组(P均<0.05),创面愈合时间明显短于对照组(P<0.05)。结论中药熏洗联合普济痔疮栓治疗可促进混合痔术后创面愈合,明显改善肛门功能,减轻疼痛,减少并发症。陈蕾[31]在自拟中药熏洗方熏洗坐浴治疗嵌顿性混合痔 122例的研究中,治愈 115 例,好转 7 例,总有效率 100%。

（4）其他治法

①外剥内扎术:适用于混合痔。操作要点:麻醉后,肛门部常规消毒,铺治疗巾,消毒肛管直肠,充分扩肛,使内痔痔核全部暴露。在外痔部分,先做"V"形切口,注意保留肛管皮瓣,用组织钳提起"V"形皮瓣,将皮瓣下方的外痔静脉丛剥离至齿线处,然后用止血钳夹住内痔部分的基底部,注意适当保留的齿线部分,止血钳应向上多夹一些黏膜,避免内痔因黏膜松弛而术后脱出,在止血钳的内痔部分的正中,用丝线圆针做贯穿结扎,剪去外痔和被结扎的内痔部分,修剪皮缘整齐,使肛缘皮肤呈开放性放射状切口,检查无出血,创面及肛门内,放入油纱条,敷料固定。

②分段齿形切扎或切注术:适用环状混合痔。依病情将环状混合痔分数段行外切内扎或外切内注术, 注意内痔结扎处不要在同一平面而应呈锯齿状,并保留足够的皮桥与黏膜桥。

③PPH/TST 手术:适用于Ⅲ、Ⅳ期内痔,特别是环状内痔或环状混合痔。采用圆形吻合器,环形切除或选择性切除一段直肠下端黏膜后使痔核悬吊于直肠壁,并阻断痔上血管,使脱出痔核回缩肛内。

④超声多普勒痔动脉结扎术:适用于Ⅱ、Ⅲ期内痔及不能耐受传统手术者。经多普勒探查痔动脉分布,进行结扎阻断痔动脉血流,减少出血。

5. 预防与调护

（1）保持大便通畅,养成每天定时排便的习惯,蹲厕时间不宜过长。

（2）避免久坐久立，负重远行。

（3）保持肛门局部清洁卫生，防止便秘或腹泻的发生。

（4）饮食宜清淡，多喝温开水，多食蔬菜水果，忌食辛辣刺激性食物。

（5）进行适当的活动和肛门功能锻炼。有痔核脱出时应及时复位，可用热敷、卧床体息、外涂润滑剂、提肛等方法。便血量较多时应停止排便，可用棉球填塞压迫止血，出血不止或复位困难者应及时到医院诊治。

第二节　肛管直肠脱垂

一、概念

肛管直肠脱垂是指肛管、直肠黏膜、直肠全层和部分乙状结肠向下方移位并脱出肛门之外的一类疾病。中医亦称之为"脱肛"。任何年龄均可发生，但多发生小儿、老年人、经产妇及体弱的青年人，其临床特点是努挣后肠黏膜或肠管全层脱出，不出血或有少量淡红色血性黏液，常伴肛门失禁或便秘。

二、病因病机

1. 中医

中医认为肛管直肠脱垂与大肠、肺、胃、脾、肾等脏器有关。祖国医学认为：中气不足，气虚下陷，小儿气血未旺，久泻久痢；年老气血双虚，久病体弱，气血不足，中气下陷，不能固摄；湿热下注等所致。

（1）脾虚气陷证：脾主升提，脾气虚弱，升提无力，气陷于下，气脱血脱，导致本病的发生。

（2）肾气不固证：肾气虚弱，固摄失司，气的升提固涩作用受到影响，而导致本病的发生。

（3）气血亏虚证：小儿先天禀赋不足，气血尚未充盛，是"稚阴稚阳"的体质，内脏各器官发育尚不完全，老年人的气血已经开始衰退，中气不充分,失去对各个脏器的固摄作用,从而出现脱出。如果大病,病程长,久病难愈,则会耗气伤血,固摄作用减弱,故见本病。

(4)湿热下注证:湿热蕴结大肠,久之则耗伤气液,使大便干结不易排除,故努挣从而导致脱肛的发生。

2. 西医

现代医学提出肛管直肠脱垂最主要的原因是全身机能状况减退,特别是神经系统功能减退。另外腹压增高、体质、肠源因素、局部解剖结构异常等也是不可或缺的条件。引起肛管直肠脱垂的病因尚未完全清楚,主要有滑动疝学说和肠套叠学说。肛管直肠脱垂典型的解剖特征包括:①直肠自身套叠;②深陷凹或深 Douglas;③直肠与骶骨岬不固定;④直肠和乙状结肠冗长;⑤盆底和肛门括约肌薄弱;⑥可能存在有直肠膨出和其他异常。理想的治疗方法应尽可能改正这些异常。

三、诊断及鉴别诊断

1. 诊断

(1)临床表现

①脱出:脱出是直肠脱垂的主要症状和表现。发病初期,排便时仅有直肠黏膜脱出,便后可自行还纳。随着病情的发展和日久失治,脱出物逐渐增长变粗,不易复位,需用手托还纳或卧床休息方能复位,重者咳嗽、下蹲或走路时也会发生脱出,甚或嵌顿水肿不能还纳。

②坠胀:初期内脱垂阶段,患者自觉肛门部下坠不适,常有排便不尽感和大便不通畅感。由于黏膜脱垂致直肠或结肠脱出,压迫肛门,出现肛门坠胀和腰骶不适感,严重时有便意频繁、里急后重等症状。

③出血:一般无出血症状,但在大便干燥或脱出的直肠黏膜充血、水肿、糜烂时,因粪便划破或反复手托复位损伤,粪便常可带血或厕纸染血,一般出血量较少,色鲜红。

④瘙痒:因肛门括约肌松弛,有黏液自肛门溢出,以致肛周潮湿,分泌

物反复刺激肛周皮肤而引起瘙痒。

⑤潮湿：病人因肛门直肠黏膜发生无菌性慢性炎症而渗出，同时肛门松弛，收缩无力，常有黏液从肛门溢出而致肛门潮湿和瘙痒。

⑥嵌顿：肛门直肠脱出不能及时还纳，脱垂的黏膜充血、水肿，致肛门括约肌痉挛而出现嵌顿，使肿胀疼痛加重，甚至出现局部坏死及肠梗阻。

⑦失禁：晚期患者，常伴有肛门不全失禁或完全失禁。

⑧便秘和腹泻：由于患者恐惧排便而久忍大便，可导致便秘；患者反复脱出，直肠黏膜受刺激和损伤，导致炎症或溃疡引起腹泻。

（2）专科检查

①局部视诊：胸膝位或下蹲时嘱其用力努挣时，可见肛外有直肠脱出，或呈放射状黏膜皱襞或呈环状而有层次的黏膜皱襞，甚或水肿嵌顿，无法还纳，或可见肛周皮肤潮湿、色素沉着。

②指诊：早期患者，脱出物触之柔软无弹性，随着病情加重，可触及脱出物较厚有弹性；食指纳肛可及直肠黏膜折叠堆积，有绕指感，同时感受肛门括约肌是否紧缩有力。

③肛门镜检查：可见直肠黏膜松弛堆积、阻塞。

（3）辅助检查：肛管直肠脱垂一般通过询问相关病史及局部视诊，可明确诊断；需手术治疗时，常可进行如下实验室检查。

①一般检查：血常规、尿常规、肝肾功能、出凝血时间、心电图、超声波和 X 线检查。

②排粪造影：排粪造影是直肠脱垂的主要检查方法，尤其是直肠内套叠的"金标准"。

③肛管直肠测压：肛管直肠测压是评估肛门括约肌静息压与收缩压、直肠肛管抑制反射、直肠顺应性以及容量的客观方法。直肠脱垂患者肛管静息压下降，肛管最大收缩压常有下降，直肠肛管抑制反射减弱甚至消失，以及直肠容量下降。

④盆底肌电图：盆底肌电图可以记录盆底肌系统在静息状态下及收

缩时的电活动情况,尤其适用考察肛门外括约肌与耻骨直肠肌的功能状态及神经支配变化。

⑤结肠镜、钡灌肠:了解结肠情况,排除炎症、肿瘤等其他结肠疾病。

2. 诊断标准

(1)内脱肛:脱垂的直肠尚未露出肛门外,当患者下蹲时或增加腹压时,指检可触及直肠肠壁呈环形套叠。如为直肠黏膜套叠,其肠皱襞松弛,触之柔软;如为直肠全层套叠,其肠壁比较硬而富有弹性。

(2)外脱肛:脱垂的肛管、直肠、结肠露于肛门外。

①直肠黏膜脱垂:脱垂的直肠黏膜松弛,色淡红,长度 3~6 cm,有较深的环形皱襞,触之柔软无弹性,不易出血,便后可自然还纳,肛门括约肌功能良好,多见儿童。

②直肠全层脱脱垂:脱垂的直肠呈圆锥形,表面有较浅的环形皱襞,淡红色,长 10 cm 以下,触之较厚有弹性,偶尔有点状出血,便后需用手托回,肛门较松弛无力,多见于成年人。

③直肠乙状结肠脱垂:脱出物呈圆柱状,比较均匀,表面环形皱襞很浅,色红赤,长度在 10 cm 以上,触之很厚有弹性,常常伴有肛管脱垂,肛门松弛无力,多见于老年体弱之人。

(3)分期分型

①分型

一型:指直肠黏膜脱垂,亦称不完全性脱垂,仅有直肠黏膜脱垂,而肌层未脱垂。

二型:指直肠全层脱垂,指直肠肌层和黏膜均发生脱垂。

②分度

Ⅰ度脱垂:又称为不完全直肠脱垂。大部分是在排便或者是努挣的时候出现,脱出物淡红色,呈放射状黏膜皱襞,长 3~5 cm,触之柔软,无弹性,不易出血,便后可自行还纳。

Ⅱ度脱垂:又称为完全性直肠脱垂。当在排便或腹压增加过程中,直肠全层脱出,脱出物淡红色,直肠黏膜充血、水肿、溃疡、糜烂,常有黏液或血性分泌物流出肛门外,呈圆锥状,表面为环状而有层次的黏膜皱襞,长5~10 cm,触之较厚,有弹性,肛门松弛,便后有时虚手托还纳。

Ⅲ度脱垂:又称为重度直肠脱垂。直肠及部分乙状结肠脱出,自己无法还纳,呈圆柱形,触之很厚,长 10 cm 以上,肛门松弛无力。

3. 鉴别诊断

(1)内痔:脱出物为结节状隆起,呈梅花状或环状,可见充血的痔核,伴有出血,痔核之间有纵沟。

(2)静脉曲张性外痔:排便努挣时有脱出物,为静脉丛瘀血,休息可慢慢消失。

(3)直肠息肉:低位直肠息肉病久失治,肛内可见肉红色肿块脱出,触之质软有弹性,常带蒂,多为单个,表面组织为黏膜,易出血。

(4)肛乳头瘤:是肛肠科常见的良性肿瘤之一,多以排便不尽感、肛门瘙痒或肿痛为主要临床症状,其肿物基底位于齿线上,色多灰白,随瘤体增大而脱出肛外。

(5)肛管直肠癌:肛管直肠癌的晚期也可见肿物脱出,呈菜花状、质硬,表面凹凸不平,伴排便困难,脓血腥臭,便形变扁变细,疼痛等。

(6)小肠滑动疝:脱出的直肠前壁有显著而巨大的疝囊,可听到肠鸣音,即诊为鼓音,触诊可摸到脱出的囊状物,粪块,脱出物光滑,有活动性。

(7)肠套叠:直肠脱垂可归纳为肠套叠,然其多发生于直肠与乙状结肠交界处,而一般的肠套叠发生部位较高,多位于结肠或乙状结肠,并多伴有严重腹痛。

四、治疗

1. **内治法**

(1)气虚下陷证

证候:大便后肛门有物脱出,直肠脱垂呈半球形或圆锥形,甚则咳嗽,行走、排尿时脱出,劳累后加重;伴有脘腹重坠,纳少,神疲体倦,气短声低,头晕心悸。舌质淡、体胖,边有齿痕,脉弱。

治法:补中益气,升提固脱。

方药:补中益气汤加减。黄芪30 g,党参15 g,白术10 g,升麻12 g,柴胡9 g,陈皮6 g,五倍子9 g,乌梅12 g,金樱子12 g,生甘草6 g。

(2)肾气不固证

证候:直肠滑脱不收:伴有面白神疲,听力减退,腰膝酸软,小便频数或夜尿多,久泻久痢。舌淡苔白,脉细弱。

治法:健脾益气,补肾固脱。

方药:四神丸加减。补骨脂15 g,吴茱萸3 g,肉豆蔻6 g,五味子6 g,熟地黄12 g,党参15 g,白术10 g,山药15 g,山茱萸6 g,生甘草6 g。

(3)气血两虚证

证候:直肠脱出,伴有面白或萎黄,少气懒言,头晕眼花,心悸健忘或失眠。舌质淡白,脉细弱。

治法:益气养血。

方药:八珍汤加减。当归15 g,熟地黄20 g,白芍15 g,川芎6 g,人参20 g,白术15 g,茯苓10 g,炙甘草6 g。

(4)湿热下注证

证候:直肠脱出,嵌顿不能还纳,脱垂的直肠黏膜有糜烂、溃疡;伴有肛门肿痛,面赤身热,口干口臭,腹胀便结,小便短赤。舌红,苔黄腻,脉滑数。

治法:清热利湿。

方药:葛根芩连汤加减。葛根20 g,黄芩20 g,黄连15 g,金银花15 g,木通15 g,车前子15 g(包煎),甘草6 g。

2. 中成药

根据辩证结果选用不同的中成药治疗,如补中益气丸、金匮肾气丸、八珍颗粒、二妙丸、四妙丸等。

3. 中医外治法

（1）中药熏洗疗法：用于减轻症状，控制病情发展。"酸能收敛，涩能固脱"。

故常用收固涩药物熏洗，常用药有明矾、五倍子、石榴皮、槐花、苦参、黄柏、苍术等。脱肛日久，肛门周围潮湿瘙痒者，可用苦参汤先熏后洗以除湿止痒；如脱出肿胀，甚则表面溃破、糜烂，伴肛门坠痛，可用苦参汤加石榴皮、枯矾、五倍子煎水熏洗。常用的熏洗方有固脱苦参汤、加味苦参汤等[32]。

①固脱苦参汤（叶玲经验方）：固脱苦参汤起到升提固脱、收敛固涩的功效。方中黄芪补气，升麻、柴胡升阳举陷，苦参清热燥湿，黄芩、金银花清热解毒，乌梅、五倍子、五味子收敛固脱，甘草调和药性。

黄芪 12 g，升麻 9 g，柴胡 12 g，苦参 9 g，黄芩 9 g，金银花 9 g，乌梅 9 g，五倍子 9 g，五味子 9 g，甘草 3 g。

用法：每日 1 剂，水煎取汁 500 ml，分 2 次坐浴熏洗。

②加味苦参汤：加味苦参汤主要起清热解毒、燥湿收敛的功效。方中苦参清热燥湿，黄芩、金银花清热解毒，蛇床子、地肤子清热利湿，白鲜皮清热燥湿、祛风解毒，石菖蒲化湿，苍耳子散风除湿，五倍子收敛固涩，甘草调和药性。

苦参 9 g，黄芩 9 g，金银花 9 g，蛇床子 15 g，地肤子 15 g，白鲜皮 9 g，石菖蒲 9 g，苍耳子 9 g，五倍子 9 g，甘草 3 g。

用法：每日 1 剂，水煎取汁 500 ml，分 2 次坐浴熏洗。

（2）中药外敷疗法：枯矾、五倍子粉各等量碾末，加入少许冰片，外敷脱垂黏膜表面，再将脱出物送回肛内，外加塔形纱布垫堵肛门，宽胶布外固定。

（3）保留灌肠疗法：运用中医辨证的思想，给予中药保留灌肠，脾虚气陷证采用补气紫及方灌肠，湿热下注证采用紫及方灌肠[32]。

①补气紫及方（叶玲经验方）：补气紫及方起到健脾益气、升提举陷、

收敛固脱的功能。方中黄芪补气,升麻、柴胡升阳举陷,乌梅、五倍子、诃子收敛固脱、涩肠止泻,紫草、紫花地丁、败酱草、蒲公英清热解毒消肿,白芨收敛固涩。

黄芪 30 g,升麻 12 g,柴胡 9 g,五倍子 9 g,乌梅 15 g,诃子 9 g,紫草 15 g,白芨 15 g,蒲公英 15 g,败酱草 15 g,紫花地丁 15 g。

用法:中药每剂浓煎为 100 ml,于排便后或睡前保留灌肠,每日 1 次,每次 100 ml,症状严重者可用 200 ml,两周为 1 个疗程。

②紫及方(叶玲经验方):紫及方起到清热利湿的功效。方中紫草、紫花地丁、败酱草、蒲公英清热解毒消肿,白芨收敛固涩。

紫草 30 g,白芨 30 g,蒲公英 30 g,败酱草 30 g,紫花地丁 30 g。

用法:中药每剂浓煎为 100 ml,于排便后或睡前保留灌肠,每日 1 次,每次 100 ml,症状严重者可用 200 ml,两周为 1 个疗程。

(4)针灸疗法:针灸疗法对小儿直肠脱垂、成人直肠黏膜脱垂具有较好的治疗作用,以及对直肠脱垂手术具有重要的巩固治疗作用。

①体针:常用的穴位有长强、百会、气海、足三里、合谷、八髎、提肛穴及肛周阿是穴。提肛穴位于截石位 3、9 点位,肛缘旁开半寸,相当于肛缘与坐骨结节连线中点,是治疗脱肛的要穴。可温针灸或针后结合电刺激,以加强疗效。

②耳针:取直肠下端、神门、皮质下。

③梅花针:点刺敲打肛周皮肤,改善增强括约肌及盆底肌功能,以加强其对直肠的支持固定作用。

(5)肛管直肠脱垂复位法:用于防止脱出物因不能及时复位而出现充血、水肿甚至绞窄。可用纱条包裹手指,脱出物表面涂以四黄膏等润滑剂,压迫脱出物顶端,持续用力使脱出物复位,必要时可在局麻下操作。

(6)提肛运动:肛门内收上提运动,每次肛门放松、收缩运动 20~30 下,每天 2 次。

(7)文献记载:叶玲等[32]在脱肛病综合治疗方案简介中自拟经验灌肠

方、熏洗方等用于治疗脱肛疾病,疗效确切。王朝阳等[33]在升提固脱汤保留灌肠联合针刺治疗Ⅱ度直肠脱垂41例研究中用刘佃温教授临证经验给予升提固脱汤保留灌肠联合针刺治疗。得出结论升提固脱汤保留灌肠联合针刺治疗脾虚气陷证Ⅱ度直肠脱垂,始终贯穿补气升提,收敛固脱的治法,临床疗效确切。梁县宗[34]在化瘀止痛方熏洗联合消痔灵注射治疗Ⅰ~Ⅱ度直肠脱垂的临床研究中对照组采用消痔灵注射治疗,治疗组在此基础上加用化瘀止痛方熏洗。结果显示治疗组治疗3 d、7 d、14 d的VAS评分均明显低于对照组,且治疗7 d、14 d的直肠脱垂长度明显短于对照组,差异均有统计学意义($P<0.05$)。治疗后治疗组痊愈率高于对照组,但差异无统计学意义($P>0.05$)。

4. 其他治法

(1)注射疗法:治疗肛管直肠脱垂的注射类药物较多,大体可分为硬化剂、收敛剂、平滑肌兴奋剂等。常用药物有明矾、乙醇、石碳酸甘油或植物油、鱼肝油酸钠、盐酸、盐酸尿素、麦角、葡萄糖、中药复方制剂等。注射的途径大体分为直肠黏膜下注射和直肠周围注射。而直肠黏膜下注射又可分为黏膜下点状注射和黏膜下柱状注射。一般认为,直肠黏膜下注射适用于直肠黏膜脱垂、Ⅰ度直肠脱垂;直肠周围注射适用于直肠全层脱垂。直肠周围注射特点是注射时针头不直接从直肠黏膜进针,而是从肛旁穿刺进入直肠周围,将药液注入直肠黏膜下层和肠壁周围,通过无菌性炎症,局部产生纤维化,使直肠壁与周围组织粘连,起到固定作用。

①直肠黏膜下注射法

适用证:直肠黏膜脱垂、部分完全性直肠脱垂。

禁忌证:肠炎、痢疾等肛门直肠急、慢性炎症。

操作:黏膜下点状注射法、黏膜下条状注射法。

注意事项:

A. 严格无菌操作。

B. 注射深度要求注入黏膜下层,避免过深注入肌层而引起坏死,或过浅到黏膜层而引起黏膜溃疡且影响疗效。

C. 术后控制排便 2~3 d;常规应用抗生素;保持大便通畅,避免增加腹压的动作。

②直肠周围注射术

适应证:完全性直肠脱垂。

禁忌证:肠炎、痢疾等肛门直肠急、慢性炎症。

操作要点:经肛周将药物注入两侧骨盆直肠间隙和直肠后间隙。

注意事项:

A. 严格无菌操作。

B. 食指于肛内引导,触及针尖位于直肠壁外侧,可自由滑动。

C. 术后控制排便 2~3 d;常规应用抗生素;保持大便通畅,避免增加腹压的动作。

(2)手术治疗:肛管直肠脱垂的手术方法种类较多,由于对该病的发病机制尚不十分清楚,所以到目前为止还没有一种适合所有直肠脱垂的手术方式。根据手术的目的不同,大概可以归纳为以下几类:紧缩肛门,加强肛门括约肌;切除或整修脱垂组织;固定肠管;加固盆底;闭锁直肠膀胱(或子宫)凹;综合应用。具体手术方法举例如下:较常用的黏膜切除缝合术、线状烧灼术、纵切横缝术,吻合器痔上黏膜环切术。适用于完全性直肠脱垂的手术有 Roscoe-Graham 盆底修补术、Orr 直肠固定术、张庆荣的腹内直肠固定折叠术、Wells 聚乙烯海绵植入术、Ripstein 塔夫纶(teflon)海绵植入术。

五、预防与调护

(1)直肠脱垂患者饮食宜清淡,容易消化,少渣滓,以免排粪次数增多。

(2)有习惯性便秘或排便不畅的患者平时应多食纤维类食物,保持粪便柔软,排便时不能用力过猛。

(3)不宜饮食刺激性食物,如辣椒、芥末、辣椒油等。

(4)注意肛门清洁,避免感染。早发现早治疗。

第二章　肛门部感染性疾病

第一节　肛　裂

一、概念

肛裂是指肛管皮肤破裂或全层裂开,形成慢性缺血性溃疡的疾病。肛裂的溃疡多呈梭形或是椭圆形,长 0.5~1.5 cm。肛裂是一种常见病,发病率在肛门直肠疾病中占 20%,仅次于痔疮。本病青壮年多见,男女发病之比约为 1:2.5。肛裂的病理表现为肛管溃疡,其发生的位置多见于肛管后正中,其次是肛管前正中,两侧较少见。临床特点以肛门部周期性疼痛、出血、便秘为主要特点。

二、病因病机

1. 中医

中医学认为肛裂多是由感受风热邪气,致使血热肠燥或阴虚津亏,导致大便秘结,排便努挣,引起肛门皮肤裂伤,湿毒之邪乘虚而入皮肤经络,局部气血瘀滞,运行不畅,破溃之处缺乏气血营养,经久不敛而发病。

(1)血热肠燥:常因饮食不节,恣饮醇酒,过食辛辣厚味,以致燥热内结,耗伤津液,无以下润大肠,则大便干结;临厕努责,使肛门裂伤而致便血。

(2)阴虚津亏:素有血虚,血虚津亏生燥,肠道失于濡润,可致大便燥结,损伤肛门而致肛裂;阴血亏虚则生肌迟缓,疮口不易愈合。

（3）气滞血瘀：气为血之帅，气行则血行，气滞则血瘀。热结肠燥，气机阻滞而运行不畅，气滞则血瘀阻于肛门，使肛门紧缩，便后肛门刺痛明显。

2. 西医

现代医学认为，大便秘结，排便用力过度，引起肛管上皮破裂，并激发感染或因肛管狭窄等造成损伤，是肛裂发生的原因。肛裂的发生与下列因素有关。

（1）局部解剖因素：由于直肠末端的生理曲度是由后方向前弯曲而致排便时肛门后方所受的压力较大，加之肛管后部正中处血液循环相对缺乏，弹性较差，容易损伤而不易愈合。

（2）感染因素：感染是肛裂的主要原因，常因肛窦炎、肛乳头炎等，使肛管组织弹性减弱，脆性增加，易于损伤破裂形成溃疡。同时肛隐窝感染，炎症向肛管皮下部蔓延，致皮下脓肿破溃而形成溃疡。

（3）损伤因素：干硬的粪便排出时引起肛管皮肤损伤是产生肛裂的发病基础。由于便秘、粪便干硬或粪便中混有异物，排便时过度扩张损伤肛管，或扩张肛门方法不当，如肛门指检、灌肠器插入、肛镜置入及乙状结肠镜检查时操作不当，都可形成肛裂，还有如便时痔脱出致肛管外翻亦可形成肛裂。

（4）肛门内括约肌痉挛因素：由于肛管部的慢性炎症刺激，使肛门内括约肌处于痉挛状态，黏膜肌层和肛管皮肤弹性减弱，肌张力增强，致使肛管皮肤撕裂。肛裂的病理改变有7种：肛管梭形溃病、栉膜带、哨兵痔、肛乳头炎、肛乳头肥大、肛窦炎、瘘管。

三、诊断及鉴别诊断

1. 诊断

（1）临床表现：患者多有大便困难史，病情反复发作，有典型的周期性疼痛，以青年女性居多。肛裂的临床表现主要是疼痛、出血和便秘。

①疼痛：肛裂的疼痛特点是周期性疼痛，其诱因多为便秘。用力排便导致肛管破裂，呈刀割样疼痛或灼痛，排便后数分钟内疼痛减轻或消失，

称为疼痛间歇期。便后约半小时出现反射性内括约肌痉挛收缩而引起剧烈疼痛,往往持续数小时,多能逐渐缓解,形成周期性疼痛。剧烈的肛门疼痛使病人产生恐惧感而不愿排便,从而加重便秘,进一步加重肛裂。

②便血:大便时出血,色鲜红,滴血或粪便上有血丝,或手纸带血,感染后可见脓血及黏液。

③便秘:便秘与肛裂互为因果,二者互相影响。肛裂患者多有便秘,大便干硬,排便时撕裂肛管皮肤而继发感染。肛裂的疼痛又可导致患者主观上对排便产生恐惧感,使粪便在直肠内停留过久,水分被吸收而干结,再排便时引起疼痛更加剧烈,由此产生恶性循环。

④瘙痒:肛裂溃疡面或伴发的肛窦炎、肛乳头肥大、炎症产生的分泌物可引起肛门瘙痒。

(2)专科检查:可见肛管皮肤浅表、纵形裂口,创缘整齐、基底新鲜、色红,触痛明显,创面富于弹性,多见于初期肛裂。有反复发作史,创缘不规则,增厚,弹性差,溃疡基底色紫红或有脓性分泌物,上端邻近肛窦处肛乳头肥大;创缘下端有哨兵痔,或有皮下瘘管形成。多见于陈旧性肛裂。

(3)临床分期

①三期肛裂分类法(2002年全国肛肠学会讨论通过)。

Ⅰ期肛裂:肛管皮肤浅表纵裂,溃疡边缘整齐,基底新鲜,色红,触痛明显,创面富于弹性。

Ⅱ期肛裂:有肛裂反复发作史,创缘不规则,增厚,弹性差,溃疡基底部呈紫红色或有脓性分泌物。

Ⅲ期肛裂:溃疡边缘发硬,基底色紫红,有脓性分泌物,上端邻近肛窦处肛乳头肥大,创缘下端有哨兵痔,或有皮下瘘管形成。

②二期分类法,本法较为简单、实用。

早期肛裂:裂口新鲜,尚未形成慢性溃疡,疼痛较轻者。

陈旧性肛裂:裂口已形成梭形溃疡,同时伴有裂痔、肛窦炎或肛乳头肥大,并有周期性疼痛。

(4)辅助检查:肛裂一般通过询问相关病史及局部视诊,可明确诊断;但需手术治疗时,常可进行如下实验室检查。

①一般检查:血常规、尿常规、肝肾功能、出凝血时间、心电图、超声和X线检查。

②肛管压力测定:肛裂患者的肛管静息压明显高于正常人,并且肛裂患者有着较正常人明显增强的肛管收缩波。

③肛管直径测量:即以肛管直径测量仪测量肛裂患者肛管直径。

2. 鉴别诊断

(1)结核性溃疡:溃疡的形状不规则,溃疡面可见干酪样坏死物,疼痛不明显,无裂痔,出血量少,多有结核病史。

(2)肛门皲裂:多由肛门湿疹、肛门瘙痒等继发,裂口为多发,位置不定,一般较表浅,疼痛轻,出血少,无赘皮外痔和肛乳头肥大等并发症。

(3)梅毒性溃疡:多有性病史,溃疡不痛,位于肛门侧面,对触诊不敏感。溃疡呈圆形或梭形,微微隆起,较硬,有少量分泌物,可伴有双侧腹股沟淋巴结肿大。

四、治疗

1. 内治法

(1)血热肠燥证

证候:大便二三日一行,质地干硬,便时肛门疼痛剧烈,大便时滴血或手纸染血,血色鲜红,裂口色红,肛门部灼热瘙痒;腹满胀痛,小便短赤;舌质偏红,苔黄燥,脉弦数。

治法:泄热通便,滋阴凉血。

方药:凉血地黄汤加减。当归尾 10 g,生地黄 15 g,赤芍 15 g,黄连(炒)6 g,枳壳 10 g,黄芩(炒黑)10 g,槐角(炒黑)5 g,地榆(炒黑)15 g,荆芥(炒黑)10 g,天花粉 10 g,甘草 8 g。方中以生地黄、当归尾、赤芍凉血和血;黄芩、黄连、天花粉清热泻火;地榆、槐角能清大肠之火而凉血止血,配以枳壳、甘草等以清热解毒;荆芥祛风解表,凉血止血。诸药合用,共奏清热凉血之功。便结者,可加用火麻仁、桃仁等。

(2)阴虚津亏证

证候:大便干燥,数日一行,便时疼痛,点滴下血,肛管裂口深红;口干咽燥,五心烦热,纳差,或头昏心悸;舌红,苔少或无苔,脉细数。

治法:补血养阴,润肠通便。

方药:润肠丸加减。桃仁 10 g,羌活 6 g,大黄 6 g,当归 15 g,火麻仁 15 g。方中当归、桃仁润燥活血,羌活搜风散邪,大黄破结通幽,火麻仁滑肠利窍。可加用生地黄滋阴养血,血虚内热甚者,可加用知母、胡黄连等以清虚热。

(3)气滞血瘀证

证候:肛门刺痛明显,便时便后尤甚,肛门紧缩,肛管裂口色紫暗,肛外有裂痔,便时可有肿物脱出;舌黯,苔薄,脉弦或涩。

治法:理气活血,润肠通便。

方药:六磨汤加减。槟榔 15 g,沉香 10 g,木香 10 g,乌药 10 g,大黄 10 g,枳壳 10 g。方中木香调气,乌药顺气,沉香降气,大黄、槟榔、枳壳破气行滞,气行则血行。疼痛甚者加蒲公英、红花、桃仁、赤芍、当归尾等;大便秘结者加芒硝等。

2. 中成药

常用的中成药有槐角丸、化痔丸、麻仁丸等。

3. 中医外治法

(1)中医药熏洗疗法:此法常用具有活血止痛、收敛消肿的五倍子汤、苦参汤、止痛如神汤等熏洗或坐浴。便前坐浴可使肛门括约肌松弛,以减轻粪便对裂口的刺激;便后坐浴可洗净粪渣,保持局部清洁,改善局部血液循环,减轻肛门括约肌痉挛,缓解疼痛,促进溃疡愈合。常用的熏洗方有肛裂洗剂、苦参汤、五倍子汤、消肿止痛洗剂等。

①肛裂洗剂(刘建平经验方):肛裂洗剂起到清热解毒祛湿、活血化瘀止

痛的功效。

马齿苋 30 g,蒲公英 30 g,大黄 30 g,赤芍 30 g,乳香 15 g,没药 15 g,红花 10 g,白芷 10 g。

用法:每日 1 剂,水煎取汁 1500 ml,分 2 次坐浴熏洗。

方中马齿苋、蒲公英清热解毒,大黄清热通下,赤芍清热凉血、活血化瘀,乳香、没药、红花活血化瘀止痛,白芷生肌止痛,促进溃疡面愈合。

②消肿止痛洗剂、苦参汤、五倍子汤:具体功效及药物组成见内痔中药熏洗疗法内容。

(2)外敷疗法:此法适用于新鲜单纯性肛裂,可用消肿止痛、收敛止血、去腐生肌作用的九华膏或白玉膏等外敷;或用含有表面麻醉剂的软膏如太宁软膏等适量涂抹患处,每日 1~2 次,直至创面愈合。

(3)中药塞药疗法:该法是将具有保护黏膜、润滑肠道、止痛止血作用的各种栓剂塞入肛内,在体温的作用下融化后直接作用于患处,消除和改善症状,如太宁栓、痔疮栓、九华栓等。

(4)穴位注射疗法:主要是缓解肛裂疼痛。选择局部封闭疗法,通常选用 0.25%布比卡因 5 ml,在病人长强穴作扇形注射,隔日 1 次,5 次为 1 个疗程;或用长效麻醉剂(利多卡因:布比卡因:亚甲蓝=4:4:1)于肛裂底部及周围作点状注射。

(5)针刺疗法:针刺天枢,使肠蠕动加强,促进排便;肛裂疼痛出血者,取承山、长强、大肠俞、白环俞、三阴交、合谷等穴位,一般采用强刺激手法,得气后留针 10~30 min,每日 1 次,7 天为 1 个疗程。针刺法有止痛、止血、缓解括约肌痉挛功效,适用于肛裂早期。

(6)埋线疗法:将羊肠线或可吸收线埋置长强穴,临床一般有穿刺埋线和缝埋两种。

①穿刺埋线:患者取侧卧位,局部常规消毒,麻醉后,取一段 1.5~2.5 cm 羊肠线或可吸收线放置于 12 号穿刺针针孔的前段,然后垂直刺入长强穴,达皮下层后斜向尾骨方向进针,深度 2.5~3 cm 时,在穿刺针正端接上针

芯,然后边退穿刺针,边推针芯;出针后使羊肠线末端置于皮下,针孔覆盖消毒纱布,胶布固定。

②缝埋:局部消毒、麻醉后,用大号三角针穿 1/0 羊肠线或可吸收线,以双线埋入长强穴,平皮肤剪断线两端,两端的距离约为 2.5 cm,埋入深度约 2.5~3.5 cm。埋毕纱布覆盖,胶布固定。

(7)腐蚀疗法:适用于反复发作的陈旧性肛裂。具有活血化瘀、去腐生肌的作用。常用的药物有八二丹、三七丹、红升丹、枯痔散等。先用丹药祛腐,或用 5%石炭酸甘油涂擦患处后,然后用生理盐水冲洗,待创面新鲜后改用生肌散外敷,可减轻疼痛、降低肛管静息压、增加肛管供血。

(8)文献记载:郑兰等[35]在苦参汤熏洗法治疗肛裂的效果评价中分别用常规西医疗法与苦参汤熏洗法对肛裂患者进行治疗,得出结论是用苦参汤熏洗法治疗肛裂可取得良好的效果,能显著改善患者肛周疼痛、便血等症状,缩短其肛门裂口愈合的时间,提高其生活质量。曾进等[36]在扩肛法联合中药外敷、坐浴治疗老年Ⅱ期肛裂患者的效果观察中,观察组联合中药外敷和坐浴,对照组扩肛后采用高锰酸钾热敷。结果显示观察组治愈率高于对照组(P<0.05),两组总有效率均为 100%。观察组治疗后疼痛、便血及便秘评分均低于对照组和治疗前(均 P<0.05)。罗雯鹏等[37]在足三里穴穴位注射促进血虚肠燥型肛裂术后创面愈合的临床观察中治疗组采用常规中药坐浴、专科换药基础上,联合足三里穴穴位注射,对照组不予特殊处理,结果显示愈显率治疗组为 93.10%,对照组为 73.33%,两组比较,差异有统计学意义(P<0.05)。

4. 其他治法

(1)扩肛疗法:适应于Ⅰ、Ⅱ期肛裂,无裂痔、肥大肛乳头及皮下瘘等并发症者。取截石位或侧卧位,局部常规消毒,在局麻或骶麻下,术者以戴手套的两手食指交叉,涂液状石蜡掌面向外扩张肛管,再伸入两中指,呈 4 指扩肛,持续 3~5 min。在扩肛中要着力均匀,不可粗暴。扩肛后局部敷九华膏。

（2）手术疗法：经非手术治疗无效且反复发作者，应予以手术治疗。手术的目的在于解除肛门狭窄和括约肌痉挛，促使裂口愈合，祛除已发生病理改变的组织。常见的手术方法有肛裂切除术、肛裂纵切横缝术、括约肌松解术、挂线术等。

五、预防与调护

（1）定时饮食，多食青菜、水果等高纤维食物，少饮酒，少食辛辣、油腻之品。

（2）作息规律，避免熬夜和过度疲劳；注意调节自身情绪，保持乐观的生活态度。

（3）养成规律的排便习惯，每天定时排便，每次排便的时间最好不超过 5 分钟，粪质宜软，不宜过硬，也不宜过稀。

（4）适当的锻炼，如慢跑、游泳、打太极；不宜久站、久坐、久立：每天定时做提肛运动 2~3 组，即收缩肛门如忍便状，坚持 3~5 s 后放松，循环反复 10~20 次为一组。

第二节　肛窦炎

一、概念

肛窦炎又称肛隐窝炎，是在肛窦部发生的炎性疾病，是肛瓣、肛窦及肛腺内发生的急性和慢性炎性的疾病。由于慢性炎症刺激，常合并肛乳头炎、肛乳头肥大。其特征是肛周及内部不舒服，伴有潮湿、发痒，严重的有分泌物，疼痛等。

二、病因病机

1. 中医

中医学认为，本病因饮食不节，过食膏粱厚味和辛辣醇酒等刺激性食物致使湿热内生,浊气下注肛肠所致,或因湿毒热结,大便干燥,用力努责,肛管损伤染毒而成;也因脾、肺、肾虚,湿热乘虚下注,郁久蕴酿而成;或由脾虚所致中焦之气不足,或肺、肾阴液亏虚,湿和热邪趁虚结聚于肠末,郁久蕴酿而成。

(1)湿热下注型:常因饮食不节,恣饮醇酒,过食辛辣厚味,以致湿邪和热邪停注,浊秽内生而发病。

(2)肛门热毒型:常因饮食辛辣、肆意饮酒、肥甘厚味进食过多,郁而化火,湿邪、热邪与血气彼此搏结,经脉堵塞而病发。

(3)阴虚内热型:感受热邪、阴液亏虚,进食热性食物过多致使体内阴液不足 ,火热蕴结肠末,久而成病。

(4)气虚下陷型:脾虚所致中焦之气不足,或肺、肾阴液亏虚,湿和热邪趁虚结聚于肠末,郁久蕴酿而成。

2. 西医

现代医学认为肛窦容易发生感染的最主要原因是其形态及部位的特殊性。解剖发现,在肛管齿线上方直肠黏膜接近肛管处,有 6~10 条纵行皱襞,称为直肠柱或肛柱,各肛柱的下端之间,彼此借半月形的黏膜皱襞相连,这些半月形皱襞称为肛门瓣或直肠瓣。在肛门瓣上方相邻两肛柱下端之间,共同围成凹陷的小陷窝,叫肛窦或直肠窦,深度一般为3~5 mm。肛窦呈漏斗状,向上开口,漏斗的底部有一个或两个肛腺导管开口,在导管的末端为肛腺体。由于肛窦窦底在下,开口朝上,呈袋状,不仅引流差,易被堵塞,而且容易损伤。当粪便和异物积存肛窦内时,就有利于细菌的侵入和繁殖,从而导致受侵犯的肛窦产生炎症、水肿及渗出液增多。

三、诊断及鉴别诊断

1. 诊断

(1)临床表现:患者多由饮食辛辣、饮酒过多、久病体虚等情况,病情较急,以青年居多。

①排便不尽感:肛管中有丰富的神经纤维,还有较多的神经结,感觉明显,病史初期病人往往有排便不尽感,伴有肛内异物感和下坠感。

②疼痛:疼痛是肛窦炎最常见的症状。一般为撕裂样疼痛或是烧灼样疼痛,排便时症状加重,当肛门括约肌受到刺激后疼痛加重。

③瘙痒:肛窦炎引起的肛门部瘙痒虽不像肛周瘙痒那样明显,但却难以用手抓止痒。瘙痒多由于炎症性渗出对肛门的刺激引起,患者肛周较常人潮湿。

④反射性疼痛:肛窦炎常出现反射性疼痛,可通过阴部内神经及骶神经向尿生殖器反射,通过髂腹下神经和肛尾神经向骶骨和尾骨反射,偶或通过坐骨神经向下肢反射。

⑤引发肛周其他疾病:轻者肛门不适,严重者可导致肠道炎症,肛窦炎常是肛周脓肿、肛瘘的前驱表现,如不及时治疗会导致后者的发生。

(2)专科检查

①局部视诊:肛窦炎视诊可见部分病人肛周潮湿,肤色潮红。

②指诊:括约肌紧张,肛窦处触痛有肥大肛乳头或是硬结。分泌物较多时手套上可伴有黏液。

③肛门镜检查:可见肛窦、肛乳头充血红肿,按压肛窦可伴有脓液流出,使用探针可探入肛窦内。

(3)分期

①急性期:急性感染阶段肛管灼热、发胀下坠、刺痛,排便时疼痛加重。肛窦分泌物增多,渗出少量脓性或脓血性黏液。

②慢性期:常有肛内轻微隐痛、坠胀或不适之感,肛腺分泌物减少,肛管干涩等,病史多较久。

2. 鉴别诊断

(1)肛裂:肛裂一般以肛门周期性疼痛、便秘及大便带血为主证,其疼痛较肛窦炎较重,疼痛时间较长。

（2）肛周脓肿：肛周脓肿是肛隐窝炎进一步发展的结果，主要表现为肛周疼痛逐渐加重，酿脓时呈鸡啄样痛，伴恶寒发热等症，血常规检查白细胞计数明显增多，中性粒细胞亦升高。

四、治疗

1. 内治法

（1）湿热下注证

证候：凡是出现肛内潮湿不爽，偶有痛刺感，便时加剧，黏液量多，且排便次数增多；或腹痛即泻，泻下烙肛气秽，粪色褐黄；或心胸烦闷口干，小便短赤，舌红，苔黄腻，脉濡滑。

治法：泄热通便，滋阴凉血。

方药：龙胆泻肝汤加减，或者葛根芩连汤加减。龙胆草 6 g，黄芩 9 g，山栀子 9 g，泽泻 12 g，木通 9 g，车前子 9 g，当归 8 g，生地黄 20 g，柴胡 10g，生甘草 6 g。

（2）肛门热毒证

证候：肛内不适，似痛非痛，似胀非胀，便时痛胀加剧，便液混血，或五心烦热、盗汗、口干；或排便艰涩，舌红苔黄或少苔，脉细数。

治法：清热解毒。

方药：黄连解毒汤加减，或者五味消毒饮加减。蒲公英 20 g，紫花地丁 15 g，黄连 15 g，黄芩 15 g，栀子 15 g，黄柏 15 g，野菊花 20 g，天葵子 15 g，甘草 12 g。

（3）阴虚内热证

证候：便后不爽，肛口似痛非痛，似胀非胀，便时痛胀加剧，黏液混有血状丝，或五心烦热、盗汗、口干；或便时秘结，舌红苔黄或少苔，脉细数。

治法：养阴祛热。

方药：增液汤或润肠丸加减。火麻仁 15 g，麦冬 20 g，生地黄 10 g，桃仁 15 g，红花 10 g，当归 20 g，玄参 20 g，甘草 12 g。

（4）脾虚下陷证

证候：肛口坠肿不舒，有时黏液渗出肛外，质清稀；或脸色㿠白，少气懒言；或纳少便溏。舌质淡、苔白，脉体细小兼弱。

治法：健脾益气举陷。

方药：补中益气汤加减。黄芪 30 g，白术 15 g，陈皮 9 g，当归 15 g，桃仁 10 g，升麻 9 g，柴胡 9 g，党参 10 g，红花 9 g，炙甘草 10 g。

2. 中成药

中成药的使用通过辨证论治后给予相应的药物，如龙胆泻肝丸、补中益气丸、麻仁润肠丸等。

3. 中医外治法

（1）中药熏洗疗法：药物可直接作用到病变部位，也可通过皮肤或黏膜的吸收而发挥疗效，加上由于蒸汽的作用，达到温通气血经络，促进局部的血液循环，恢复和改善局部功能，加快对炎性组织代谢，以达到消肿散瘀、缓痛凝血之效。常用的有苦参洗剂、消肿止痛液，疼痛明显时可使用大黄元明煎。

①大黄元明煎[38]：大黄元明煎起到清热泻火解毒的功效。方中大黄、元明粉性凉，苦寒泻热通便、止痛，黄连、黄柏清热解毒消肿，乳香活血化瘀止痛。

大黄 15 g，元明粉 40 g，黄连 15 g，黄柏 15 g，乳香 30 g。

用法：水煎成 500 ml，早晚 2 次中药熏洗，每次 15~20 min。

②苦参洗剂、消肿止痛洗剂：具体功效及药物组成见内痔中药熏洗疗法内容。

（2）中药外敷疗法：常用的有消肿止痛膏、九华膏、拔毒膏、龙珠软膏等。

（3）塞药疗法：常用的栓剂有复方角菜酸酯栓、普济痔疮栓、马应龙痔疮栓等。

（4）中药灌肠疗法：常用的灌肠法有三黄汤、苦参汤等。

(5)穴位注射疗法:常选用穴位封闭疗法,主要是缓解疼痛。通常用0.25%布比卡因 5 ml,在病人长强穴作扇形注射,隔日 1 次,5 次为 1 个疗程;或用长效麻醉剂(利多卡因:布比卡因:亚甲蓝=4:4:1)于肛裂底部及周围作点状注射。

(6)文献记载:张鑫龙等[39]在复方黄柏液涂剂保留灌肠治疗湿热下注型肛窦炎临床观察中试验组予以复方黄柏液涂剂保留灌肠,对照组予以庆大霉素和奥硝唑保留灌肠,结果显示试验组症状总积分和坠胀积分降低程度明显大于对照组($P<0.05$)。秦少龙等[40]在中药熏洗坐浴配合槐芩软膏治疗肛窦炎研究中,用自拟中药熏洗方配合槐芩软膏治疗肛窦炎,取得满意疗效。赵希明等[41]在大黄牡丹皮汤联合普济痔疮栓和龙珠软膏治疗肛窦炎中治疗组以大黄牡丹皮汤联合普济痔疮栓和龙珠软膏进行治疗,对照组以康复新联合复方角菜酸酯栓和复方多粘菌素 B 软膏进行治疗。结果显示治疗组总有效率为 92.5%(74/80),对照组总有效率为 65%(52/80),2 组患者的试验数据对比,差异具有统计学意义($P<0.05$)。

4. 其他治法

(1)激光疗法:肛门内外常规消毒麻醉后,对有病变的肛窦进行激光烧灼。

(2)肛窦切开引流:肛门常规消毒局麻后,助手或以分叶口镜扩开肛门,显露出有病变的肛窦,用单钩探针深入肛窦,沿着窦道缓缓深入,然后用刀从内向外逐步纵行切开,刮除创面腐肉,感染的肛门腺导管及肥大乳头一并切除,创口不缝合,创面压迫止血包扎。术后进软质饮食,卧床休息 1 d,控制大便 1~2 d,每日便后用中药熏洗剂熏洗坐浴,连续换药 3~5 d。

五、预防与调护

(1)养成良好的排便习惯,及时治疗便秘或是腹泻。

(2)饮食以纤维食物为主,防止大便干结。

（3）注意肛门清洁，避免感染，早期发现及早治疗，防止继发其他肛门疾病。

第三节 肛门直肠周围间隙脓肿

一、概念

肛门直肠周围间隙脓肿是指肛窦、腺体细菌感染而引发的肛管直肠周围间隙化脓性炎症，简称肛周脓肿，中医病名为肛痈。本病特点是发病急骤，疼痛剧烈，可伴高热，破溃后难以收口，多形成肛瘘。本病可发生于任何年龄的人，以 20~40 岁的青壮年和婴幼时期多见，男性多于女性。

二、病因病机

1. 中医

中医认为肛周脓肿主要有实证和虚证的不同，凡属实证，多因饮食不节，过食厚味辛辣，湿热内生，热毒结聚而致，或因肌肤损伤，感染毒邪，瘀血凝滞，经络阻塞，血败肉腐而成。凡属虚证，多因肺、脾、肾三阴亏损，湿热乘虚下注肛门所致。

（1）火毒蕴结：感受火热邪毒，随血下行，蕴结于肛门，经络阻隔，瘀血凝滞，热盛肉腐而成脓。《灵枢·痈疽》云："寒气客于经脉之中则血瘀，血瘀则不通，不通则卫气归之，不得反复，故痈肿寒气化为热，热盛则肉腐，肉腐则为脓。"

（2）湿热壅滞：饮食醇酒厚味，损伤脾胃，酿胜湿热，湿热蕴结肛门。《外科正宗》云："夫脏毒者，醇酒厚味，勤劳辛苦，蕴结流注肛门成肿块。"

（3）阴虚毒恋：素体阴虚，肺、脾、肾亏损，湿热瘀毒乘虚下注魄门而成肛痈。《疡科心得集·辨悬痈论》云："患此者具是极虚之人，由三阴亏损湿热积聚而发。"

2. 西医

现代医学认为,肛门直肠周围有许多间隙组织,容易感染生脓。这种脓肿,多由肛隐窝炎经肛腺管、肛腺及其分支直接蔓延,或经淋巴管向外周扩散而致。另外,如肛裂、直肠炎、直肠狭窄、克罗恩病、内痔、外痔、肛门直肠损伤等,都能引起脓肿。其致病菌多为革兰阴性菌。肛管直肠周围脓肿的发病过程是感染物质首先进入肛窦,产生肛窦炎症反应,即肛窦炎;肛窦炎继续扩散,使肛腺管水肿阻塞,引起肛腺体发炎;若再向外扩散,形成肛管直肠周围炎,这一阶段为脓肿的前驱。因炎症继续发展,感染化脓,则形成肌间隙脓肿,又称中央间隙脓肿。这种脓肿的脓液可沿着肛门括约肌各层的肌间隔(即联合纵肌纤维)蔓延,形成各种脓肿。如经肛管皮下蔓延,可形成肛裂或肛管皮下脓肿;如经外括约肌皮下部及浅部之间蔓延,可形成肛门旁皮下脓肿;如经外括约肌深浅两部之间蔓延,可形成坐骨直肠窝脓肿;如经内外括约肌向上蔓延,到直肠纵肌与环肌间,可形成高位肌间脓肿,或骨盆直肠间隙脓肿;如向下蔓延,可形成低位肌间脓肿,或肛门后间隙脓肿,或坐骨直肠窝脓肿等。此外,还可由淋巴管向各处间隙扩散,形成各种脓肿。当脓肿自行向黏膜、皮肤穿破,或经手术切开引流后,脓腔逐渐缩小,最后形成肛瘘。但也有极少数病人,脓肿吸收后可自然愈合。

三、诊断及鉴别诊断

1. 诊断

(1)临床表现:患者多喜食醇酒厚味,既往有或无肛门部肿块突起,用药或自然消退史。肛周脓肿因病位、病性不同,症状体征差异较大,但一般不外肿胀、疼痛、溃脓和全身症状。

①肿胀:肿胀是低位脓肿的初期症状,往往与疼痛同时出现,或较之稍晚。肿胀起始时触之较硬,局部呈结块状;成脓时则按之软而应指。肿势高起,根脚收束,局部焮红;热者根脚散漫,局部不红或微红;不热或微热

者为实证、阳证;肿势平塌为虚证、阴证。病位较深的肛周脓脚,肿胀出现较晚,范围较广,边缘不清,局部皮色多不变,脓成时病位中心可略透红;一般肿胀部分距肛门近者,病位多较表浅,如距肛门较远,且肿胀出现晚者,病位多较深。

②疼痛:低位肛周脓肿初起即可见局部疼痛。如疼痛剧烈,触之灼热,局部嫩红,属阳证、实证;如发病后 5~7 d,局部灼热痛甚,痛无止时,疼痛拒按,多为成脓之象;如疼痛较轻,触之微热或不热者,多属虚证、阴证。

③溃脓:脓成自溃或切开引流即可见脓液外溢。脓出黄浊稠厚,略带腥臭,疮口凸起者,多属实证、阳证;脓出稀薄、色灰,不臭或甚臭,疮凹陷者,属虚证、阴证。一般脓量多者,其病位常深而大;脓量少者,其病位多浅而小。其病位愈深,脓液常腥臭。如脓液稀薄并夹有败絮样物者,多为结核性脓肿。

④全身症状:肛周脓肿可不同程度地伴有全身症状,如发热、恶寒、头痛、乏力等;如全身症状较轻,或无症状,或症状出现较晚,以局部症状为主者,病位多较浅;如全身症状较重,局部症状也较重者,病位多较深。

(2)专科检查:通过肛门指诊可触及压痛、肿块、隆起或波动感。

①局部视诊:两侧臀部失去对称,肛门形态失常。正常肛门紧闭时,男性为椭圆形纵列状,女性为星云状纵列状。

②局部触诊:肛门周围皮肤红肿处可摸到硬结,有触痛或波动感。

③肛管指检:食指在肛管内可摸到柔软包块,有触痛或波动,有时可触及小突起或凹陷。当脓肿向肛管内穿破时,指套上可见脓血。必要时双指诊,即食指在肛管内,拇指在肛周皮肤上,二指联合触按,可发觉脓肿最明显的皮肤区。

④肛门镜检:镜下内口处一般可见肛窦充血、肿胀、凹陷或结节,有时可见脓液从内口自动或经挤压溢出。但临床当中,多数患者因局部疼痛未能实行。

⑤隐窝钩检查:在二叶肛门镜下,用隐窝钩钩探齿线处的病变区,以

确定脓肿内口所在。

⑥穿刺检查:穿刺是对已成脓的深部脓肿较可靠的确诊方法。在前述检查的基础上,严格消毒局部,由肛外患处进针,当针尖到达病变部位时回抽,如有脓液,即可证实脓腔的存在。

(3)分类:分类根据脓肿发生的部位及直肠周围间隙的不同,肛周脓肿可分为以下几类。

①肛门旁皮下脓肿:肛门旁皮下脓肿发生于肛门周围的皮下组织内,为最常见的一种脓肿。脓肿一般不大,局部红、肿、热、痛明显,脓肿按之有波动感,全身症状轻微。

②坐骨直肠间隙脓肿:坐骨直肠间隙脓肿是肛管直肠周围脓肿中常见的一种,发于肛门与坐骨结节之间,感染区域比肛门旁皮下脓肿广泛而深。初起仅感肛门部不适或微痛,逐渐出现发热、畏寒、头痛、食欲不振等症状,继而局部症状加剧,肛门有灼痛或跳痛感,在排便、咳嗽、行走时疼痛加剧,甚则坐卧不安。肛门外观可发现患侧皮肤红肿,范围较大,双侧明显不对称。

③骨盆直肠间隙脓肿:这种脓肿临床较为少见,位于肛提肌以上,腹膜以下,位置深隐,局部症状不明显,有时仅有直肠沉重坠胀感,但全身症状显著。

④直肠后间隙脓肿:临床也较少见。症状与骨盆直肠间隙脓肿相同,但直肠内有明显的坠胀感,骶尾部可产生钝痛,并可放射至下肢,在尾骨与肛门之间有明显的深部压痛。

⑤直肠黏膜下脓肿:发病时局部症状不明显,而常见高热、恶寒、头痛、周身不适、乏力等。继则直肠内重坠胀痛,便意频数增多,排便时症状加重。轻症者,全身和局部症状不明显。指诊时可发现肠腔病变处有一包块,触痛,初期稍硬,中期变软、有波动。肛肠镜下可见肿块表面黏膜充血、糜烂,表面有时可见黄白脓苔。

⑥肛管后间隙脓肿:始觉肛门坠胀甚痛,骶尾部酸楚疼痛,肛门后压

痛明显。如为肛管后浅间隙脓肿,起病即可在肛尾沟处触及一肿块,无全身症状,或出现较晚;而肛管后深间隙肿,初起时局部肿块不明显,而有发热等全身症状。

本病5~7 d成脓。若成脓期逾月,溃后脓出,色灰稀薄,不臭或微臭,无发热或低热,应考虑结核性脓肿。

(4)辅助检查

①肛周及肛内超声检查:超声在结合高频探头后对肛周脓肿的定位、分型、周边关系、有无窦道形成、有无引流口及周边血流情况诊断明确。

②肛门直肠压力测定(MAP):肛管直肠压力测定能准确测试出肛门括约肌张力、直肠顺应性、肛管直肠感觉和肛门直肠抑制反射。在术前评估脓肿患者的肛门括约肌功能,有助于手术方式的选择和确定术后括约肌的损伤程度。

③磁共振成像:高分辨率的MRI应用于肛周脓肿的诊断,可以较好地显示肛门括约肌、直肠等病变周围组织结构,从而有助于判断病变周围炎症侵及的范围。

2. 鉴别诊断

(1)肛周毛囊炎、疖肿:病位表浅,肿胀范围局限,病损位于毛囊,初起为高出皮面的圆形炎性结节,发病与肛窦炎无关,脓成时出现黄白色脓头,溃破脓出后即可痊愈,破溃后不会形成肛瘘。

(2)化脓性汗腺炎:病位表浅而广泛,患处皮肤较硬,病变为表浅脓肿与瘘管并存,与肛窦无关,病程较长,溃脓成白粉粥样。

(3)骶髂关节结核性脓肿:发病缓慢,病程长,局部无急性炎症,无明显疼痛,常与全身其他部位结核并存,破溃后流出脓液稀薄如痰样,其中混有干酪样坏死组织。

(4)骶骨前畸胎瘤继发感染:有时与直肠后脓肿相似,多为先天性,指诊直肠后肿块光滑,无明显压痛,有囊性感,X线检查可见骶骨前肿物将直肠推向前方,可有散在钙化阴影。

(5)平滑肌瘤:肿物圆形或椭圆形,表面光滑,质地坚硬,无急性炎症,与肛窦无关,全身无症状,确诊前后先做病理检查。

四、治疗

1. 内治法

(1)热毒蕴结证

证候:肛门周围突然肿痛,持续加剧,肛周红肿,触痛明显,质硬,皮肤焮热;伴有恶寒、发热、便秘、溲赤;舌红,苔薄黄,脉数。

治法:清热解毒。

方药:仙方活命饮、黄连解毒汤加减。白芷 3 g,贝母、防风、赤芍药、当归尾、甘草节、皂角刺、穿山甲、天花粉、乳香、没药各 6 g,金银花、陈皮各 9 g,黄连 9 g,黄芩 6 g,黄柏 6 g,栀子 9 g。若有湿热之象,如舌苔黄腻、脉滑数等,可合用萆薢渗湿汤。

(2)火毒炽盛证

证候:肛周肿痛剧烈,持续数日,痛如鸡啄,难以入寐;肛周红肿,按之有波动感或穿刺有脓;伴恶寒发热,口干便秘,小便困难;舌红,苔黄,脉弦滑。

治法:清热解毒透脓。

方药:透脓散加减。生黄芪 12 g,当归 6 g,穿山甲 3 g,皂角刺 5 g,川芎 9 g。

(3)阴虚毒恋证

证候:肛周肿痛,皮色暗红,成脓时间长,溃后脓出稀薄,疮口难敛;伴有午后潮热,心烦口干,盗汗;舌红,苔少,脉细数。

治法:养阴清热,祛混解毒。

方药:青蒿鳖甲汤合三妙丸加减。青蒿 6 g,鳖甲 15 g,细生地黄 12 g,知母 6 g,丹皮 9 g,黄柏、苍术各 15 g,牛膝 15 g。脾虚者加白术、山药、扁豆;肾虚者加龟板、玄参,生地黄改熟地黄。

2. 中成药

常用的中成药有牛黄解毒片、麻仁丸、清热消炎宁、清火片等。

3. 中医外治法

中医外治法适用于脓肿初起及溃后。肛痈早期使用,可使脓肿消散于无形。属实证、阳证者可用金黄散调醋外敷患处,每日1次;属虚证、阴证者,以冲和膏外敷;脓肿已成,毒盛而正不虚者,用透托法;毒邪虽减,正气已伤,用补托法。肛痈切开引流后,早期用水剂纱条换药,如黄芩纱条、紫草油纱条。脓肿后期,创面肉芽组织生长良好,分泌物多,宜祛腐生肌,用消炎生肌膏、象皮生肌膏或九一丹,使创面肉芽组织新鲜,分泌物减少,宜生肌收口,外用紫草油纱条外敷。

(1)中药熏洗疗法:中药熏洗疗法常用具有清热燥湿、祛腐生肌、消肿止痛的苦参汤、消肿止痛洗剂、仙方活命饮、金玄痔科熏洗散[42]等熏洗坐浴以减轻痛觉神经的兴奋性和传导能力,通过温热刺激,对局部组织充血和水肿起到缓解消除的作用,并对病灶有较强的抑菌消炎作用。

①仙方活命饮:仙方活命饮起到活血止痛、消肿溃坚、清热解毒之功效。方中赤芍、乳香、没药、陈皮、当归尾为臣药,有消肿止痛、行气通络、活血散瘀之效,使邪无滞留之所,瘀祛肿消;防风、白芷有散结消肿、疏风解表、透达营卫之效;皂角刺、穿山甲走窜行散,最善通络,溃坚消痈,无脓可溃散,有脓可透脓;贝母、天花粉清热化脓、消肿散结消瘀;六药共为佐药;甘草清热解毒,调和诸药为使药。

白芷3 g,贝母6 g,防风6 g,赤芍6 g,当归尾6 g,甘草节6 g,皂角刺6 g,穿山甲6 g,天花粉6 g,乳香6 g,没药6 g,金银花9 g,陈皮9 g。

用法:准备好熏洗药液,以药液蒸汽熏蒸患部5~10 min,然后进行坐浴5~10 min,在药浴过程中轻柔擦洗患处,结束后用无菌纱布擦干,外敷小棉垫,早晚各1次。

②苦参汤、消肿止痛洗剂:功效及组成见内痔部分。

(2)中药外敷疗法:脓肿初起,用金黄散调膏外敷患处,每日1次;虚证者,以冲和膏或阳和解凝膏外敷。溃脓后期,用消炎生肌膏、象皮生肌膏或九一丹,化腐提脓,祛腐生肌,敛创收口。术后可用紫草油纱条贴敷于创面处。

①金黄散加减[43]:金黄散加减起到清热解毒、软结消肿、祛风燥湿,有"推陈致新"之效用。方中大黄气味俱厚,走而不守,荡涤积聚,无所阻碍,改善局部血液循环,降低毛细血管的通透性,达到消除肿胀的目的;七叶一枝花、当归、皂角刺助大黄行气活血;金银花、青黛、芙蓉叶、黄柏、姜黄清热解毒、利湿消肿;朴硝软坚散结;白芷祛风燥湿;冰片清热止痛。

大黄 20 g,花粉 15 g,连翘 20 g,青黛 50 g,芙蓉叶 10 g,当归 50 g,黄柏 20 g,金银花 10 g,姜黄 5 g,白芷 20 g,七叶一枝花 20 g,败酱草 10 g,皂角刺 5 g,冰片 5 g。

用法:研末,用麻油或蜂蜜调敷。

②象皮生肌膏、紫草油:功效及组成见内痔部分。

(3)火针排脓治疗:用特殊的火针治疗仪在脓腔距体表最薄处进行穿刺,具有操作时间短、损伤组织少、不出血、创面小等优点。

(4)针刺挑治:在患者第六胸椎至第五腰椎之间寻找痔点,痔点特点:样似丘疹,压不褪色,多为灰褐色,个别痔点上长有数根黑毛,应与毛囊炎、痣、斑相鉴别。确定痔点后,选择最明显的 1~2 个痔点,常规消毒,用三棱针挑拨,可挑出白色纤维,后用敷料、胶布固定。在压痛区按摩,可起到行气、消瘀、疏通经络的治本作用,气血疏通后肛周脓肿就很快自愈。

(5)阿是穴拔罐疗法[44]:治疗早期肛周脓肿,中医学认为在未成脓时施以此法能使血气疏通、瘀阻消散;少数成脓者应用此法也可托毒排脓、减轻症状。拔罐疗法属于中医外治法。

(6)耳尖放血法[45]:中医学认为耳与经络脏腑有着密切的关系,通过耳穴放血,使其经络疏通,气血调和,可达到下病上治,对血热、血瘀所致的肛周脓肿有一定疗效,可清热解毒、凉血消肿止痛、泻实邪、疏通经络、祛瘀生新、镇静泄热、泻火止痛。

(7)高频电针治疗[46]:高频电针强化了对局部的刺激,使肛周肌肉剧烈收缩,加速炎症消退。应用秩边穴、长强穴、会阴穴、肛缘两侧外1寸处、截石位3点及9点处,进针2~2.5寸,留针30 min。每日2次,7 d为1个疗程。

(8)文献记载:叶道冰等[47]在仙方活命饮熏洗在肛周脓肿术后的应用效果中对照组术后给予1:5 000 PP液熏洗创面, 观察组术后给予仙方活命饮熏洗,结果表明,仙方活命饮熏洗在肛周脓肿患者术后恢复中效果确切,可显著改善患者临床症状,并降低术后疼痛程度及炎症因子水平,促进患者恢复,值得临床推广应用。杨帆[48]在金黄散加减治疗肛周脓肿根治术患者30例疗效观察中,对照组行常规肛周脓肿根治术,治疗组先外用金黄散外敷后再行手术治疗。结果:总有效率治疗组为100.0%,对照组为93.3%,两组比较,差异有统计学意义($P<0.05$)。吉哲等[49]在清热祛毒方熏洗促进肛周脓肿一次性根治术后创面愈合临床研究中,对照组予高锰酸钾坐浴及百克瑞杀菌纱布填塞创面,观察组予清热祛毒方熏洗及百克瑞杀菌纱布填塞创面,结果观察组总有效率为97.1%(34/35),对照组为82.8%(29/35),2组比较差异有统计学意义($P<0.05$)。

4. 其他治法

(1)理疗:可用微波、激光等照射,促进炎症吸收。

(2)手术治疗:经保守治疗无效及反复发作的应行手术治疗。肛周脓肿手术的原则是:早期切开引流,正确寻找并处理内口,彻底清除原发感染病灶、感染的肛窦、肛腺及导管,外口要大,确保引流通畅,从而避免脓肿复发及肛瘘形成。常见的手术方法:根治性切开引流术、切开挂线引流术、放射状多切口引流术、切开缝合引流术、保留括约肌术,一次性根治术。

五、预防与调护

(1)保持大便通畅,注意肛门清洁。

（2）积极防治肛门病变，如肛隐窝炎、肛腺炎、肛乳头炎、直肠炎、痔等。

（3）患病后应及早治疗，防止炎症范围扩大。

第四节　肛周及会阴部坏死性筋膜炎

一、概念

肛周及会阴部坏死性筋膜炎是指肛周及会阴部一种严重的、进行性的软组织感染，通常由多种致病菌协同作用而致病，感染多局限于皮下组织和筋膜，不累及深部的肌肉组织[50]。肛周及坏死性筋膜炎常并发休克及多器官损伤，死亡率极高，又称为嗜肉细菌感染。由于肛门直肠及会阴部的特殊结构和解剖关系，组织疏松，自然腔隙较多，多伴有肛周脓肿，属中医肛痈范畴。临床表现为肛周及会阴部局部肿胀疼痛，并可迅速沿浅筋膜向四周蔓延，甚至侵犯腹壁，出现皮下捻发感、形成血栓，可伴随局部组织坏死及炎性渗出，甚至出现全身炎症反应综合征。男性发病率高于女性，本病虽可发生于任何年龄，但以 20~40 岁的青壮年为主。

二、病因病机

1. 中医

中医认为肛周坏死性筋膜炎的发生与人体气血虚损、肾水亏耗、卫外不固、外伤染毒、火毒炽盛等有关；多见于体弱久病又有外伤者，其基本病机为正气内虚、火毒炽盛，导致毒邪走散，还不胜邪，毒不外泻，反陷入黑，穿于营血，内传脏腑，故多易"内陷"，从而导致"三陷变局"，即出现脓毒败血症，从而危及生命。

2. 西医

肛周及会阴部坏死性筋膜炎常为多种细菌的混合感染，包括溶血性链球菌、金黄葡萄球菌、革兰阴性厌氧菌和链球菌。随着厌氧菌培养技术的发展,证实厌氧菌是一种重要的致病菌,肛周及会阴部坏死性筋膜炎常是需氧菌和厌氧菌协同作用的结果。肛周及会阴部坏死性筋膜炎常伴有全身和局部组织的免疫功能损害,如继发于擦伤、挫伤、昆虫叮咬等皮肤轻度损伤,阑尾切除术后、结肠手术后,肛周脓肿引流不畅也非常容易发生肛周坏死性筋膜炎,且肛周脓肿术后发生率高于混合痔及肛裂术后的5倍左右。

三、诊断及鉴别诊断

1. 诊断

(1)临床表现及专科情况:患者多喜食醇酒厚味,既往有或无肛门部肿块突起,用药或自然消退史,有肛门损伤史等。

①片状红肿、疼痛:早期皮肤红肿,呈紫红色片状,边界不清,疼痛。此时皮下组织已经坏死,因淋巴通路已被迅速破坏,故少有淋巴管炎和淋巴结炎。感染 24 h 内可波及整个肢体。受累皮肤发红或发白、水肿,触痛明显,病灶边界不清,呈弥漫性蜂窝织炎状。

②疼痛缓解,患部麻木:由于炎性物质的刺激和病菌的侵袭,早期感染局部有剧烈疼痛。当病灶部位的感觉神经被破坏后,则剧烈疼痛可被麻木或麻痹所替代,这是本病的特征之一。

③奇臭的血性渗液:皮下脂肪和筋膜水肿、渗液发黏、混浊、发黑,最终液化坏死。渗出液为血性浆液性液体,有奇臭。坏死广泛扩散,呈潜行状,有时产生皮下气体,检查可有捻发音。

④皮肤血疱:有时患者出现典型的、大小不一的散在皮肤血疱,血疱溃破后显露出黑色真皮层。

⑤全身中毒症状:疾病早期,局部感染症状尚轻,患者即有畏寒、高热、厌食、脱水、意识障碍、低血压、贫血、黄疸等严重的全身性中毒症状。若未及时救治,可出现弥漫性血管内凝血和中毒性休克等。神态淡漠,反应迟钝。

（2）辅助检查

①穿刺：局部诊断性穿刺可抽出恶臭脓性液体并混有气体。

②X 线片：局部 X 线摄片若发现软组织内有积气影，则有助于坏死性筋膜炎的诊断。

③B 超、CT 等：怀疑坏死性筋膜炎时，可应用 B 超、CT 等检查皮下积液情况，局部小切口组织冰冻活检亦是一有效的诊断方法。切开探查发现筋膜、皮下组织广泛坏死是最确切的诊断根据。

2. 鉴别诊断

（1）肛周及会阴部疖肿：疖肿为皮肤浅表化脓性感染，有红、肿、热、痛的炎症表现，肿块中心与毛囊一致，破溃或切开后即可愈合，不遗留肛瘘。

（2）化脓性汗腺炎：肛周化脓性汗腺炎的主要特征是形成脓肿和遗留窦道，窦道处常有隆起和脓汁，有许多小开口，窦道浅，病变范围广，呈结节状或弥漫性，不与直肠相通。本症常与聚合性痤疮、脓肿性穿掘性毛囊周围炎、慢性脓皮病同时存在（又称痤疮四联症）。

（3）丹毒：病变主要在真皮层，初起时患病部位皮肤红肿，或有水疱，边缘稍凸起，与正常皮肤分界明显，自觉发热，痒痛，触之稍硬，红肿扩展快，向外蔓延时，中央红色逐渐消退，变为棕黄色，并有脱屑。一般不化脓，常伴有发热、恶寒、头痛等症状。

四、治疗

1. 内治法

（1）火毒蕴结证

证候：肛门及会阴部突然肿痛，持续加剧，伴有恶寒、发热、便秘、溲赤。肛周红肿，触痛明显，质硬，表面灼热。舌红，苔薄黄，脉数。

治法：清热解毒。

方药：仙方活命饮、黄连解毒汤加减；若有湿热之象，可合用萆薢渗湿汤。金银花 20 g,防风 10 g,白芷 10 g,陈皮 10 g,生甘草 10 g,白芍 15 g,紫云英 10 g,地丁 15 g,皂角刺 10 g,枳壳 10 g,大黄 10 g。

（2）热毒炽盛证

证候:肛门及会阴部肿痛剧烈,可持续数日,痛如鸡啄,夜寐不安,伴有恶寒,发热,口干便秘,小便困难。肛周红肿,按之有波动感或穿刺有脓。舌红,苔黄,脉弦滑。

治法:清热解毒透脓。

方药:七味消毒饮合透脓散加减。生黄芪 15 g,当归 12 g,穿山甲 10 g,皂角刺 10 g,川芎 16 g,漏芦 12 g。

（3）阴虚毒恋证

证候:肛门及会阴部肿痛、灼热、表皮色红、溃后难敛,伴有午后潮热,心烦口干,夜间盗汗。舌红,少苔,脉细数。

治法:养阴清热,祛湿解毒。

方药:青蒿鳖甲汤和三妙丸加减;肺虚者加沙参、麦冬;脾虚者加白术、山药、扁豆;肾虚者加龟板、玄参。青蒿 10 g,鳖甲 10 g,细生地 15 g,知母 10 g,丹皮 10 g,党参 30 g,黄芪 20 g。

2. 中成药

牛黄解毒丸、清热消炎宁等。

3. 中医外治法

（1）中药熏洗疗法:肛周及会阴部坏死性筋膜炎多选择清热解毒、透脓消肿止痛的中药,多选用透脓散、自拟方等。

自拟方:该方药味少,主要选用清热解毒、透脓消肿的药物,方中马齿苋、野菊花清热解毒、消肿止痛;三颗针清热利湿、散瘀止痛;鱼腥草清热解毒、透脓外出;芒硝性凉,苦寒清热利下。

马齿苋 30 g,野菊花 30 g,三颗针 30 g,鱼腥草 30 g,芒硝 30 g。

用法:水煎取汁,先熏洗后坐浴 10~15 min。

（2）中药外敷疗法:坐浴后可外涂金黄如意散,加速肿块破溃,成脓时外涂咬头膏。

金黄如意散[51]：金黄如意散起到解毒消肿、散结止痛的作用。方中姜黄、大黄、黄柏具有清热燥湿、凉血解毒、通经止痛功效；生天南星、白芷、天花粉散结消肿；苍术、厚朴、陈皮燥湿理气。

姜黄 20 g，大黄 20 g，黄柏 20 g，苍术 15 g，厚朴 15 g，陈皮 10 g，甘草 10 g，生天南星 15 g，白芷 15 g，天花粉 15 g。

用法：用开水及 5 g 凡士林调成糊状，局部涂擦。

（3）针灸治疗疗法：主要用于肿块初起时，主要取穴长强、承山、八髎穴、配穴为会阴、足三里、三阴交。手法以强刺激，留针 15 min。

（4）耳尖放血：中医学认为耳与经络脏腑有着密切的关系，通过耳穴放血，使其经络疏通，气血调和，可达到下病上治，对血热、血瘀所致的坏死性筋膜炎有一定疗效，可清热解毒、凉血消肿止痛、泻实邪、疏通经络、祛瘀生新、镇静泄热、泻火止痛。

（5）中药换药

①初期：运用具有提脓去腐作用的药物，如九一丹、八二丹透脓去腐，使疮疡内蓄之脓毒得以早日排出，腐肉得以迅速脱落。

②中期：腐去肌生，术后 3~4 d，创面可见肉芽呈殷红色、润泽、肉芽坚实、颗粒较小而均匀、平整，触之易出血，分泌物似血浆，改用生肌玉红膏纱条换药，外敷无菌纱布，胶布固定。

③后期：生肌收口，术后 7~20 d，用生肌散或湿润烧伤膏促进创面生肌生长，使创面迅速愈合。

4. 其他治法

早期诊断、及时手术并加强围手术期综合支持治疗是提高治愈率的关键。肛周及会阴部坏死性筋膜炎一经诊断，必须及时进行广泛切开、彻底清创、通畅引流，这是治疗的基本原则。手术时应在病变部位多处切开并达感染筋膜，将匍伏潜行的皮肤及皮下正常组织完全敞开，以达到充分的引流；术中务必彻底清除坏死组织，但应尽可能保留正常的神经血管。

清创后应用大量双氧水反复冲洗,广泛切开、彻底清创和大量双氧水反复冲洗都能使切口内的氧化还原电位差升高,造成不利于厌氧菌繁殖的环境。最后放置湿纱条引流,纱条应疏松放置并抵达深部,切勿填塞过紧或留有死腔。当创面感染控制、肉芽新鲜时,可植皮覆盖创面。

五、预防与调护

(1)保持大便通畅,换药彻底,清除腐败坏死物质。

(2)积极治疗肛周脓肿、化脓性汗腺炎等原发疾病,防治病情进一步发展,形成肛周及会阴部坏死性筋膜炎。

(3)患病后应及早治疗,防止炎症范围扩大。

第五节　肛门直肠周围瘘

一、概念

肛门直肠周围瘘是指因多种病理因素形成肛管、直肠与肛门周围皮肤之间有异常通道,使肛门直肠周围间隙化脓性感染的慢性阶段,简称肛瘘。中医病名为痔瘘或肛漏。本病多是肛周脓肿的后遗疾病。肛瘘一般由原发性内口、管道和继发性外口 3 部分组成。内口多数位于肛窦处,管道穿过肛管直肠周围 1 个或多个间隙组织,外口多位于肛周皮肤,有脓性分泌物向外口流出。临床特点是局部反复流脓、疼痛、瘙痒,可触及或探及瘘管通向肛门或直肠。

二、病因病机

1. 中医

肛瘘的产生是由于肛痈溃后,余毒未尽,蕴结不散,血行不畅,疮口不合,日久成漏;或因肺脾两虚,气血不足,以及虚劳久嗽,肺脾肾亏损,湿热乘虚流注肛门,郁久肉腐成脓,穿肠透穴为漏。

(1)湿热下注:肛痈溃后,湿热未清,蕴结不散,留恋肉腠而为漏患。如《河间六书》云:"盖以风、热、燥、火、湿邪所致,故令肛门肿满,结如梅核,甚至乃变而为瘘也。"

(2)正虚邪恋:病久正虚,不能托毒外出,湿热留恋,久不收口,形成漏患。如《诸病源候论》云:"痔久不瘥,变为瘘也"。《丹溪心法》曰:"人唯坐卧湿地,醉饱房劳,生冷停寒,酒面积热,以致荣血失道,渗入大肠,此肠内脏毒之所由作也。"

(3)阴液亏虚:肺脾肾三阴亏损,邪乘而下,郁久肉腐化脓,溃破成漏。如《千金方》云:"肛门主肺,肺热应肛门,热则闭塞,大行不通,肿缩生疮。"

2. 西医

直肠周围脓肿自溃或切开后形成肛瘘,其主要原因如下。

(1)原发内口(肛窦)继续感染,直肠内的污染物不断从内口进入感染病灶,造成反复感染,形成瘘管。

(2)瘘管多在肛门括约肌之间通过,由于括约肌经常不断地收缩与舒张,压迫瘘管,影响脓液的排除,容易储脓感染。

(3)直肠内有一定的压力和气体,可经常不断地从内口进入瘘管,由外口排出。

(4)脓肿溃后,脓液排出,脓腔逐渐缩小,腔壁形成坚硬的纤维化管壁。

(5)瘘管弯曲,或有腔窦、分支,引流不通畅。

三、诊断及鉴别诊断

1. 诊断

(1)临床表现

①全身症状因为肛瘘多为肛周脓肿破溃形成久不愈合的管道。当瘘管通畅时,一般无全身症状,若外口暂时闭合,脓腔积脓时,即出现急性化脓性全身症状,表现为全身不适、畏寒发热等;若属复杂性肛瘘,或由结核

等引起的病程很长的肛瘘,则对人产生消耗性症状,表现出消瘦、贫血、大便难等症状。

②局部症状

A. 流脓:流脓是肛瘘的主要症状。流脓的多少与炎症情况和瘘管的新旧有关。急性炎症期和新生成的肛瘘流脓多,且脓稠,味臭,色黄;反之,脓液不多,且时有时无,呈白色,质稀淡或米泔样分泌物。肛瘘瘘管粗大者,有时气体和粪便可从外口流出。

B. 疼痛:肛瘘引流通畅,一般无痛觉,只感局部坠胀。当肛瘘闭合时,积脓不能外泄,局部肿胀疼痛,活动和排便时,疼痛明显加重,排脓后疼痛迅速减轻或消失。

C. 瘙痒:因瘘道经常流出脓液,刺激肛门周围皮肤而引起肛周皮肤湿疹及瘘管外口组织增生,而致潮湿、瘙痒,甚至有时形成湿疹。

D. 排便不畅:复杂性肛瘘经久不愈,可引起肛门直肠周围形成纤维化瘢痕或环状的条索,影响肛门的舒张和闭合,大便时感到困难,有便意不尽的感觉。

(2)专科检查

①局部视诊:可见外口,外口凸起较小者多为化脓性;外口较大,凹陷,周围皮肤暗紫,皮下有穿凿性者,应考虑复杂性或结核性肛瘘。低位肛瘘可在肛管皮下触及索条状物通向肛门,用力按压常有脓液从外口溢出。高位或结核性者一般不易触及。

②局部触诊:在内口处多数有轻度压痛,有时可触到局部硬结、凹陷或隆起的内口及条索样瘘管。

③肛门镜检查:可发现已感染的肛窦有充血、水肿、隆起或凹陷等炎症反应,并借此确定内口,如有感染,可见分泌物溢出。

(3)分类

①普通分类

A. 单纯性肛瘘:凡是只有一个外口、一条管道、一个内口的,都可以称为单纯性肛瘘,或称为完全瘘,又称内外瘘;若只有外口下连瘘管而无内口者,称为单口外瘘,又称外盲瘘;若只有内口与瘘管相通而无外口的,称为单口内瘘,又称内盲瘘。

B. 复杂性肛瘘:复杂性肛瘘是指在肛门内、外有两个或以上的开口,或有两条以上管道的肛瘘。若管道绕肛门而生,形如马蹄者,称为马蹄形肛瘘。

②按瘘管深、浅、分支分类

1975 年全国首届肛肠学术会议制定了肛瘘的统一分类标准,以外括约肌深部画线为标志,瘘管经过此线以上者为高位,在此线以下者为低位,其分类如下。

A. 低位单纯性肛瘘:只有 1 个瘘管,并通过外括约肌深层以下,内口在肛窦附近。

B. 低位复杂性肛瘘:肛瘘在外括约肌深层以下,有两个以上外口,或两条以上管道,内口在肛窦部位。

C. 高位单纯性肛瘘:仅有 1 条管道,肛瘘穿过外括约肌深层以上,内口位于肛窦部位。

D. 高位复杂性肛瘘:有两个以上外口及管道有分支窦道,其主管道通过外括约肌深层以上,有两个以上内口者。

(4)肛瘘的发展规律

将肛门两侧的坐骨结节画一条横线,当瘘管外口在横线之前距离肛缘 4 cm 以内,内口在齿线处与外口位置相对,其管道多为直行;如外口在距离肛缘 4 cm 以外,或外口在横线之后,内口多在后正中齿线处,其瘘管多为弯曲或马蹄形。

(5)辅助检查

①探针检查:初步探查瘘道走行和内口位置。

②碘化油造影检查:由于瘘管内坏死物质导致造影剂难以通过,随着内镜超声和磁共振的发展,瘘管造影及美兰染色已基本被弃用,临床上已

不将其作为常规检查方法。

③亚甲蓝染色检查:通过从外口注入亚甲蓝稀释液,一方面可观察到直肠腔内有无亚甲蓝染色,确定是否有内口及内口的位置;另一方面根据注入的液体量可观察管道的长短及管腔的大小。

④螺旋 CT 三维重建:将 CT 图像进行三维重建,可以较好地观察到盆腔、盆壁、括约肌、肛提肌的情况及病变范围,完整地显示复杂性肛瘘的全貌,明确与直肠是否相通。

⑤直肠腔内超声(EAUS):目前是国内应用最广的确切的检查手段,能清晰分辨肛瘘主管走向,数量及内口位置。虽然其准确率受限于超声探头的频率及病变的深度,但对于没有其他更好的检查手段的医院 EAUS 仍为最佳选择。

⑥磁共振成像（MRI）:MRI 能准确描绘显示肛瘘与肛门内外括约肌、肛提肌及耻骨直肠肌的关系并对术后恢复作出有意义的评价。目前,MRI 对于有条件的医院已成为肛瘘术前评估和分类的最可靠依据。

2. 鉴别诊断

(1)肛门部化脓性汗腺炎:是皮肤及皮下组织的慢性炎症性疾病,常可在肛周皮下形成瘘管及外口,流脓,并不断向四周蔓延。检查时可见肛周皮下多处瘘管及外口,皮色暗褐而硬,肛管内无内口。

(2)骶尾部瘘:此病常因臀部损伤,毛囊感染,在骶尾部生成脓肿,以后形成瘘管,瘘口常在臀部上端,骶尾关节附近,管道在骶尾筋膜深部和皮下组织蔓延扩散,无内口。

(3)骶尾部囊肿:病程长,发展慢,多破溃在肛门后方骶尾骨附近,无内口,腔道很不规整,呈蜂房状,壁坚硬,灰白色,分泌物呈黏液状,有臭味,瘘管无固定走行方向,碘化油造影可见与直肠不通的不规整的囊状阴影。

(4)骶骨前畸胎瘤:有时与直肠后脓肿相似,多为先天性,指诊直肠后肿块光滑,无明显压痛,有囊性感,X 线检查可见骶骨前肿物将直肠推向前方,可有散在钙化阴影。

(5)骶髂骨结核:此病系骶髂骨结核,形成寒性脓疡,常在肛门后破溃,流出稀薄浓汁,管道较深,通向直肠后间隙,伴有腰疼、血沉快、长期低热、消瘦。骨平片可见骨质破坏,有的时候骶骨结核病变小,容易被误诊为复杂性肛瘘。

(6)会阴部尿道瘘:这种瘘管是尿道球部与皮肤相通,常在泌尿生殖三角区内,排尿时尿由瘘口流出。常有外伤史和尿道狭窄,不与直肠相通。肛管和直肠内无内口。

(7)晚期肛管直肠癌:溃烂后可形成肛瘘,肿块坚硬,分泌物为脓血、恶臭,持续性疼痛,呈菜花样溃疡。病理检查可找到癌细胞。

四、治疗

1. **内治法**

(1)湿热下注证

证候:肛周有溃口,经常溢脓,脓质稠厚,色黄白,局部红、肿、热、痛明显,肛周有溃口,按之有索状物通向肛内,可伴有纳呆,大便不爽,小便短赤,形体困重,舌质红、苔黄腻,脉滑数。

治法:清热利湿。

方药:二妙丸合萆薢渗湿汤加减。黄柏 15 g,苍术 15 g,萆薢 30 g,薏苡仁 30 g,赤茯苓 15 g,黄柏 15 g,丹皮 15 g,泽泻 15 g,滑石 30 g,通草 6 g。

(2)正虚邪恋证

证候:肛周溃口反复流脓,脓质稀薄,肛门隐隐作痛,外口皮色暗淡,时溃时愈,按之较硬,多有索状物通向肛内,可伴有神疲乏力,面色无华,气短懒言,舌淡、苔薄,脉濡。

治法:托里透毒。

方药:托里消毒散加减。党参 15 g,黄芪 15 g,川芎 10 g,当归 10 g,

白芍 15 g,白术 10 g,金银花 15 g,茯苓 10 g,白芷 6 g,皂角刺 10 g,桔梗 10 g,甘草 6 g,薏苡仁 10 g,覆盆子 15 g。

（3）阴液亏虚证

证候：瘘管外口凹陷，周围皮肤颜色晦暗，脓水清稀，局部无索状物扪及，可伴有潮热盗汗，心烦口渴，食欲不振，舌红少津，少苔或无苔，脉细数。

治法：养阴清热。

方药：青蒿鳖甲汤加减。青蒿 6 g,鳖甲 15 g,细生地 12 g,知母 6 g,丹皮 9 g。肺虚者加沙参、麦冬；脾虚者加白术、山药。

2. 中成药

消炎止痛、养阴生肌，如马应龙痔疮栓、马应龙麝香痔疮膏、普济痔疮栓、康复新液等。

3. 中医外治法

（1）中药熏洗疗法：应用具有清热解毒、消肿止痛、凉血止血、祛风燥湿等功效的药物进行局部洗坐浴，本法适用于肛瘘发作期及肛瘘术后的治疗，常用洗剂有消痔洗剂、苦参汤、消肿止痛洗剂等。

①消痔洗剂加减[52]：消痔洗剂起到清热燥湿解毒、活血消肿止痛的功效。方中乳香、没药活血止痛，消肿生肌；五倍子收湿敛疮，收涩止血；蒲公英、鱼腥草清热解毒、散结镇痛；黄柏、苍术、明矾、芒硝清热燥湿，软坚散结，消肿止痛；制川乌、草乌祛风除湿，温经止痛。

明矾 20 g,五倍子 30 g,乳香 10 g,没药 10 g,制川乌 10 g,制草乌 10 g,苍术 10 g,鱼腥草 10 g,黄柏 15 g,蒲公英 30 g,芒硝 20 g。

用法：水浸泡 20 min,水煎 2 次，合并，浓缩至 1000 ml。每次用 500 ml 加温水 1500 ml 坐浴，温度 37~41℃(不烫手为宜),每天两次，每次 20 min。

②苦参汤、消肿止痛洗剂：具体功效及药物组成见内痔部分。

（2）中药外敷疗法：指应用药物配制成的膏剂、散剂、栓剂等直接涂敷于患处。本法主要用于急性发作肛门肿痛以及肛瘘术后常规换药和术后并发症的治疗。中药敷药疗法能使药物直接作用于病变局部,具有良好的治疗效果,常用具有消肿止痛作用的药物,如金黄膏、拔毒膏、止痛消肿膏、消炎生肌膏、生肌玉红膏、象皮生肌膏等。

(3)插药脱管法:插药脱管法是借助药捻或药钉来腐蚀瘘管内坏死组织,然后在瘘管中填塞生肌类药使组织生长、瘘管愈合的方法。

(4)针灸疗法:肛瘘的针刺治疗以清热解毒、化湿止痛为主,佐以通调肠腹之气。取穴为:白环俞、长强、会阴、三阴交、阳陵泉、飞扬等。

(5)文献记载:周艳涛[53]在低位肛瘘术后给予苦参汤及龙珠软膏的创面愈合效果分析中,对照组术后给予温开水坐浴及龙珠软膏治疗,观察组术后给予苦参汤熏洗坐浴及龙珠软膏治疗。结果显示,观察组创面愈合时间显著快于对照组($P<0.05$)。张朝生[54]等在苦参汤合五倍子汤加减熏洗坐浴联合地奥司明在肛瘘术后应用的效果研究中,2组均予以地奥司明治疗,研究组在此基础上增加苦参汤合五倍子汤加减熏洗坐浴。结果显示研究组治疗总有效率、满意度均较对照组显著升高($P<0.05$),创面愈合时间、住院时间及复发率均较对照组显著减少($P<0.05$)。彭军良等[55]在敛瘘膏外敷对低位单纯性肛瘘患者术后创面愈合的影响研究中,治疗组给予敛瘘膏外敷治疗。对照组给予康复新液纱条外敷治疗。结果显示治疗组术后第三天、第七天减轻肛门疼痛情况优于对照组($P<0.05$);治疗组疗效优于对照组($P<0.05$)。

4. 其他治法

经保守治疗无效的应行手术治疗。手术治疗肛瘘的4大原则:①准确探查寻找和妥善处理内口原发病灶,做彻底的清创;②准确处理主管与支管、交通管、坏死腔彻底清创,充分引流;③合理处理好括约肌间的瘘管,最大限度地保护括约肌功能,防止肛门畸形;④保持引流通畅,外口扩创宜大。手术方法主要有以下几种。

(1)挂线法:挂线法是应用药制丝线、纸裹药线、医用药线、橡皮筋线等材料,采取挂线法以剖开瘘管或窦道的一种治疗方法。该法既能对瘘管起到引流作用又可达到瘘管切除目的,同时还不易造成肛门失禁。该法适用于治疗复杂性肛瘘,为减小复杂性肛瘘术区创面、降低创面愈合时间、减少术区伤口出血、保护肛门生理功能等提供了较好思路。

(2)切开法:切开法是用刀剪切除瘘管组织,使组织重新生长,瘘管愈合,肛瘘痊愈。该法对于低位简单性肛瘘,因为切除肛周组织较少,不影响肛门括约肌的功能,同时创面相对较小,创面愈合快,治愈率高。

五、预防与调护

(1)经常保持肛门清洁,养成良好的卫生习惯。

(2)发现肛痈应早期治疗,可以防止后遗肛漏。

(3)肛漏患者应及早治疗,避免外口堵塞而引起脓液积聚,排泄不畅,引发新的支管。

第三章　肿瘤性肛肠疾病

第一节　大肠息肉

一、概念

大肠息肉是指发生于黏膜上皮表面的局限性隆起状病变,不论大小、形状和组织学类型均称之为息肉。中医属于"息肉痔""瘜肉""肠蕈""樱桃痔"等范畴。大肠息肉可发生于大肠各部位,以乙状结肠及直肠多发。根据 Morson 的组织学分类,大肠息肉分为肿瘤性和非肿瘤性。肿瘤性息肉包括腺瘤性息肉,非肿瘤性息肉包括错构瘤息肉、炎症性息肉和增生性息肉,其中腺瘤性息肉最为常见,包括管状腺瘤、绒毛状腺瘤和管状-绒毛状腺瘤,具有明显癌变倾向,且癌变率与息肉大小和形态密切相关。临床特点为肿物蒂小稚嫩,其色鲜红,便后出血。单个发生者称单发性息肉,多见于儿童;散在发生者称多发性息肉,多见于青壮年;大量息肉布满直结肠,甚至小肠者称息肉病。

二、病因病机

1. 中医

中医学认为本病的发生主要与饮食不节、劳倦内伤、情志失调及先天禀赋不足等因素有关。

(1)湿热下注:恣饮醇酒,过食辛辣厚味,以致湿浊内生,郁久化热,湿与热结,下注大肠,肠道气机不畅,瘀血浊气凝结不散,息肉乃生。

(2)气滞血瘀:饮食不节或劳倦伤脾,脾胃运化失司,湿邪乃生,下注大肠,经络阻滞,气滞血瘀而生息肉。

(3)脾虚气滞:先天禀赋不足或忧思过度、脾失健运,脾气不行,水湿不化,津液凝聚成痰,痰气郁结大肠,日久而发为息肉。

(4)寒凝结滞,阴盛阳虚:多由脾气虚衰进一步发展而来,也可因饮食失调,过食生冷,或因寒凉药物太过,损伤脾阳,命门火衰,阳虚阴盛,寒从内升,寒凝气滞而化为息肉。

2. 西医

目前为止,大肠息肉的病因不清楚。此病可能是家族性、遗传性、长期炎症刺激、其他环境及饮食等相关因素共同引起。大肠息肉的病因主要有以下几方面。

(1)饮食因素:饮食因素与直肠息肉的形成具有一定的关系,尤其是细菌与胆酸的相互作用可能是腺瘤性息肉形成的基础。膳食中脂肪类成分超过40%是形成结、直肠息肉的一个重要因素,如果脂肪摄入不超过膳食的15%,结、直肠息肉的发病率较低。高脂肪膳食能增加结、直肠中的胆酸。

(2)机械损伤和粪便刺激:大便中粗渣和异物及其他因素可造成肠黏膜损伤或长期刺激肠黏膜上皮,使处于平衡状态的肠黏膜受到破坏,或者是细胞的产生增多,或者是肠黏膜上皮凋亡减慢,或两者兼而有之,最终可形成息肉状突起。

(3)炎性刺激:大肠肠黏膜的长期慢性炎症,可以引起肠黏膜上的息肉状肉芽肿。如溃疡性结肠炎、克罗恩病、细菌性痢疾、阿米巴结肠炎等,也可见于手术吻合口附近。

(4)基因突变和遗传因素:一般认为,息肉形成与基因突变和遗传因素有密切关系,从目前研究情况表明,突变基因可以由父母遗传给后代子女,在遗传机会上男女是均等的,没有性别的差异。

三、诊断及鉴别诊断

1. 诊断

(1)临床表现:多数大肠息肉起病隐匿,早期临床无任何症状,多数经肠镜检查、X线或钡灌肠造影等检查而发现,随着息肉逐渐增大可出现以下症状。

①便血:为临床最常见症状之一。多呈鲜红色或暗红色,或仅表现为粪便潜血实验阳性。

②肠道刺激症状:腺瘤可分泌大量黏液,多表现为黏液便,便意不尽感和里急后重,有时只排出黏液,成为假腹泻。

③息肉脱出:有带蒂的息肉可以在排便时脱出肛门外,甚至一些乙状结肠的长蒂息肉亦可脱至肛门外。

④腹痛:少见,有时较大息肉可导致肠套叠而出现腹痛。

⑤全身表现:病情迁延、反复腹泻可引起电解质紊乱、营养不良、贫血等。

(2)专科检查

肛门指诊:可扪及圆形柔软肿物,表现光滑,活动度大,有长蒂时常有肿物触摸不定的情况。多发性息肉则可触及直肠腔内有葡萄串样大小不等的球形肿物,指套染血或附有血性黏液。

(3)分类:按组织学表现和病理性质,息肉可分为以下几种。

①腺瘤性息肉:包括管状腺瘤、管状绒毛腺瘤、绒毛腺瘤和家族性腺瘤息肉病。这类息肉是由肠上皮生长的新生物,极易发生癌变。

②错构瘤息肉:这类肿瘤是正常组织的异常混合,是一种或数种组织过度生长形成的肿瘤。包括幼年息肉、幼年息肉病、黑斑息肉和黑斑息肉综合征。这类息肉一般不会恶变,但息肉病则多会恶变。

③炎性息肉:即假息肉,由肠黏膜溃疡而引起。常见的有慢性溃疡性结肠炎、良性淋巴样息肉和良性淋巴样息肉病,属正常淋巴组织,与癌变无关。

④增生性息肉:又叫化生性息肉。是在直肠和结肠黏膜上的无蒂小结

节,可单个孤立,也可多发,颜色与周围黏膜相同,直径仅有几毫米,一般无症状,多并发腺瘤。

⑤综合征类:该类病在肠胃内有息肉,在胃肠道外有特殊表现。

(4)辅助检查

①粪便潜血试验:其诊断意义有限,假阴性较多,阳性者可提供进一步检查的线索。这是一种简便、易行的初筛方法。

②X线钡剂灌肠:虽能通过钡剂的充盈缺损敏感地发现大肠息肉,但对病变常常不能正确分类和定性。

③内窥镜检查:可明确大肠息肉的部位、数目、大小、形态,并且可以进行活组织检查及内镜下息肉切除治疗,因此是发现和确诊并治疗大肠息肉的最重要手段。

④病理检查:进一步明确性质。

2. 鉴别诊断

(1)直肠结肠癌:直肠癌主要以便血,便细,大便频数为主要表现。直肠指诊加活检可确诊。右侧结肠癌以腹部肿块、腹痛、贫血为主要表现。左侧结肠癌以便血、腹痛、大便频数、肠梗阻为主要表现。肠镜及病理可确诊。

(2)内痔:二者均可脱出,便血。但内痔多位于齿线上左中、右前、右后三处,基底较宽而无蒂,便血量较多,多见于成年人。

(3)肛乳头肥大:位置在肛窦附近,质韧,表面光滑,呈灰白色,多无便血,可脱出肛外,脱出物色苍白、质略韧,常伴有肛裂等。

(4)平滑肌肉瘤:直肠结肠的平滑肌肉瘤可表现为便血、贫血、疼痛、肿块或肠梗阻,缺乏特异性诊断,以手术治疗为主,预后差。

四、治疗

1. 内治法

(1)湿热下注证

证候:大便黏浊带血,肛门灼热不适,下坠伴腹痛、腹泻、腹胀,息肉表面粘着脓性物,糜烂,可有肿物脱出肛外,指诊有时可触及肿物,舌质红,苔黄或黄白相兼而腻,脉弦滑细。

治法:清热利湿、凉血止血。

方药:黄连解毒汤加味。黄连 10 g,黄芩 10 g,黄柏 10 g,栀子 8 g,茯苓 12 g,地榆炭 10 g,大小蓟各 10 g,枳壳 8 g。若便秘加炒决明 15 g。

(2)气滞血瘀证

证候:病久息肉明显增大,硬而痛,纳少,面黯消瘦,脉弦滑,舌质暗,苔白。

治法:理气活血,化瘀散结。

方药:补阳还五汤加减,气虚通络型方药。生黄芪 20 g,全当归 10 g,赤芍 15 g,地龙 6 条,川芎 10 g,桃红 12 g,牛膝 10 g,穿山甲 8 g。腹胀、肛门下坠加枳实 10 g、木香 8 g。

(3)脾虚气滞证

证候:自幼出现便血,时有肿物脱出肛外,腹泻病史较长,腹部隐痛,便血时多时少,倦怠懒言,舌淡苔白,脉细弱无力。

治法:温中健脾,理气散瘀。

方药:良附丸加味。高良姜 15 g,制香附 15 g,炙黄芪 20 g,炒枳实 8 g。便时带血加赤石脂 15 g、血余炭 6 g。

(4)寒凝结滞,阴盛阳虚证

证候:腹胀痛喜暖,四肢冷而无力,腰膝酸痛,大便清冷,伴面部或下肢浮肿,小便少或清长,舌淡暗苔白,脉沉无力。

治法:温中散寒,理气利湿。

方法:金匮肾气丸加减。熟地黄 15 g,生地黄 15 g,山药 10 g,泽泻 8 g,茯苓 12 g,桂枝 8 g,制附片 6 g,山茱萸 10 g,木香 10 g。腹痛者加白芍 15 g,甘草 8 g。

2. 中成药

(1)云南白药:能散瘀止血,适用于肠道出血较重,大便带血者,每日

2~3 次,每次 2~3 粒。

(2)锡类散:能清热解毒,取适量药粉与生理盐水混合后灌肠。

3. 中医外治法

(1)中药灌肠疗法:中药煎剂经肛门灌注于直肠内,根据息肉所处肠段,适时调整体位,以使药液充分作用于病变部位。适用于多发性息肉。多选具有收敛、软坚散结作用的药物。常用的灌肠方有复方青白散,经验方等。

①复方青白散:复方青白散起到清热解毒、凉血消斑、活血化瘀的功效。方中青黛清热解毒、凉血消斑,白芷、白芍活血排脓、生肌止痛,白术健脾祛湿,白头翁、黄柏清热解毒祛湿,薏苡仁祛湿。

青黛 30 g,白芷 10 g,白芍 10 g,白术 10 g,白头翁 15 g,黄柏 10 g,薏苡仁 15 g。

用法:水煎浓汁 100 ml,保留灌肠,每日 1 次。

②经验方:本方起到收敛固涩、活血化瘀的功效。方中乌梅涩肠止泻;海浮石软坚散结、解毒消肿;五倍子、五味子、牡蛎能够收敛固涩、软坚散结;紫草解毒祛斑、清热消肿;贯众清热解毒。

乌梅 12 g,海浮石 12 g,五倍子 6 g,五味子 6 g,牡蛎 30 g,夏枯草 30 g,紫草 15 g,贯众 15 g。

用法:水煎浓汁 100 ml,保留灌肠,每日 1 次。

(2)文献记载:戴美兰等[56]在中医外治法治疗腺瘤性大肠息肉复发的研究进展中,提出了灌肠法、灸法、埋线法等中医外治法治疗腺瘤性大肠息肉复发。沈彦军等[57]在电子肠镜联合腹腔镜摘除术结合中药灌肠治疗大肠息肉的临床观察中,试验组给予电子肠镜联合腹腔镜摘除术结合中药灌肠治疗,对照组仅给予电子肠镜联合腹腔镜摘除术。结果试验组治疗有效率高于对照组,而不良反应发生率低于对照组,治疗后生活质量评分优于对照组,差异均有统计学意义($P<0.05$)。范陆洋[58]在 60 例大肠息肉患者中医治疗体会中,60 例中医辨证治疗方法资料进行分析。结果对 60

例中药内服和中药外用灌肠治疗,所有患者症状均好转,显效率100%。结论中药治疗息肉病有一定的疗效,在无法手术根治的病人和不愿手术治疗的病人,可采用中药口服与灌肠相结合,做到灵活用药,疗效显著。

4. 其他治法

(1)结扎法。适应证:适用于低位带蒂息肉。操作方法:侧卧位或截石位,局部常规消毒,局部麻醉并扩肛后,用食指将息肉轻轻拉出肛外,或在肛镜下,用组织钳夹住息肉基底部轻轻拉出肛外,用圆针丝线在息肉基底贯穿结扎,然后切除息肉,注入九华膏或放置红油膏纱布条引流。

(2)套扎法。本法是通过器械将小乳胶圈套入息肉根部,利用胶圈较强的弹性阻止血液循环,促使息肉缺血、坏死、脱落。适应证:适用于低位带蒂息肉。禁忌证:同单纯结扎法。操作方法:患者排便后,取胸膝位或侧卧位;先做直肠指诊,以排除其他病变;插入肛门镜,检查息肉位置及数目,选定套扎部位;使用长棉花签,清洁套扎部位,常规消毒术野,由助手固定肛门镜,术者左手持套扎器套住息肉基底部,将胶圈推出扎到息肉根部。术后处理同单纯结扎法。

(3)手术治疗。大肠息肉的处理原则是发现息肉即行摘除。目前摘除息肉的方法主要是内镜下手术和非内镜下手术两大类。

①内镜下手术:根据息肉的形态、大小、数量及蒂的有无、长短粗细而分别采用以下几种方法。

A. 高频电凝切除术:根据息肉的形态、大小、数量及蒂的有无、长短、粗细可采用以下方法。

a. 高频电凝灼除法:主要用于多发半球状小息肉。

b. 高频电凝圈套切除法:主要用于有蒂息肉。

c. "密接"摘除法:主要用于长蒂大息肉,难以悬于肠腔者采用大息肉密接肠壁电凝切除法。

d. 高频电凝热活检钳法:目前很少应用。

B. 活检钳除法:主要用于单发或少数球状小息肉,简便易行,又可取活组织病理检查。

C. 氩气刀灼除法和微波透热法：适用于无需留组织学标本者。

D. 内镜下黏膜切除术（Endoscopic Mucosal Resection, EMR）：是指于病灶的黏膜下层内注射药物，形成液体垫后切除大块黏膜组织的方法。它是治疗消化道癌前病变及早期癌有效而可靠的方法，已成为早期癌和临界病变的首选诊疗方法之一，主要适用于部分无蒂息肉、平坦或浅凹陷型息肉、平滑肌瘤、早期癌的切除，安全可靠，并发症少。

E. 内镜下黏膜剥离术（Endoscopic Submucosal Dissection, ESD）：主要应用于治疗癌前病变和早癌患者。

F. 经肛门内镜显微外科手术（transanal endoscopic microsurgery, TEM）：TEM 是一种微创手术，主要用来局部切除直肠息肉和肿瘤。该手术采用一种特殊的显微镜，通过肛门切除息肉或肿瘤，腹部没有任何伤口。

②非内镜下手术治疗：对直径大于 2 cm 的广基息肉、腺瘤癌变者或息肉病者，可根据临床实际情况选择手术方案。

A. 经肛门入路息肉切除术：适用于位于直肠下段的腺瘤。

B. 经骶尾入路息肉切除术：适应于直肠上段的腺瘤。

C. 经腹入路息肉切除术：适应于直径大于 1 cm 的广基息肉及大于 2 cm 的有蒂腺瘤，如果用圈套器凝切或经肛门切除有困难，或止血不可靠，或恶变可能性大，或息肉病者。手术方式包括以下几种。

a. 全大肠切除、回肠腹壁造口。

b. 全结肠切除、回肠直肠吻合术。

c. 结肠次全切除术。

d. 全结肠切除、直肠黏膜剥脱、回肠肛管吻合术。

五、预防与调护

（1）积极治疗结直肠疾病，如内外痔、肛漏、肛裂、肛窦炎及慢性肠炎等。

（2）保持大便通畅,养成定时排便习惯,防止便秘或腹泻的发生。

（3）不定期做大便潜血试验,反复潜血阳性者应及时进行肠镜检查,提高早期诊断率。

（4）息肉脱出肛外要及时还纳,切不可盲目牵拉,以免撕伤或断裂而造成大出血。

第二节　结直肠癌

一、概念

结直肠癌是发生在结肠、直肠的恶性肿瘤,病至后期,肿瘤阻塞,肛门狭窄,排便困难。结直肠癌是我国常见的恶性肿瘤之一,从整个大肠而言,癌肿的好发部位依次为直肠、乙状结肠、盲肠、升结肠、降结肠和横结肠。临床以大便变形、便下脓血黏液、便次增多、里急后重、大便习惯改变为特征。大肠癌中肛管直肠癌中医称为"锁肛痔";结肠癌中医称为"肠蕈",本病是发生在肛门和结肠的癌病类疾病。

二、病因病机

1. 中医

中医学认为忧思抑郁,脾胃失和,湿浊内生,郁而化热;或饮食不节,误食不洁之品,损伤脾胃,酿生湿热,均可导致湿热蕴结,下注大肠,浸淫肠道,肠道气血运行不畅,气滞血瘀,日久蕴蒸化为热毒,血肉腐败故见腹痛腹泻,便中夹有黏液脓血或为便血;湿、毒、痰、瘀、凝结成块,肿块日益增大,肠道狭窄,出现排便困难,病情迁延,疾病后期,伤阴耗气,气阴两虚,阴损及阳,甚至阴阳离决等变化。

（1）湿热蕴结:忧思抑郁,脾胃失和;或饮食不洁、久痢久泻、息肉虫积损伤脾胃,运化失司,湿热内生,浸淫肠道,下注肛门,蕴毒积聚,结而为肿。

（2）气滞血瘀：病久则湿热塞阻大肠，腑气不畅，气血湿毒瘀滞凝结。

（3）气阴两虚：疾病后期，久泻久痢或肿块耗伤气血，致气阴两虚。

2. 西医

西医学认为，结直肠癌多为腺癌，好发于结肠、直肠上段及直肠与乙状结肠交界处；肛管癌原发于肛管皮肤，多为鳞状细胞癌。肛门部疤痕组织、湿疣、肛瘘等病变亦可诱发癌变。结直肠癌病因不明，可能与下列因素有关。

（1）饮食与致癌物质：调查资料显示、结直肠癌高发区人的每日平均粪便重量比低发区轻。饮食纤维中的戊糖具有很强的吸水能力，所以高纤维饮食的摄入可增加粪便的体积和重量，使得粪便通过肠道速度加快，减少肠道中有害物质的形成和活性，缩短致癌物质与肠黏膜的接触时间。动物实验表明二甲基肼可以诱发大鼠的结直肠癌。肉类、鱼类食物高温烹调产生的热解物中含有多种能诱发大鼠结直肠癌的诱变剂和致癌物质。

（2）慢性炎症：如溃疡性结肠炎、血吸虫病使肠黏膜反复破坏和修复而癌变。

（3）遗传因素：根据结直肠癌移民流行病学调查，日本人、中国人移居美国和欧洲后，结直肠癌发病率明显上升。因此可以推测结直肠癌的发生主要与环境有关，但也有为数不少的结直肠癌家族被发现。抑癌基因突变和遗传不稳定性导致成为结直肠癌的易感人群。

（4）癌前病变：如直肠腺瘤，尤其是绒毛状腺瘤更为重要。但人们已逐渐接受了结直肠癌并非是在结直肠黏膜上突然发生的病变的观点，而是通过正常黏膜—腺瘤—癌变这样一种规律顺序发展。

三、诊断及鉴别诊断

1. 诊断

（1）临床表现：结直肠癌早期无明显症状，病情发展到一定程度才出现。临床症状主要有下列几方面的表现。

①肠道刺激症状和排便习惯改变：便频、腹泻或便秘，有时便秘和腹泻交替、里急后重、肛门坠重，并常有腹部隐痛。

②便血：肿瘤破溃出血，有时鲜红，有时较暗，一般出血量不多，间歇性出现。如肿瘤位置较高，血与粪便相混则呈果酱样大便。有时为黏液血便。

③肠梗阻：肠梗阻是结肠癌晚期的表现，左半结肠癌多见。溃疡型或隆起型结肠癌向肠壁四周蔓延浸润致肠腔狭窄引起的肠梗阻，常为慢性不完全性机械性肠梗阻，先出现腹胀、腹部不适，然后出现阵发性腹痛、肠鸣音亢进、便秘或粪便变细以致排气排便停止。而急性肠梗阻多由浸润型结肠癌引起，偶然由肿瘤引起肠套叠所致。

④腹部肿块：肿瘤长到一定程度，腹部即可扪及肿块，常以右半结肠癌多见。肿块初期可推动，侵袭周围后固定。

⑤全身中毒症状：由于肿瘤生长消耗体内营养，长期慢出血引起病人贫血；肿瘤继发感染，引起发热和中毒症状。但病变部位不同，临床表现亦有所差异，常以横结肠中左1/3交界处为界区分左、右半结肠。右半结肠癌主要临床表现是腹部肿块、贫血、消瘦、发热、无力等全身中毒症状。左半结肠癌主要临床表现是肠刺激症状和排便习惯改变，肠梗阻，便血等。

（2）专科检查：肛管癌较少见，早期肿块较小，可活动，呈现疣状；进一步发展，在肛门部可看到突起包块或溃疡，基底不平，质硬，并可能有卫星转移结节和腹股沟淋巴结转移。直肠指检是诊断直肠癌最重要的方法，80%的直肠癌位于手指可触及的部位，肿瘤较大时指检可以清楚地扣到肠壁上的硬块、巨大溃疡或肠腔狭窄，退指后可见指套上染有血、脓和黏液。指检发现癌肿时要扪清大小、范围、部位和固定程度，以便决定治疗方法。结肠癌因发病于结肠，位置较高，指检不可触及，多经电子结肠镜及病理检查确诊。凡是出现原因不明的便血、腹泻及体重减轻的病人均应行直肠指诊、电子结肠镜检查及活组织检查。

（3）分类

①早期结直肠癌：癌细胞限于结直肠黏膜下层者称早期结直肠癌（pT1）。消化道肿瘤分类将黏膜层内有浸润的病变亦称之为"高级别上皮内瘤变"。

②进展期结直肠癌的大体类型。

A. 隆起型：凡肿瘤的主体向肠腔内突出者，均属本型。

B. 溃疡型：肿瘤形成深达或贯穿肌层之溃疡者，均属此型。

C. 浸润型：肿瘤向肠壁各层弥漫浸润，使局部肠壁增厚，但表面常无明显溃疡或隆起。

③组织学类型：A. 腺癌：a. 乳头状腺癌；b. 管状腺癌；c. 黏液腺癌；d. 印戒细胞癌；B. 未分化癌；C. 腺鳞癌；D. 鳞状细胞癌；E. 小细胞癌；F. 类癌。

（3）辅助检查

①实验室检查。

A. 血常规：了解有无贫血。

B. 尿常规：观察有无血尿，结合泌尿系统影像学检查了解肿瘤是否侵犯泌尿系统。

C. 大便常规：检查应当注意有无红细胞、脓细胞。

D. 粪便隐血试验：针对消化道少量出血的诊断有重要价值。

②内窥镜检查：直肠镜和乙状结肠镜适用于病变位置较低的结直肠病变。所有疑似结直肠癌患者均推荐纤维结肠镜或电子结肠镜检查，不仅可以看到结直肠内病变的范围，还可以取活组织进行病理检查以明确诊断。

③影像检查。

A. 结肠钡剂灌肠检查：特别是气钡双重造影检查是诊断结直肠癌的重要手段。但疑有肠梗阻的患者应当谨慎选择。

B. B型超声：超声检查可了解患者有无复发转移，具有方便快捷的优越性。

C. CT 检查:CT 检查的作用在于明确病变侵犯肠壁的深度,向壁外蔓延的范围和远处转移的部位。目前,结直肠病变的 CT 检查推荐用于以下几个方面:a. 提供结直肠恶性肿瘤的分期;b. 发现复发肿瘤;c. 评价肿瘤对各种治疗的反应;d. 阐明钡剂灌肠或内窥镜发现的肠壁内和外在压迫性病变的内部结构,明确其性质;e. 对钡剂检查发现的腹内肿块作出评价,明确肿块的来源及其与周围脏器的关系。

D. MRI 检查:MRI 检查的适应证同 CT 检查。推荐以下情况首选MRI 检查:a. 直肠癌的术前分期;b. 结直肠癌肝转移病灶的评价;c. 怀疑腹膜以及肝被膜下病灶。

E. 经直肠腔内超声:推荐直肠腔内超声或内镜超声检查为中低位直肠癌诊断及分期的常规检查。

F. PET-CT:不推荐常规使用,但对于常规检查无法明确的转移复发病灶可作为有效的辅助检查。

G. 排泄性尿路造影:不推荐术前常规检查,仅适用于肿瘤较大可能侵及尿路的患者。

④血清肿瘤标志物:结直肠癌患者在诊断、治疗前、评价疗效、随访时必须检测 CEA、CA19-9;建议检测 CA242、CA72-4;有肝转移患者建议检测 AFP;有卵巢转移患者建议检测 CA125。

⑤病理组织学检查:病理活检明确占位性质是结直肠癌治疗的依据。活检诊断为浸润性癌的病例进行规范性结直肠癌治疗。

⑥开腹探查:如下情况,建议行开腹探查。

A. 经过各种诊断手段尚不能明确诊断且高度怀疑结直肠肿瘤。

B. 出现肠梗阻,进行保守治疗无效。

C. 可疑出现肠穿孔;保守治疗无效的消化道大出血。

2. 鉴别诊断

(1)结肠癌鉴别诊断

①直肠息肉:无痛性便血,量时多时少,少夹黏液,肛门镜或直肠镜检

查可见有蒂或无蒂肿物,病理检查可协助诊断。

②溃病性结肠炎:黏液血便,或里急后重,结肠镜检查可见直肠或结肠黏膜充血、水肿或糜烂、溃疡,无明显肿物及肠腔狭窄,大便培养无致病菌生长。

③阑尾炎:回盲部癌可因局部疼痛和压痛而误诊为阑尾炎。特别是晚期回盲部癌,局部常发生坏死溃烂和感染,临床表现有体温升高,白细胞计数增高,局部压痛或触及肿块,常诊断为阑尾脓肿,需注意鉴别。

④肠结核:在我国较常见,好发部位在回肠末端、盲肠及升结肠。常见症状有腹痛、腹块、腹泻、便秘交替出现,部分患者可有低热、贫血、消瘦、乏力,腹部肿块,与结肠癌症状相似。

(2)直肠癌鉴别诊断

①痔:痔和直肠癌不难鉴别,误诊常因未行认真检查所致。痔一般多为无痛性便血,血色鲜红不与大便相混合,直肠癌便血常伴有黏液而出现黏液血便和直肠刺激症状。对便血病人必须常规行直肠指诊。

②直肠息肉:直肠息肉也可出现大便带血,但血色鲜红,量少,多无大便性状改变,一般不会引起腹痛、腹胀等,也不会引起全身症状(如乏力、体重下降);直肠指检可触及质软肿块,指套可染血。直肠癌大便多为暗红色便,可体重下降等全身症状。

③肛裂:肛裂主要表现为大便时肛门疼痛、大便带鲜红血,一般量不多,其特点是排便时及排便后肛门疼痛剧烈。肛门视诊可见肛管皮肤裂口,有时可见前哨痔,指检有时可触及肥大肛乳头,一般指套无染血。而直肠癌大便带脓血便,多不伴肛门疼痛,直肠指检可触及质硬肿块。

④阿米巴肠炎:症状为腹痛、腹泻,病变累及直肠可伴里急后重。粪便为暗红色或紫红色血液及黏液。肠炎可致肉芽及纤维组织增生,使肠壁增厚,肠腔狭窄,易误诊为直肠癌,纤维结肠镜检查及活检为有效鉴别手段。

四、治疗

本病确诊后,应及早采取根治性手术治疗。中医辨证论治能有效地提高 5 年生存率,降低放、化疗的毒副作用,增强机体抗病能力,改善生活质量,提高临床远期疗效。

1. 内治法

(1)湿热蕴结证

证候:肛门坠胀,便次增多,大便带血,色泽暗红,或夹黏液,或下赤白,里急后重;舌红,苔黄腻,脉滑数。

治法:清热利湿。

方药:槐角地榆丸加减。常用槐角(炒)、白芍(酒炒)、枳壳(炒)、荆芥、地榆炭、椿皮(炒)、栀子(炒)、黄芩、生地黄等。

(2)气滞血瘀证

证候:肛周肿物隆起,触之坚硬如石,疼痛拒按,或大便带血,色紫暗,里急后重,排便困难;舌紫暗,脉涩。

治法:行气活血。

方药:桃红四物汤合失笑散加减。常用赤芍、生地黄、川芎、桃仁、红花、五灵脂等。

(3)气阴两虚证

证候:面色无华,消瘦乏力,便溏或排便困难,便中带血,色泽紫暗,肛门坠胀;或伴心烦,口干,夜间盗汗;舌红或绛,苔少,脉细弱或细数。

治法:益气养阴,清热解毒

方药:四君子汤合增液汤加减。常用人参、茯苓、白术、甘草、玄参、莲心、麦冬、生地黄等。

对症加减:

恶心:加姜半夏、广陈皮、黄连、紫苏等。

乏力:加女贞子、旱莲草、生黄芪、当归、补骨脂、菟丝子、大枣等。

腹泻:加党参、干姜、黄芩、黄连、半夏、大枣、甘草等。

便秘:加大黄(后下)、枳实、厚朴、麻子仁、瓜蒌仁、肉苁蓉、莱菔子等。

腹胀:加薏苡仁、陈皮、鸡内金、炒麦芽、神曲、砂仁、扁豆等。

辨证选药:在辨证论治的基础上,可以加用具有明确抗癌作用的中草药,如白花蛇舌草、半枝莲、半边莲、漏芦、藤梨根、红藤、苦参、马齿苋、败酱草、白英、龙葵、土茯苓等。

2. 中成药

根据病情选择应用西黄丸、平消胶囊、小金胶囊、健脾益肾颗粒等。

3. 辨证选择经脉滴注中药注射液

根据病情选择应用复方苦参注射液、榄香烯注射液、参麦注射液。

4. 中医外治法

(1)直肠滴入疗法

适应证:消化道完全性或不完全性梗阻;消化道恶性肿瘤患者伴有腹胀症状者;无法耐受口服中药者,增加用药途径。禁忌证:门静脉癌栓,严重痔疮,痔静脉曲张,消化道出血等。

推荐用药:本方起到清热解毒、通络止痛的功效。方中生大黄泻下攻积,清热泻火,凉血解毒;枳实破气消积;当归或血止血;地龙通络止痛;柴胡疏散退热;生黄芪托毒生肌,补气升阳;槟榔消积,下气,行水;黄柏清热解毒。

生大黄 9 g,枳实 15 g,当归 9 g,地龙 3 条,柴胡 9 g,生黄芪 15 g,槟榔 9 g,黄柏 9 g。

用法:中药保留灌肠技术标准为取胃、十二指肠引流管 1 根,经消毒后备用。疗程为 1 个月。取 250 ml 洁净输液瓶 1 只,中药浓煎至 150 ml 后至 40℃放入输液瓶中备用。取输液皮条将输液瓶与胃、十二指肠引流管连接后,以液状石蜡将待插入管端润滑后,令患者侧卧取胸膝位,将该管自肛门口缓慢插入至少 30 cm,以输液控制阀控制滴速为每分钟 60 滴,以输液方式缓慢将中药滴入,并尽可能使中药在肠道保留时间延长(大于 2 h)。

（2）中药灌肠疗法

适应证：直肠癌放疗后局部炎症、疼痛、肿胀者。常选用清热解毒、活血化瘀、利下祛湿等功效的中药，常用自拟方。

①方一：该方起到活血化瘀止痛、清热解毒祛湿的功效。方中苦参清热燥湿，用于治疗便血等症；青黛清热解毒；血竭止血敛疮消痈；全蝎疏经通络止痛；枯矾解毒，燥湿，止血；儿茶活血止痛，收湿敛疮；鸦胆子清热解毒，抗癌。

苦参 20 g，青黛 10 g，血竭 9 g，全蝎 9 g，枯矾 6 g，儿茶 12 g，鸦胆子 5 g（打碎）。

用法：将上方药物加水 600 ml，煎至 200 ml 左右。从肛门插入导尿管 20~30 cm，注药后保留 2~3 h。每日 1~2 次，30 d 为 1 个疗程。

②方二：该方起到清热解毒、活血止痛的功效。方中生大黄泻下攻积，清热泻火，凉血解毒；黄柏清热解毒；栀子清热泻火；蒲公英清热解毒，消肿散结；金银花清热解毒；红花活血止痛；苦参清热燥湿，用于治疗便血等症。

生大黄 20 g，黄柏 15 g，栀子 15 g，蒲公英 30 g，金银花 20 g，红花 15 g，苦参 20 g。

用法：将上方药物加水 800 ml，煎至 200 ml。从肛门插入导尿管约 20~30 cm，注药后保留 1~2 h。每日 1 次，30 d 为 1 个疗程。局部红肿热痛者可用上方适量加水坐浴。腹痛、脓血便或便血甚者，易山栀为山栀炭，加罂粟壳 15 g、五倍子 15 g 收敛止血。高热、腹水者加白花蛇舌草 30 g、徐长卿 30 g、芒硝 15 g。

③方三：该方主要选用具有抗癌功效的药物抗癌灌肠治疗。方中败酱草清热解毒，祛瘀排脓；白花蛇舌草清热解毒，消痈散结，利尿除湿，均具有明确的抗癌作用。

败酱草、白花蛇舌草等浓煎保留灌肠，每日 2 次，每次 40 ml。

（3）中药外敷疗法

适应证：腹水、不全肠梗阻、腹部肿块疼痛。注意事项：用药期间如有局部皮肤溃破、皮疹、瘙痒、疼痛等不适反应，暂停用药，待症状缓解后酌情使用。常选用自拟方外敷治疗，肛管癌溃烂者外敷九华膏或黄连膏。

推荐用药：该方起到泻下逐水、抗癌的功效。方中甘遂、大戟、芫花具有强效泻下逐水、消肿散结等功效，治水肿、腹水之实证，以及疮痈肿毒等症。

甘遂 1 g，大戟 1 g，芫花 1 g，商陆 1 g，麝香 0.25 g（或冰片 3 g）。

用法：取甘遂、大戟、芫花、商陆药物粉末各 1 袋（每袋 1 g）用米醋或蜂蜜调和成直径约 3~4 cm，厚度约 0.3~0.5 cm 大小的药饼，将 1/2 瓶麝（0.25 g/瓶）夹于药饼之中，正面贴于肚脐眼或关元穴（脐下三寸），用医用大贴膜 1 个（3M）固定，3 d 更换 1 次。

（4）中药泡洗疗法

适应证：手足综合征或化疗导致手足麻木。

推荐用药：该方起到温经通络的功效。方中川乌、草乌味辛，性热，有大毒，具有温经通络止痛、祛风散寒的功效；透骨草祛风湿，活经络；艾叶温经散寒；红花活血化瘀。

川乌 10 g，草乌 10 g，透骨草 30 g，艾叶 30 g，红花 30 g。

用法：将上方药物煎取 200 ml，加入温水 1000 ml 中，每日手足浸泡约 20 min，每日 1 次，每周 5 d。

（5）针灸治疗

根据病情及临床实际可选择应用体针、头针、电针、耳针、腕踝针、灸法、穴位埋线和拔罐等方法。

①结直肠癌肠梗阻治疗。取穴：内关、足三里、天枢、下巨虚、中脘。方法为平补平泻，留针 30 min，每日 1 次，连续针 3 d。

②骨髓抑制治疗。取穴：主穴：足三里、三阴交、血海、膈俞；配穴有太冲、太溪。方法：行多补少泻手法，每日或隔日针刺 1 次，6 次为 1 个疗程，

一般治疗 1~3 个疗程。

③耳穴按压疗法治疗化疗后胃肠道反应。取穴:恶心呕吐,取内分泌、胃;食欲不振取胃、内分泌、交感;呃逆取食道、贲门。配穴:上述各症分别取肾、贲门、食道;脾俞、胃。方法:用胶布将王不留行贴于穴上,每日按摩3~4 次,没贴 7 d。

（6）文献记载

徐伟伟[59]在中药保留灌肠对结直肠癌术后干预效果分析中,在予以手术治疗并采取术后常规治疗措施的基础上，对照组予以生理盐水灌肠，实验组予以中药保留灌肠。结果显示实验组肠鸣音首次出现时间、肠鸣音恢复正常时间、首次肛门排气时间及首次排便时间均早于对照组（$P<0.05$），且实验组血清 CEA、CA19-9、CA72-4 指标均低于对照组（$P<0.05$）。王燕山等[60]在癌痛消保留灌肠联合深部热疗治疗晚期结直肠癌患者癌性疼痛 30 例研究中,对照组入组后 3 d 给阿片类药物滴定期,后转换为口服盐酸羟考酮缓释片止痛治疗，治疗组在对照组基础上,采用自拟癌痛消保留灌肠联合深部热疗,结果显示治疗组疗效优于对照组（$P<0.05$）。

5. 其他治法

（1）手术治疗:对能切除的肛管癌、直肠癌及结肠癌应尽早行根治性切除术。适用于癌肿局限在结直肠壁或肛管,或只有局部淋巴结转移的病人。已侵犯的子宫、阴道壁也可以同时切除。当晚期肛管癌、直肠癌及结肠癌已广泛转移,不能行根治性手术时,可行乙状结肠造瘘术,以解除梗阻,减轻患者痛苦。常用的手术方式有局部切除术、Miles 术、Dixon 术、Parks术、Bacon 术。若能行根治手术的,均需采用(加用)TME 术。

（2）新辅助治疗:对于 T 期或淋巴结转移的结直肠癌患者都应该进行术前新辅助治疗。术前新辅助治疗可降低结直肠癌术后肝转移的发生,延缓肝转移的发生时间,能提高患者的生存质量。较晚期的结直肠癌术前放疗可以改善局部状况,一部分病人因此而能行根治性切除。

（3）辅助治疗：直肠癌术后局部复发多见于会阴部，放疗可以抑制其生长，但不能根治。化疗配合根治性切除可以提高5年生存率。

五、预防与调护

（1）积极治疗肛门部病变，一旦发现肛门不适，肛缘有硬结、出血或肿痛应及时检查，尽可能做到早期发现，早期治疗。

（2）40岁以上患者出现排便习惯改变及便血，应尽早检查。

第四章　肛门直肠炎症性肠病

第一节　溃疡性结肠炎

一、概念

溃疡性结肠炎(ulcerative colitis,UC)又被称为慢性非特异性溃疡性结肠炎,是一种累及直肠和结肠为主要病变部位的慢性非特异性炎症性疾病,其发病原因尚不十分明确。病变主要限于大肠黏膜及黏膜下层。临床上以腹痛、腹泻、黏液脓血便、里急后重为主要症状,具有病程缠绵、迁延难愈、复发率高等特点,被世界卫生组织列为现代难治病之一。该病的临床表现,属于中医学的肠澼、腹泻、休息痢的范畴。

二、病因病机

1. 中医

中医学认为本病多因外感时邪、饮食不节、情志内伤、素体脾肾不足所致,基本病理因素有气滞、湿热、血瘀、痰浊等。本病病位在大肠,涉及脾、肝、肾、肺诸脏。

(1)饮食所伤:过食肥甘厚味,或嗜酒伤中,湿热积滞,遏阻气机;而过食生冷,损伤脾阳,寒湿内生,亦可使大肠传导不利,气血与肠中秽浊之物相搏,则为腹痛、泄泻。

(2)感受外邪:风、寒、暑、湿、燥、火均与溃疡性结肠炎的发病有关,但本病与湿邪的关系最为密切。

(3)情志失调:情志内伤忧思恼怒、精神紧张,易使肝气郁结,肝木旺乘太阴脾土,脾失健运,水液运化代谢失常,留而成湿,气血壅滞,损伤脉络,脓血生焉。脾病而水谷不化,混杂脓血而下,可见此病。

(4)脾胃虚弱:由于饮食、劳倦、思虑、久病等之后,致脾气受损,运化失司,水湿停聚,或从热化,或从寒化,与水谷杂下,流注肠间而致泄泻。又因气虚不摄血,血溢肠道可见便血。

(5)肾虚不固:肾为先天,脾为后天,肾阳助脾阳腐熟水谷,促进肠胃之消化吸收。若久病或久泻,脾阳不足,可损伤肾阳;肾阳不足,命门火衰,不能温煦脾阳,脾阳更虚,虚寒内生,运化无能,便泄不固,或五更作泻。

2. 西医

目前该病确切的病因未明,一般认为与遗传、免疫、感染、精神及过敏等因素有关。病变主要限于结肠的黏膜,以溃疡为主,好发于直肠和远端结肠,严重者可累及整个结肠。早期的病理变化表现为黏膜浅层的弥漫性炎症改变,广泛的出血;继之水肿肥厚和脆性增加,多个脓疡形成并融合后形成溃疡;长期的慢性炎症可导致局部纤维组织增生,使肠壁变厚、变窄,肠管缩短。

三、诊断及鉴别诊断

1. 诊断

(1)临床表现

①消化道症状

A. 腹泻:一般均有腹泻,轻重程度不一。轻者每日排便2~3次,或腹泻与便秘交替出现,重者排便频繁。可1~2 h 1次。粪质多糊状,混有黏液和脓血,也可只排黏液、脓血而无粪质,常见里急后重。

B. 腹痛:轻型或缓解期患者可无腹痛或仅有腹部不适。一般腹痛仅为轻度或中度,多为痉挛性疼痛,常局限于左下腹或下腹阵痛,亦可遍及全腹。有"疼痛—便意—便后缓解"规律。重症病人,病变侵及腹膜时,可引起持续剧烈腹痛。

C. 其他症状：常有腹胀，严重者可有恶心、呕吐和食欲减退。

②肠外表现：可有关节炎、结节性红斑、坏疽性脓皮病、口腔黏膜溃疡，以及眼部、肝胆等系统受累。

③全身性表现：轻者不明显，重症时有发热、心率加速等毒性症状。病程进展与恶化者可出现衰弱、消瘦、贫血、水与电解质平衡紊乱、低白蛋白血症及营养障碍表现。

（2）专科检查

部分患者有腹部压痛，轻者除下腹稍有压痛外，多无其他体征。重型和暴发型病例可见腹胀、腹部压痛、反跳痛及肌肉紧张。部分患者左下腹可触及条索状物。

（3）临床分型

①按起病缓急和病情轻重分为 3 种类型。

轻型：起病缓慢，症状轻，无全身症状，腹泻每日 3 次以上，可有少量便血，局限于直肠和乙状结肠，临床最多见。

重型：有消化道和全身症状，常有肠外表现。腹泻每 6 次以上，常有明显黏液血便。病变呈进行性，累及全结肠，较多出现并发症。

暴发型：较少见，起病急，消化道和全身症状重，腹胀腹痛明显，易并发中毒性结肠扩张和急性肠穿孔。

②临床严重程度分为轻度、中度和重度。

轻度：患者腹泻每日 4 次以下，便血轻或无，无发热、脉搏加快或贫血，血沉正常。

中度：介于轻度和重度之间。

重度：腹泻，每日 6 次以上，明显黏液血便，体温在 37.5℃以上，脉搏在 90 次/分以上，血红蛋白<100 g/L，血沉>300 mm/h。

（4）病变范围

可为直肠、直肠乙状结肠、左半结肠、右半结肠、全结肠、区域性结肠受累。

（5）病情分期

①活动期

A. 固有膜内有弥漫性、慢性炎性细胞、中性粒细胞、嗜酸性粒细胞浸润。

B. 隐窝有急性炎性细胞浸润，尤其是上皮细胞间有中性粒细胞浸润及隐窝炎，甚至形成隐窝脓肿，脓肿可溃入固有膜。

C. 隐窝上皮增生，杯状细胞减少。

D. 可见黏膜表层糜烂，溃疡形成和肉芽组织增生。

②缓解期

A. 中性粒细胞消失，慢性炎性细胞减少。

B. 隐窝大小、形态不规则，排列紊乱。

C. 腺上皮与黏膜肌层间隙增宽。

D. 潘氏细胞化生。

（6）并发症

①中毒性巨结肠：多发生于暴发型或重症病人。由于结肠病变广泛，炎症累及结肠肌层与肠肌神经，肠壁张力低下，肠内容物及气体大量积聚，引起急性结肠扩张。诱因为低血钾、钡剂灌肠、使用抗胆碱能药物等。临床表现病情急剧恶化，中毒症状明显，肠鸣音减弱或消失。预后差，易引起急性肠穿孔。

②下消化道出血：由于病变侵蚀使较大血管破裂而致，其次低凝血酶原亦是原因之一。

③癌变：国内发生率较低，国外报道有 5%~10%发生癌变。

（7）辅助检查

①一般检查

粪便常规检查：活动期有脓血。镜检有大量红、白细胞和黏液，在急性发作期粪便涂片中常见有大量多核的巨噬细胞。溶组织阿米巴滋养体、包囊、血吸虫卵及大便孵化。

细菌培养(沙门菌、痢疾杆菌、空肠弯曲杆菌、需氧菌及厌氧菌)及真菌培养为阴性。

血常规:急性活动期白细胞可以增多,重症患者可高达 $30 \times 10^9/L$,中性粒细胞可左移并有中毒颗粒,偶见嗜酸细胞增多。50%~60%的患者可有不同程度的低色素性贫血。

血沉:轻度或中度增快,多见于较重病例。在病情演变中,常把红细胞沉降率作为观察指标。

②结肠镜检查

病变多从直肠开始,呈连续性、弥漫性分布。

A. 黏膜血管纹理模糊、紊乱、充血、水肿、脆变、出血及脓性分泌物附着。亦常见黏膜粗糙,呈细颗粒状。

B. 病变明显处可见弥漫性、多发性糜烂或溃疡。

C. 慢性病变者可见结肠袋囊变浅、变钝或消失,假息肉及桥形黏膜等。

③钡剂灌肠检查

A. 黏膜粗乱和(或)颗粒样改变。

B. 肠管边缘呈锯齿状或毛刺样,肠壁有多发性小充盈缺损。

C. 肠管短缩,袋囊消失呈铅管样。

2. 鉴别诊断

(1)阿米巴痢疾:新鲜粪便可发现溶组织阿米巴滋养体或包囊,用抗阿米巴药物治疗有效。

(2)血吸虫病:有与流行区疫水接触史,粪便可找到虫卵或孵化发现血吸虫毛蚴,直肠黏膜活检压片可发现虫卵。此外还可有肝大、脾大等体征。

(3)结直肠癌:好发于直肠与乙状结肠交界处,以 40~50 岁年龄组发病率最高,早期表现为腹胀、消化不良,而后出现排便习惯改变,便前腹痛,稍后出现黏液便或黏液脓性血便。肿瘤溃烂、失血、毒素吸收后,常出现贫血、低热、乏力、消瘦、水肿等中毒症状。肠镜下可观察其大小、位置及局部浸润范围。经淋巴管、血流转移和局部侵犯外,病理组织学检查可明确诊断。

(4)慢性细菌性痢疾:多是因为急性期治疗不当,或有营养不良、佝偻病、肠寄生虫病以及平时不注意饮食卫生等多种原因造成。常常表现为腹痛、腹泻、腹胀等。当受凉或进食生冷食物,可引起急性发作。大便培养痢疾杆菌阳性率高,抗菌治疗有效。

(5)腹泻型肠易激综合征:这是一种常见的功能性肠病,以腹痛、便次增多、排便不畅或腹胀痛不适为主要症状,排便后可改善,常伴有排便习惯改变,一般无黏液脓血便,粪便培养阴性。可伴有精神障碍(如恐慌、焦虑、创伤后应激紊乱等)、睡眠障碍和心理应对障碍的患者,应激性生活事件常可导致症状的加重。

(6)克罗恩病:这是一种原因不明的肠道炎症性疾病,在胃肠道的任何部位均可发生,但好发于末端回肠和右半结肠。临床表现为腹痛、腹泻、腹块、瘘管形成和肠梗阻,可伴有发热、贫血、营养障碍及关节、皮肤、眼、口腔黏膜、肝脏等肠外损害。

四、治疗

1. 内治法

治疗原则:活动期以控制炎症及缓解症状为主要目标,缓解期应继续维持,预防复发。溃疡性结肠炎的整个发病过程中表现为整体多虚多寒,局部多实多热,本虚标实,寒热错杂。

(1)湿热内蕴证

证候:腹痛,腹泻黏液脓血便,里急后重,肛门灼热,口苦,小便短赤,舌质红,苔黄腻,脉滑数或濡数。

治法:清热化湿,调气行血。

方药:白头翁汤加减。白头翁15 g,黄连6 g,黄柏12 g,秦皮12 g。加减:大便脓血较多,加槐花、地榆15 g;大便白冻黏液较多,加苍术、薏苡仁;腹痛较甚,加乌药、延胡索、枳实。

(2)脾虚湿蕴证

证候:腹泻便溏,有黏液或少量脓血,食少纳差,食后腹胀,腹部隐痛喜按,肢倦乏力,面色萎黄,舌质淡或体胖有齿痕,苔薄白,脉细弱或濡缓。

治法:健脾益气,除湿升阳。

方药:参苓白术散加减。莲子肉9 g,薏苡仁9 g,砂仁6 g,桔梗6 g,白扁豆12 g,白茯苓15 g,人参15 g,甘草9 g,白术15 g,山药15 g。加减:大便夹不消化食物,加神曲、炒山楂;腹痛怕凉喜暖,加炮姜、肉桂;久泻气陷,加黄芪、炙升麻;久泻不止,加赤石脂、石榴皮、炒乌梅。

(3)肝郁脾虚证

证候:腹痛则泻,泻后痛减,腹泻发作常与情志因素有关,黏液便,胸胁胀闷,喜叹息,纳差腹胀,矢气较频,舌质淡红,苔薄白,脉弦或弦细。

治法:疏肝理气,健脾和中。

方药:痛泻要方合柴胡疏肝散加减。陈皮20 g,白术15 g,白芍15 g,防风15 g,柴胡6 g,升麻6 g,川芎10 g,香附10 g,枳壳(麸炒)10 g,芍药8 g,甘草(炙)10 g。加减:腹满痞胀甚,加枳实、厚朴;腹痛甚,加延胡索。

(4)脾肾阳虚证

证候:久泻不愈,大便清稀或伴有完谷不化,或黎明前泻,脐中腹痛,喜温喜按,腰膝酸软,形寒肢冷,食少神疲,面色㿠白,舌质淡,舌体胖有齿痕,苔白润,脉沉细或尺脉弱。

治法:健脾补肾,温阳化湿。

方药:四神丸合真人养脏汤加减。肉豆蔻12 g,补骨脂10 g,五味子10 g,吴茱萸10 g,大枣2枚,人参6 g,当归9 g,白术12 g,肉桂3 g,炙甘草6 g,白芍药15 g,木香9 g,诃子12 g,罂粟壳20 g。加减:腹痛甚加炒白芍缓急止痛;小腹胀满加乌药、厚朴、枳实理气除满;食欲不振;可加炒山楂、神曲、炒麦芽等;虚寒盛、腹泻如水样者,可用理中汤加附子、肉桂;大便滑脱不禁加赤石脂、诃子涩肠止泻。

（5）阴血亏虚证

证候:大便秘结或带少量脓血,虚坐努责,腹痛绵绵,心烦易怒,午后低热,形瘦乏力,口燥咽干,舌质红,舌苔燥少津,脉细数。

治法:滋阴养血,益气健中。

方药:驻车丸合四君子汤加减。黄连 20 g,炮姜 12 g,当归 150 g,阿胶 15 g,人参 10 g,白术 9 g,茯苓 9 g,甘草 6 g。加减:便秘,加白术、生地黄、黑芝麻;虚坐努责,加诃子、石榴皮;便下赤白黏冻,加白花蛇舌草,秦皮;心烦低热,加银柴胡、鳖甲(先煎)。

（6）寒热错杂证

证候:下痢稀薄,夹有黏冻,反复发作,腹痛绵绵,四肢不温,腹部有灼热感,烦渴,舌淡红,苔薄黄,脉细弦。

治法:温阳健脾,清热燥湿。

方药:乌梅丸加减。乌梅肉 20 g,细辛 3 g,干姜 15 g,黄连 10 g,当归 15 g,炙附子 10 g,川椒 12 g,桂枝 10 g,人参 15 g,黄柏 10 g。加减:大便伴脓血者,去川椒、细辛,加秦皮、生地榆;腹痛甚者,加徐长卿、元胡。

2. 中成药

香连丸、参苓白术丸、固肠止泻丸、补脾益肠丸、固本益肠片等也对本病有一定疗效。

3. 西药

改变不良的生活、饮食习惯和生活方式,注意休息,保持心情舒畅,可减少溃疡性结肠炎复发率。病情重者通过肠内与肠外营养结合治疗,纠正水电解质紊乱与酸碱平衡失调,预防营养不良,防治并发症。UC 因为发病机制尚未明确,治疗缺乏特异性,临床上对于 UC 的治疗较为棘手,主要以控制症状,诱导缓解并延长缓解期,以及控制并发症为主,药物治疗仍为目前主要的治疗手段。

（1）氨基水杨酸类：是轻、中度 UC 诱导缓解和维持缓解的一线药物，其主要作用是使 UC 缓解。如柳氮磺吡啶、巴柳氮、美沙拉嗪等，柳氮磺胺吡啶适用于轻、中型患者或重型经糖皮质激素治疗后已缓解者，发作期每天 4~6 g，分 4 次口服，症状缓解后改为每天 2 g，疗程 1~2 年，多数研究认为，其主要作用机制是改变肠道微生物体系；改变黏膜内前列腺素合成及电解质交换，阻止炎性介质的合成和释放；阻止自然杀伤细胞、肥大细胞、中性粒细胞、黏膜淋巴细胞和巨噬细胞的作用；限制活性氧的产生等。

（2）糖皮质激素：皮质类固醇类激素可阻止细胞磷脂中花生四烯酸转化为游离花生四烯酸，使白三烯等炎性介质生成减少，降低 UC 的炎性反应。为治疗 UC 的主要用药，控制发作效果明显，目前主要用于 SASP、5-ASA 疗效不佳及中、重度和活动期患者。控制发作的有效剂量为氢化泼尼松 20~60 mg/d，顿服或分次口服均可，使用 2~4 周可使大多数 UC 患者的肠黏膜恢复到基本正常，同时临床症状缓解。

（3）免疫抑制剂：免疫抑制剂主要用于水杨酸制剂或糖皮质激素治疗无效及糖皮质激素毒性反应或长期持续依赖使用糖皮质激素的患者。目前临床常用的主要有硫唑嘌呤及其生物活性代谢产物甲氨蝶呤、环孢素、他克莫司等。硫唑嘌呤为核糖核酸合成抑制药物，干扰嘌呤的生物合成，主要抑制 T 细胞的免疫反应而发挥抗炎。一般用量为 2~4 mg/(kg·d)，见效缓慢，用药 3~6 个月后才有良好反应。甲氨蝶呤为叶酸合成制剂，抑制 T 淋巴细胞活性，影明 IL-1 的产生，具有免疫调节及抗炎作用，作用比硫唑嘌呤快。

（4）生物制剂：英夫利昔（Inflixmi）是一种合成的嵌合体单克隆抗肿瘤坏死因子-a（INF-a）抗体，对可溶性 INF-a 具有高度特异性亲和力，可与单核巨噬细胞和活化的 T 细胞膜结合型 TNF-a 结合或与血浆中游离的 TNF-a 结合，并将其中和，从而达到减少 TNF-a 的作用。一项双盲、安慰剂对照的临床试验中，对严重难治性 UC 患者静脉用英夫利昔单抗

（5、10、20 mg），50%患者治疗成功。

（5）抗生素：由于 UC 可能与肠道细菌和细菌的某些抗原诱导薄膜炎症有关，因此，抗生素被尝试用于其治疗。甲硝唑可抑制肠内厌氧菌，并有免疫抑制作用，影响白细胞趋化作用，对 UA 有一定效果。环丙沙星是第三代奎诺酮类抗菌药，对消化道内多数致病菌有强力的杀灭作用，从而消除继发性细菌感染，加快炎症消失。

4. 中医外治法

（1）中药灌肠疗法：灌肠疗法在溃疡性结肠炎的治疗中是一种重要的治疗方法和给药方式，药物直接经过肠黏膜吸收，直达病所，减少了首过效应，提高了病变部位的药物作用浓度，起效迅速，可显著改善溃疡性结肠炎腹痛、腹泻、黏液血便、里急后重的症状。中药灌肠在改善急性期症状，减少分泌物，避免病情进一步加重，延长缓解期维持，提高生活质量，预防病情复发等方面都起着举足轻重的作用，历来为中医名家所推崇和使用。

治疗 UC 的常用灌肠中药有：①敛疮生肌类有儿茶、白芨、赤石脂、枯矾、炉甘石和诃子等；②活血化瘀和凉血止血类有蒲黄、丹参、三七、地榆、槐花、仙鹤草、血竭、侧柏叶和云南白药等；③清热解毒类有青黛、黄连、黄柏、白头翁、秦皮、败酱草、苦参、金银花、鱼腥草和白蔹等；④其他，石菖蒲、椿根皮、五倍子、锡类散。

①经验方一：该方起到清热解毒燥湿、活血祛瘀止痛的功效。方中马齿苋清热解毒，地榆炭、益母草活血化瘀，黄连、黄柏清热燥湿，白芍柔肝止痛，木香理气，老鹤草活血化瘀、祛风通络止痛，赤石脂涩肠止泻、止血、敛疮生肌，荆芥炭、三七粉活血祛瘀。

马齿苋 20 g，地榆炭 20 g，益母草 20 g，黄连 30 g，白芍 30 g，黄柏 20 g，木香 15 g，老鹤草 20 g，赤石脂 20 g，荆芥炭 15 g，三七粉 5 g。

用法：水煎浓汁 200 ml，保留灌肠，每日 1 次。

②经验方二：该方起到疏肝解郁、健脾祛湿的功效。方中党参、黄芪、

白术健脾益气;防风泻肝补脾,止痛止泻;陈皮、木香理气止痛;白芍柔肝止痛;黄连、生地黄清热祛湿;砂仁、茯苓健脾祛湿;生山药补肾涩精;牡丹皮清热凉血、活血化瘀;乌梅敛肺涩肠止泻;石斛疏清虚热,补益脾胃;炙甘草补益脾胃,调和药性。

党参 15 g,黄芪 20 g,白术 10 g,防风 12 g,陈皮 10 g,白芍 15 g,黄连 6 g,木香 12 g,砂仁 10 g,生地黄 12 g,牡丹皮 10 g,生山药 15 g,茯苓 12 g,乌梅 6 g,石斛 10 g,炙甘草 6 g。

用法:水煎浓汁 200 ml,保留灌肠,每日 1 次。

③刘建平院长经验方:该方起到温阳健脾、清热燥湿、柔肝止痛的功效。方中干姜温中回阳;黄连、黄芩清热祛湿;乌梅敛肺涩肠止泻;当归补血活血;白芍柔肝止痛;地榆炭活血祛瘀;忍冬藤、首乌藤清热解毒,疏风通络止痛;泽泻利水渗湿;金银花、连翘清热解毒祛风;皂角刺行血行气,活血祛瘀;白芷消肿排脓;白芨消肿,生肌,敛疮;槟榔消积,下气,行水。

干姜 10 g,黄连 10 g,乌梅 10 g,黄芩 10 g,当归 10 g,白芍 10 g,地榆炭 30 g,忍冬藤 30 g,泽泻 30 g,金银花 30g 连翘 30 g,皂角刺 10 g,白芷 10 g,白芨 10 g,槟榔 30 g,首乌藤 30 g。

用法:水煎浓汁 200 ml,保留灌肠,每日 1 次。

(2)针灸疗法:针灸治疗在 UC 的治疗中是一个重要的组成部分,依据溃疡性结肠炎的不同证型,辨证取穴,辨证施针,辨证施灸,可疏通人体经络,调和气血运行,改善肠道痉挛状态,促进溃病愈合。同时,针灸治疗还可根据症状随症取穴,对于缓解溃疡性结肠炎发作期腹痛、腹泻、里急后重等症状效果明显。现代研究发现针灸治疗还可调节人体的免疫功能,抑制炎性因子释放,促进或抑制某些在溃疡性结肠炎发生发展中起重要媒介作用的蛋白的表达。

选穴、主穴有合谷、天枢、上巨虚。湿热重者,加曲池、内庭;寒湿者,加中脘、气海;脾气虚者,加脾俞、胃俞、关元;脾肾阳虚者,加脾俞、肾俞;阴虚者,加照海、太溪;血瘀者,加血海、膈俞。虚证针用补法,实证针用泻法,偏寒者加灸。

（3）文献记载：刘洪武等[61]在中药保留灌肠治疗溃疡性结肠炎的系统评价再评价中用计算机检索中国知网、万方、维普、PubMed 数据库，收集公开发表关于中药保留灌肠治疗溃疡性结肠炎的系统评价及 Meta 分析。得出结论：目前中药保留灌肠治疗溃疡性结肠炎的临床疗效和安全性比西药有一定优势。杨杰等[62]在理肠汤结合溃疡灵灌肠治疗脾虚湿困型溃疡性结肠炎 40 例中，对照组给予美沙拉嗪及复方嗜酸乳杆菌片口服治疗，治疗组在服用美沙拉嗪及复方嗜酸乳杆菌片的基础上予"理肠汤"口服及"溃疡灵"保留灌肠，两组患者均治疗 1 个月。结果治疗组总有效率优于对照组，两组患者治疗后脓血便、腹泻、腹痛、肠镜下黏膜病变积分均较治疗前好转，治疗组改善程度优于对照组（$P<0.05$），治疗过程中未发现不良反应。姚洁等[63]在针刀结合连理乌梅煎剂灌肠治疗溃疡性结肠炎的临床观察中，治疗组采用连理乌梅煎剂灌肠结合针刀治疗，对照组给予美沙拉嗪口服，连续治疗 4 周，比较两组临床效果，记录两组治疗前后结肠镜检积分变化，同时随访好转及痊愈患者的复发情况。结果治疗后治疗组总有效率为 89.70%，对照组总有效率为 74.99%，两组比较差异有统计学意义（$P<0.05$）。

5. 其他治法

行手术治疗，手术适应证：经内科治疗病情无效的危重患者；病情急剧恶化，并发肠穿孔、急性肠扩张、大出血；慢性持续性 UC 患者，经内科对症治疗无效，反复发作；高龄患者；已经癌变或怀疑癌变；有全身并发症；导致儿童发育障碍。

常用的手术方式有：①全结肠切除术+回肠造瘘术；②全结肠切除术+回肠直肠吻合术；③全结肠直肠切除术+回肠肛管吻合；④全大肠切除术+回肠贮袋肛管吻合术。

五、预防与调护

（1）对长期反复发作或持续不稳定的病人，保持心情舒畅安静，起居有常，避免劳累，预防肠道感染，对防止复发或病情进一步发展有一定作用。

（2）注意饮食调理，对腹痛、腹泻者，宜少食、易消化、低脂肪、高蛋白饮食；对可疑不耐受的食物，如鱼、虾、蟹、蛋、牛奶、花生等应尽量避免食用；戒除烟酒嗜好。忌暴饮暴食。

（3）轻症病人可在治疗的同时继续工作，重症和急性期患者则应卧床休息，以减轻肠蠕动和症状，减少体力消耗。

（4）避风寒，慎起居，调饮食，畅情志；注意保暖，劳逸结合；戒骄戒躁，保持心情舒畅，乐观向上；坚持治疗，定期复查肝肾功能及结肠镜检查。

（5）参加体育锻炼及有氧活动，如太极拳、八段锦、游泳、跑步等，增强抵御疾病能力。

第二节　克罗恩病

一、概念

克罗恩病（Crohn's disease，CD）是一种病因不明慢性炎症性疾病，是消化道慢性肉芽肿性炎症性肠病（IBD），病变可累及整个消化道，以末段回肠及邻近结肠为主，呈穿壁性炎症，多为节段性、非对称性分布，又称为阶段性肠炎或局限性肠炎。本病好发于15~40岁。临床表现为慢性起病，反复发作的腹痛、腹泻，伴腹部包块、瘘管形成和肠梗阻。克罗恩病在中医学中归属于"肠澼""休息痢"等病范畴。

二、病因病机

1. 中医

中医学认为本病的发生多由于感受寒、暑、湿、热或饮食所伤或情志不遂或过度劳损所致,关键在脾胃运化功能失调。

(1)感受外邪:人体感受六淫邪气,不一定立即发病,若直接影响于脾胃,使脾胃功能失调,运化失常,湿邪蛰伏于肠间,损伤肠膜,引起肠道炎症。湿邪积滞于肠,郁久化热,肠络不通,而成肠痈;气血瘀滞化为脓血,则有赤白痢;肠道不通,湿痰内聚,而生积块及肠结。

(2)情志失调:怒则伤肝,肝失条达,脾运受制,而致气滞湿阻,悲伤肺,忧思伤脾,皆可使气伤湿滞。气机运行不畅,食、痰、瘀等积于肠道,久而化热而致肠痈;气滞交阻脉络,渐成积聚。

(3)饮食不节:饮食不节包括饮食过量、过食肥甘厚味、嗜食生冷、饮食不洁等多种饮食因素,长期不节对脾胃功能造成损伤,脾胃运化失健,传导失职,升降失调,湿邪郁滞于肠,小肠、大肠化物传化失司,湿邪黏滞于肠,进一步造成肠道功能的慢性损伤而引起慢性炎症。

(4)脏腑亏虚:劳倦久伤,脾胃虚弱,运化失常,水湿聚而为痰,同时寒凝气滞,致腹痛;脾肾亏虚,湿热下注而形成肛痈;溃破创口久不愈合成瘘;脾胃虚弱,运化失司而致泄泻;日久脾肾亏虚,脾土失于温养,则泄泻不止,夜尿频多;正气耗损,正气亏虚,逐渐形成虚劳,预后欠佳。

2. 西医

克罗恩病与直肠炎、溃疡性结肠炎统称为"非特异性"炎症性肠病。病因尚未明确,认为病毒、细菌感染以及免疫紊乱、遗传因素等多因素交互作用导致了肠壁损伤。本病病变部多在回肠末端及其邻近的升结肠,可累及口腔至肛门各段消化道,呈节段性分布,其间有正常肠段,界线清楚。病变特点是贯穿肠壁全层的增殖性炎症,并可累及肠系膜及局部淋巴结。炎症过程以黏膜下为主,伴水肿和显著的淋巴细胞浸润,最终导致肠壁增厚和纤维化,还可有溃疡,溃疡向深部发展成裂沟、窦道、瘘管及脓肿,肠壁有肉芽肿形成。

三、诊断及鉴别诊断

1. 诊断

(1)临床表现

①消化道表现

A. 腹痛：位于右下腹或脐周，呈痉挛性疼痛，间歇性发作，伴肠鸣，餐后加重，便后缓解。严重时肠壁增厚狭窄，腹胀剧烈，进食加重，不能排气排便，为肠梗阻表现。如果腹痛持续，压痛明显，提示炎症波及腹膜或腹腔内，形成脓肿。全腹剧痛和腹肌紧张可能是病变肠段急性穿孔所致。

B. 腹泻：由病变肠段炎症渗出、蠕动增加及继发性吸收不良引起。开始为间歇发作，后期为持续性糊状便，无脓血或黏液。病变涉及结肠下段或直肠者，可有黏液血便及里急后重感。

C. 便血：溃疡侵及肠壁黏膜损伤时出现，便血少，可伴有黏液脓血，里急后重感。

②肠外表现及并发症

A. 皮肤黏膜：如口腔溃疡、结节性红斑、坏疽性脓皮病等。

B. 关节损害：如外周关节炎、脊柱关节炎等；眼部病变如虹膜炎、巩膜炎、葡萄膜炎等。

C. 肝胆疾病：如脂肪肝、原发性硬化性胆管炎、胆石症等，血栓栓塞性疾病等。

③全身性表现：主要有体重减轻、发热、食欲不振、疲劳、消瘦、贫血等，青少年患者可见生长、发育迟缓。

A. 发热：发热系由于肠道炎症活动或继发感染引起，常为间歇性低热或中度发热，少数呈弛张热，可伴毒血症。

B. 营养障碍：因食欲减退、慢性腹泻及慢性消耗疾病所致消瘦、贫血、疲乏、体重下降、低蛋白血症、维生素缺乏、缺钙、骨质疏松，生长、发育迟缓等症。

C. 急性发作期：有水、电解质、酸碱平衡紊乱。

（2）专科检查

①腹部包块：部分患者右下腹及脐周出现大小不等的包块，多因肠粘连，肠壁增厚，肠系膜淋巴结肿大、内瘘或局部脓肿形成，质地中等，边界欠清楚，有压痛，较固定。

②瘘管形成：是 Crohn 病临床特征之一。溃疡穿孔至肠外组织和器官，可形成瘘管。内瘘可通向其他肠段、肠系膜、膀胱、输尿管、阴道、腹膜后等处。外瘘则可通向腹壁或肛周皮肤。肠段之间内瘘形成可使腹泻加重并导致营养不良，全身情况恶化。

③肛门直肠周围病变：少数病人有肛门、直肠周围瘘管、脓肿形成，肛裂等病变。

（3）辅助检查

①一般检查：无特异性异常，可有贫血，白细胞增多，低钾血症，低蛋白血症，血沉增快，凝血酶原时间延长，首发病例应做微生物及寄生虫学检查。

②影像学检查：常在回肠末端或升结肠等处发现节段性病变，受累肠段黏膜粗乱，呈卵石样充盈缺损，肠腔狭窄，肠壁坚硬呈"线样征"，或肠管轮廓不规则，呈锯齿样边缘。病变肠管近端的正常肠管扩张，或呈肠梗阻的表现。也可发现肠管间的瘘管影，是诊断的主要依据之一。急性期、重症或暴发型病例亦不宜进行钡灌检查。腹部超声、CT、MRI 可显示肠壁增厚、腹腔或盆腔脓肿、包块等。

③结肠镜检查：对发现微小和早期病变有较大意义。肠镜检查时，可见到黏膜充血、水肿、大小不等的溃疡、肠腔狭窄、肠袋改变、假息肉形成以及卵石样的黏膜表现。有时外观酷似正常的肠黏膜，活检也可发现黏膜下微小肉芽肿，病变肠段之间的黏膜正常。

④黏膜组织学检查：内镜活检最好包括炎症和非炎症区域，以确定炎症是否节段性分布，每个有病变的部位至少取块组织，注意病变的局限或片状分布。病变部位较典型的改变有：A. 非干酪性肉芽肿；B. 阿弗他溃

疡;C.裂隙状溃疡;D.固有膜慢性炎性细胞浸润、腺窝底部和黏膜下层淋巴细胞聚集;E.黏膜下层增宽;F.淋巴管扩张;G.神经节炎;H.隐窝结构大多正常,杯状细胞不减少等。

⑤手术切除标本病理检查:可见肠管局限性病变、节段性损害、鹅卵石样外观、肠腔狭窄、肠壁僵硬等特征。除上述病变外,病变肠段镜下更可见穿壁性炎症、肠壁水肿、纤维化以及系膜脂肪包绕等改变,局部淋巴结亦可有肉芽肿形成。

(4)诊断标准

①肠黏膜呈铺路石样改变或纵形溃疡。

②连续性或区域性肠道病变。

③结节病样非干酪样肉芽肿,伴有肿块或狭窄。

④结节病样非干酪性肉芽肿。

⑤裂沟或瘘管。

⑥肛门病变,有难治性溃疡、肛瘘或肛裂。

凡具备上述前三条者为疑似诊断。伴见后三条之一者可确诊。确诊的病人均须排除有关疾病,包括慢性痢疾、肠结核、血吸虫病、溃疡性结肠炎、急性出血性坏死性肠炎、结肠癌、小肠淋巴瘤、肠型白塞病、结肠息肉病、慢性肠道真菌感染、肠黏膜血管病等。

2.鉴别诊断

(1)肠结核:在我国较常见,好发部位在回肠末端、盲肠及升结肠。常见症状有腹痛、腹块、腹泻、便秘交替出现,部分患者可有低热、贫血、消瘦、乏力,腹部肿块,应用抗结核药物治疗有效。

(2)结直肠癌:好发于直肠与乙状结肠交界处,以40~50岁年龄组发病率最高,早期表现为腹胀、消化不良,而后出现排便习惯改变,便前腹痛,稍后出现黏液便或黏液脓性血便。肿瘤溃烂、失血、毒素吸收后,常出现贫血、低热、乏力、消瘦、水肿等中毒症状。肠镜下可观察其大小、位置及局部浸润范围。经淋巴管、血流转移和局部侵犯外,病理组织学检查可明确诊断。

(3)溃疡性结直肠炎:是一种病因尚不十分清楚的慢性非特异性炎症性疾病,病变局限于大肠黏膜及黏膜下层,病变多位于乙状结肠和直肠,也可延伸至降结肠,甚至整个结肠。病程漫长,常反复发作,见于任何年龄。黏液血性腹泻是最常见的早期症状,依次有腹痛、便血、体重减轻、里急后重、呕吐等,偶尔表现为关节炎、虹膜睫状体炎,肝功能障碍和皮肤病变。肠镜下可见肠黏膜充血、水肿,脆而易出血,表浅的溃疡,及隆起的肉芽组织。

四、治疗

1. 内治法

本病的治疗应遵循扶正祛邪的原则。以健脾理气、导滞祛湿、活血化瘀为基本大法。治疗上要时刻顾护脾胃,健脾理气活血。腹泻为本病常见主症之一,治疗忌用蛮涩,宜寓涩于疏,涩不留邪。

(1)湿热内蕴证

证候:腹痛拒按,泻下急迫,或大便溏滞不爽,大便黄褐而臭,或下痢赤白,或便秘,肛周脓液稠厚,肛门胀痛灼热,口干烦渴,喜冷饮,小便短赤,舌质红,苔黄腻,脉弦滑或滑数。

治法:清热化湿,调气行血。

方药:白头翁汤加减。白头翁 15 g,黄连 6 g,黄柏 12 g,秦皮 12 g。加减:热毒炽盛者加连翘、蒲公英、生地、丹皮以清热凉血解毒;便脓血较多者加苍术、薏苡仁;腹痛较甚者加延胡索、乌药、枳实理气止痛;腹部坚块,宜加三棱、莪术;身热甚者加葛根、羌活。

(2)寒湿困脾证

证候:腹痛急暴,得温痛减,大便溏薄,或清稀如水样,或痢下赤白黏冻,白多赤少,头身困重,舌淡苔白腻,脉濡缓。

治法:除湿散寒,理气温中。

方药:胃苓汤加减。苍术 20 g,陈皮 20 g,厚朴 20 g,炙甘草 15 g,泽泻 10 g,猪苓 6 g,茯苓 6 g,白术 6 g,肉桂 5 g。加减:腹痛怕凉喜暖者加炮姜以温中散寒;痢下赤白黏冻,白多赤少,去泽泻、猪苓加炒白芍、当归以活血和营、槟榔、木香、炮姜以散寒调气;久泄不止者加薏苡仁、山药、赤石脂、石榴皮、乌梅、诃子以健脾化湿,涩肠止泻。

(3)气滞血瘀证

证候:腹部胀痛拒按,或腹部肿块,固定不移,大便带脓血,纳呆,消瘦乏力,舌质紫暗,或有瘀斑,脉弦或细涩。

治法:活血化瘀,行气消积。

方药:少腹逐瘀汤加减。小茴香 7 g,干姜 3 g,延胡索 3 g,没药 6 g,当归 9 g,川芎 6 g,官桂 3 g,赤芍 6 g,蒲黄 9 g,五灵脂 6 g。加减:腹胀甚者加枳实、厚朴;呕吐加生赭石、半夏、竹茹、生姜等降逆止呕;有包块者加炮山甲、皂角刺以活血消积,软坚散结;痛甚者加三七粉(冲)、赤芍活血缓急止痛;热甚便秘者加大黄、厚朴、银花、黄芩、枳实等;寒甚加干姜、附子。

(4)肝郁乘脾证

证候:每因忧郁恼怒或情志不遂而腹痛泄泻,泻后痛止,腹胀痛为主,伴胁肋胀痛,口苦,嗳气食少,舌淡红,苔薄黄,脉弦。

治法:疏肝理气,健脾和中。

方药:痛泻要方合柴胡疏肝散加减。陈皮 20 g,白术 15 g,白芍 15 g,防风 15 g,柴胡 6 g,升麻 6 g,川芎 10 g,香附 10 g,枳壳(麸炒)10 g,芍药 8 g,甘草(炙)10 g。加减:排便不畅,矢气频繁者加枳实、槟榔、荜茇以理气导滞;腹痛隐隐,便溏薄,倦怠乏力者加党参、茯苓、炒扁豆以健脾化湿;胁胀痛者加柴胡、香附、乳香以疏肝理气;有黄白色黏液者加黄连、马齿苋、白花蛇舌草以清肠解毒利湿。

(5)脾肾阳虚证

证候:病程较长,腹痛隐隐,时作时止,痛时喜温喜按,肛周脓液稀薄,肛门隐隐作痛,大便稀溏,或黎明即泻,纳差,神疲肢冷,腰酸多尿,舌质淡红,或伴有齿印,苔薄白,脉沉或细无力。

治法:健脾温肾,固涩止泻。

方药:参苓白术散合四神丸加减。莲子肉 9 g,薏苡仁 9 g,砂仁 6 g,桔梗 6 g,白扁豆 12 g,白茯苓 15 g,人参 15 g,甘草 9 g,白术 15 g,山药 15 g,肉豆蔻 12 g,补骨脂 10 g,五味子 10 g,吴茱萸 10 g,大枣 2 枚。加减:腹痛甚加炒白芍缓急止痛;小腹胀满加乌药、厚朴、枳实理气除满;食欲不振可加炒山楂、神曲、炒麦芽等;虚寒盛、腹泻如水样者,可用理中汤加附子、肉桂;大便滑脱不禁加赤石脂、诃子涩肠止泻。

2. 中成药

如丹参川芎嗪注射液可以通过改善克罗恩病患者病程中的高凝状态以提高其缓解率、治愈率及复发率[64]。其他又如香连片、锡类散、补脾益肠丸、人参健脾片、固本益肾丸、肠炎清、云南白药等也对本病有一定疗效。

3. 西药

目前临床上对活动期 CD 治疗有升台阶(step-up)和降台阶(step-down)方案,其目的是快速诱导临床症状缓解。常规 step-up 治疗优点在于价格低廉,而缺点是疗效差、诱发感染、疾病进展高风险、不能避免手术干预。然而,在疾病早期采用 step-down 治疗的优点是高效降低疾病相关并发症发生率,提高点膜愈合率,降低手术干预风险或避免肠道致残风险、住院时间缩短。缺点是可能诱发感染和费用较高,多数患者不能承担。常用药物如下。

(1)氨基水杨酸类:临床上常用的有氨基水杨酸(5-ASA)、柳氮磺胺吡啶(SASP),氨基水杨酸类治疗活动性克罗恩病的疗效目前仍有争议,有报道每天 4 g 有降低活动性肠道炎症作用,但疗效仍不肯定。

(2)糖皮质激素:糖皮质激素是治疗和诱导活动性克罗恩病病情缓解作用快且有效的药物,普通糖皮质激素(如氢化考的松、强的松、甲强龙)比布地奈德(Budesonide)更有效地诱导中、重度小肠型或结肠型 CD 症状缓解,但其相关不良反应多(如感染、血脂增高、向心性肥胖、骨质疏松),黏膜愈合率低,甚至引发死亡。

(3)免疫抑制剂:对于活动性克罗恩病的患者,若出现糖皮质激素依赖或者无效,则考虑使用甲氨蝶呤控制活动期患者病情,并能预防缓解期复发。应注意骨髓抑制、肝功能损伤、消化系统、骨骼疼痛和肺炎等不良反应,建议一月复查血常规、肝功能。

(4)生物制剂:近年来临床上使用生物制剂治疗活动期克罗恩病逐渐增多,生物制剂能有效地诱导病情缓解,促进瘘管愈合。对于瘘管合并有脓肿形成,一定要在彻底引流(经 MRI 检查确诊,并与肛肠外科医生密切合作)基础上,在有效抗生素使用下,可考虑使用英夫利昔(infliximab,IFX)治疗。一般两年病史内使用 infliximab 治疗,获益最大,联合英夫利昔+硫唑嘌呤片比单用效果更好,但在使用过程中一定要检测抗英夫利昔抗体,观察有无感染(如结核菌、李斯特菌、霉菌、病毒)、淋巴瘤、药物性狼疮,神经脱髓鞘疾病等不良反应出现。

(5)抗生素:肠道细菌感染与克罗恩病发病和严重程度有关,甲硝唑有抗厌氧菌作用,可用于治疗合并脓肿、瘘管的患者,但长期服用副作用大,患者一般很难耐受,临床上有报道使用环丙沙星、克拉霉素、利福昔明治疗活动性克罗恩病,可使病情得到缓解,尤其是克罗恩病继发有感染,如脓肿形成、瘘管内感染和肠内细菌过度生长,并能促使肛周瘘管闭合。但因长期使用引起胃肠道不适和其他不良反应,许多患者不能长期坚持。

4. 中医外治法

(1)中药灌肠疗法:除了中医经典的辨证论治外,传统中医对于本病还使用了中药局部灌肠,这类中药主要具有收敛生肌、活血化瘀与清热解毒等作用。由于灌肠位置较局限,故有效性与克罗恩病发病位置相关。部分研究显示,本方法主要适用于回结肠型及结肠型克罗恩病,可以采用经结肠途径或者中药直肠滴注的方式,作用于溃疡面或糜烂处,保护和修复肠黏膜,在临床已取得了一定的疗效。具体中药灌肠方见溃疡性结肠炎中医外治法部分。

（2）针灸疗法：在中医针灸理论指导下，对缓解期或轻度克罗恩病患者采用针灸治疗，既可以减轻免疫抑制剂或激素的副作用，减少西药剂量，又可以提高自身正气，从而改善患者的生活质量及提高疗效。具体选穴针刺及艾灸穴位见溃疡性结肠炎中医外治法部分。

（3）文献记载：谢忠祥[65]在中药内服及灌肠治疗克罗恩病 22 例研究中，选取 22 例克罗恩病患者作为观察组，给予中药内服加灌肠治疗，同期选取 22 例相同疾病者为对照组，单纯给予中药内服治疗，对两组患者治疗效果进行对比。得出结论，对克罗恩病采用中药内服加灌肠方法治疗，可有效改善患者腹痛、腹泻症状，治疗效果较好，在临床中值得推广应用。孙俊等[66]在英夫利西单抗联合自拟行气活血汤保留灌肠对中重度小肠克罗恩病患者免疫及凝血功能的影响研究中，对照组给予 IFX 治疗，观察组在对照组基础上给予自拟行气活血汤保留灌肠治疗，两组疗程均为 6 个月，结果两组治疗后观察组疗效优于对照组。张晓桃[67]在艾灸配合中药保留灌肠治疗克罗恩病的护理效果观察中，普通组患者开展的是普通且常规的基本护理方法，而护理组患者则开展艾灸与中药保留灌肠配合的护理方法。之后对比两组治疗后的效果，分析护理成效，结果在护理的成效对比中，护理组患者的较好，达 97.22%。

5. 其他治法

（1）手术疗法：主要适用于经药物治疗无效，多次复发及合并并发症的复杂克罗恩病的患者。但外科手术后克罗恩病的复发率较高，在临床上需严格掌握外科手术的适应证。适应证：瘘管及脓肿形成、完全性肠梗阻、急性肠穿孔和内科保守治疗不能控制的大出血，以及内科治疗效果不佳合并严重贫血、低蛋白血症，或者疑有恶变、结核者，同时针对肛周脓肿和肛瘘也可考虑手术治疗。

常用的手术方式有：①局部肠段切除术，适用于有梗阻症状的单纯回肠型及单纯结肠型 CD；②狭窄成形术，主要适用于弥漫性小肠病变伴单个或多个纤维性狭窄病变;③狭窄扩张术,仅适用于轻至中度狭窄的结肠型 CD。

（2）胚胎干细胞移植:随着干细胞研究的发展,干细胞移植可用于治疗重症 IBD,尤其是 CD[68]。多篇报道显示,造血干细胞和骨髓间充质干细胞具有修复损伤及调节免疫的治疗潜力,但治疗效果评价仍处于初级阶段。

五、预防与调护

（1）注意饮食卫生,预防肠道感染。

（2）忌暴饮暴食,忌生冷、油腻、不洁及变质、过期食品。

（3）保持良好心态和乐观精神。

（4）戒烟酒。

（5）顺应四时气候变化,纳凉取暖,皆应时宜。

（6）积极参加体育锻炼及有氧活动,如太极拳、八段锦、游泳、跑步等,增强抵御疾病能力。

第五章　便　秘

便秘分为功能性便秘和器质性便秘两种,功能性便秘最为常见和多发。功能性便秘是指非全身疾病或肠道疾病所引起的原发性持续性便秘,又称为习惯性便秘或单纯性便秘。功能性便秘主要是由于肠功能紊乱所引起的。临床表现为大便不通或粪便坚硬、有便意而排出困难;或排便间隔时间延长,在两天以上排便 1 次。功能性便秘包括结肠慢传输性便秘、出口梗阻型便秘和混合型便秘 3 种。

第一节　慢传输型便秘

一、概念

结肠慢传输型便秘(slow transit constipation,STC)又称通过性便秘或结肠无力,是指结肠的传输功能障碍,肠内容物传输缓慢引起的便秘。属慢性、原发性、功能性、结肠性和慢传输型便秘。症状表现为大便次数减少,少便意或便意消失,粪质坚硬,一般伴有腹胀,病因不清,症状顽固,多发于育龄期妇女。

二、病因病机

1. 中医

(1)体质偏异:素体阴阳气血的偏盛偏衰是形成便秘的重要因素,并影响其他致病因素的转化。素体阳盛,易于化热,导致胃肠积热,伤津耗气。素体阴虚,如女子行经量多或素体阴血不足,肠道失润而干涩,易致便秘。素体阳气虚弱,津液推动无力,或年老体弱,肾气虚弱,肠道传化无力,津液失于温化,也容易发生便秘。

(2)感受外邪:外感温热病邪,邪犯于肺,移热于肠。或内传阳明,肠胃热盛,耗伤津液。外感寒邪,内袭肠胃,阴寒结聚,阻滞气机均可发生便秘。

(3)饮食不当:饮食不当是导致便秘最常见病因。长期过度食用辛热、香燥之品,偏嗜醇酒厚味,或过度食用某些燥热药物,均可导致肠留积热,耗伤津液,以致肠道干涩,大便燥结难以排解;饮食过量,积于肠胃,蕴而化热,则津伤肠燥,腑气失于通降而便秘。恣食生冷之品,过用寒凉药物,以致阴寒内盛,凝滞肠胃,损伤阳气,引起传导失常而便秘。

(4)情志失调:长期情志抑郁,肝失调达,气机郁滞,或忧愁思虑过度,脾郁气结,升降失调,均致肠腑气滞,失于通降,发生便秘。气郁日久,化火伤阴,津伤阴亏则便秘。

(5)劳欲过度:过劳伤气,气虚则大肠传导无力。过劳汗出过多,易于伤津,肠道津亏,导致便秘。房劳过度,耗伤阴精,精亏血少,肠道失润,亦致便秘。

2. 西医

慢传输型便秘的病因在于结肠运动障碍,结肠将内容物推进速度减慢或结肠收缩无力,本类型便秘无任何解剖学和器质性病变,动物实验和临床研究发现应用刺激泻药再治疗便秘同时,尤其在长期大量应用时可造成结肠神经丛、间质细胞甚至平滑肌发生破坏甚至消失,最终导致结肠蠕动明显减弱或消失。其可能与以下因素有关:(1)不良排便习惯;(2)疾病因素,滥用泻药;(3)饮食习惯;(4)精神因素;(5)脊髓高位截瘫;(6)内分泌紊乱;(7)药物;(8)胃肠调节肽分泌异常;(9)系统疾病。

三、诊断及鉴别诊断

1. 诊断

（1）临床表现：STC 病人多无特异性体征，依靠病史、症状及辅助检查可明确诊断。病程长，以 20~30 岁中青年女性居多，症状逐渐加重。

①排便次数少：每周少于 3 次，自然排便间隔时间延长，并逐渐加重。

②大便干结：参考 Bristol 粪便形态。

③排便困难：粪便干硬，难以排出，用力努挣，大汗淋漓，排便时间较长，一般大于 5 min。

④伴随症状：常见的有腹胀、腹痛、口苦、口渴、头晕、恶心、会阴胀痛、肛门下坠、心情烦躁、皮疹。少数患者伴有神经质或焦虑症。

（2）专科检查：多无特殊体征，部分患者可在左下腹触及肠管。

（3）辅助检查

①纤维结肠镜、钡灌肠或 B 超：排除引起便秘的其他结肠内外器质性病变如炎症、肿瘤、畸形等。

②结肠传输试验：系利用不透 X 光标志物或放射性同位素进行跟踪摄片检查结肠传输功能是否正常，是诊断 STC 的首选方法，亦是最主要的诊断 STC 的依据。80%标志物在 72 h 以上不能排出可认为结肠传输减慢，标志物可弥漫分布全结肠或聚在左半结肠及右半结肠区。

③球囊排出试验：可评价受试者排便动力或直肠的敏感性。将球囊插入直肠壶腹部，然后向球囊内注入不同容量的温水或气体，令受试者将其排出。正常人很容易排出 50 ml 体积的球体，而 STC 病人只能排出体积较大的球体。

④排粪便造影：可了解有无出口梗阻性便秘，对于明确诊断、选择针对性治疗方案有重要意义。测量 STC 病人静息状态和模拟排便时的肛门直肠角、肛上距、肛管长度、直肠骶骨前间距，可以了解 STC 病人有无排空不全，有无出口梗阻性便秘，以及引起出口排空障碍的原因。

⑤直肠肛管压力测定：可了解肛管直肠压力容量顺应性，确定肛门括

约肌的功能状况,判定有无手术适应证及决定手术方式,是术前的常规检查。对STC病人一般需要测定肛管静息压、直肠静息压、肛门直肠抑制反射、肛门括约肌功能长度、直肠顺应性,对STC的诊断、鉴别诊断有重要意义。检查可了解是否合并出口梗阻型便秘。

⑥盆底肌电图:盆底肌电图检查可发现肛门内外括约肌和耻骨直肠肌有无在排便时产生异常肌电活动,对病因的诊断有重要意义。

2. 鉴别诊断

(1)结肠器质性病变:如结直肠肿瘤,先天性巨结肠症、肠梗阻等。可通过立位X线腹部平片除外肠梗阻,如通过结肠镜或钡灌肠检查除外结直肠肿瘤。

(2)常见内科疾病引起的继发性便秘:如糖尿病、甲状腺功能减退症、帕金森综合征、中风后遗症、精神性疾病等。根据情况相应的检查。

(3)口梗阻型便秘:一般出口性梗性便秘多表现为排便困难,有的患者大便不干,或排便次数也正常,仍有排便困难,或排便不尽感,有时便次反多,便量较少,甚至用手协助排便,或用开塞露或灌肠洗肠排便。可通过传输功能检查及排粪造影和直肠肛管压力测定来确诊。

四、治疗

1. 内治法

(1)肝脾不调证

证候:大便干结,或欲便不得出,或便而不爽,肠鸣矢气,肛门坠胀,甚则腹部胀痛,用力排便时尤甚,伴嗳气频做,胸脘痞闷,纳食减少,苔薄脉弦。

治法:疏肝解郁,扶土抑木。

方药:六磨汤合四逆散加减。大槟榔9g,沉香9g,木香9g,乌药9g,枳壳9g,大黄9g,炙甘草6g,柴胡6g,芍药6g。

(2)肺脾气虚证

证候:临厕无力努挣,挣则汗出气短,便后疲乏。大便质软,腹无胀痛,面色㿠白,神疲气怯,舌淡边有齿痕,苔薄脉虚。

治则:补益肺脾,润肠通便。

方药:黄芪汤加减。黄芪 20 g,火麻仁 10 g,白蜜 20 g,陈皮 15 g。

(3)气阴两虚证

证候:排便次数减少,便意减弱或便意消失,大便干硬难下,便时努挣,或便后解而不尽,常常伴有腹胀不适,舌淡,苔薄白,脉沉细。

治法:益气养阴,调补肝肾。

方剂:增液汤合润肠丸加减。玄参 30 g,麦冬 20 g,生地黄 20 g,大黄 15 g,当归 15 g,羌活 15 g,桃仁 20 g,火麻仁 20 g。

(4)脾肾亏虚证

证候:粪储肠间而无便意,便出艰难,排时汗出气短,便后疲乏不堪;伴有头眩耳鸣,气喘心悸,腰酸背痛,腹胀喜暖,渴喜热饮,小便清长,纳呆食少,面色㿠白,长期依赖泻剂,不服泻药则数日不行,舌淡苔厚腻,脉沉迟。

治法:补益脾肾,培本通便。

方药:济川煎加减。当归 15 g,牛膝 6 g,肉苁蓉 9 g,泽泻 6 g,升麻 3 g,枳壳 3 g。

2. 中成药

肝脾不调可用四磨汤口服;肺脾气虚可用补中益气丸;气阴亏虚可用滋阴润肠口服液、苁蓉润肠口服液;脾肾亏虚可用附子理中丸。

3. 西药

选用通便药时应考虑药效、安全性与药物依赖性以及费效比,以无不良反应,不产生药物依赖性为原则,具体运用时参考药物说明书。

①小麦纤维素:每次 1 袋,成人每日 3 次,儿童每日 1~2 次。

②聚乙二醇 4000 散:每次 10~20 ml,每日 1~2 次。

③莫沙比利:每次 5 mg,每日 2 次。

4. 中医外治法

（1）中药敷脐疗法。中药敷脐疗法有着悠久的历史，中医有"脐通百脉"之说。现代医学研究表明，脐部皮肤表皮角质层较薄，屏障功能较差，并且脐下无脂肪组织，皮肤筋膜和腹膜直接相连，故渗透性较强，药物分子较易透过脐部皮肤的角质层，进入细胞间质，迅速弥散入血到达全身。根据不同的疾病，选用不同的药物治疗。临床常对神阙穴进行针灸以治疗脏腑经脉之病，达到培元固本、通脉活络、调脏腑的效果。常用方药有沉香通便散、沉香穴位贴敷膏等。

①沉香穴位贴敷膏[69]：该方起到温肾壮阳脾阳，运脾以和中，消食以顺气的功效。方中沉香行气止痛、温中止呕、纳气平喘，同时沉香味辛，辛散走窜，在行气的同时能引领其他药物透过皮肤作用于穴位，加强疗效；肉桂下行、益火之原；延胡索用于行气止痛、活血散瘀、跌打损伤；生白术健脾益气，使脾之运化功能得以恢复，则胃行其津液而濡润肠道；莱菔子主下气消食，有"推墙倒壁"之功；香油及凡士林性平缓，起到调和药性的作用，保护皮肤，利于药物有效成分析出。

沉香，肉桂，延胡索，生白术，莱菔子。

按 1:2:2:2:2 的比例研成细末，香油及凡士林调和成膏药。

用法：患者仰卧，用 75% 乙醇溶液消毒肚脐及肚脐周围皮肤，将上药取 5 g 敷于肚脐，其上敷纱布固定。每天更换 1 次，两周为 1 个疗程。

②沉香通便散[70]：该方起到理气健脾、润肠通便的功效。方中生白术健脾益气，使脾之运化功能得以恢复，则胃行其津液而濡润肠道；沉香行气止痛、温中正呕、纳气平喘，同时沉香味辛，辛散走窜，在行气的同时能引领其他药物透过皮肤作用于穴位，加强疗效；炒莱菔子主下气消食，有"推墙倒壁"之功；生大黄增加肠蠕动，抑制肠内水分吸收，促进排便。

生白术，沉香，炒莱菔子，生大黄。

按 1:1:1:1 的比例研成细末。

用法：患者仰卧，用 75% 酒精消毒患者肚脐及肚脐周围皮肤，将上药兑温水调成糊状敷于肚脐,其上敷纱布固定,每天更换 1 次。

（2）中药灌肠疗法。中药灌肠疗法适用于大便干结,燥便内结肠道,大便成干球状,大便难以排出的情况。中药灌肠也是虚弱患者、不任攻下者和服药困难的便秘患者另一有效治疗途径。常选用大承气汤灌肠。

大承气汤[7]:大承气汤是中医治疗大便干结的主方,起到泻下行气,有峻下热结、行气泄热、润肠通便的功效,常用于治疗阳明腑实证所致的大便秘结。方中大黄性寒,味苦,善泻热和胃而消痞满,可泻下、清热通便、泻热凉血、活血祛瘀;芒硝辛苦咸寒,软坚润燥,荡涤肠胃湿热,为苦寒攻下之要药,可助大黄泻热通便,泻下又泄热;枳实性寒,味苦,有增强胃肠蠕动的作用,其黄酮类成分具有理气行滞、化痰除痞功效;厚朴性温,味苦辛,其含厚朴酚类成分促进胃肠运动,疏通气机、行气散结、消除气滞等,治疗大便秘结或泻而不畅等。

大黄 30 g,枳实 30 g,厚朴 30 g,芒硝 15 g。

用法:加水约 1000 ml,将枳实、厚朴加入煮沸后去渣,再加入大黄,将药液熬制成 400~500 ml,去渣加入芒硝,药液温度降至 38~40℃后灌肠。患者取左侧卧位或屈膝仰卧位,以患者耐受为准,用一次性灌肠包进行灌肠,肛管插入肛门内深度为 7~10 cm,缓慢注入灌肠液,让灌肠液留置于肠道内 20 min 左右,以增加灌肠效果。

（3）针灸疗法。主穴:第一组为天枢、气海、上巨虚、足三里、百会,第二组为中髎、下髎、大肠俞、肾俞、脾俞。配穴:肝脾不调加支沟、合谷、太冲、肝俞、三阴交;气阴两虚加三阴交、照海、太溪;肺脾气虚灸神阙、气海、百会;脾肾两虚灸关元、命门、腰阳关。两组穴位隔日交替使用,留针 30 min。

（4）穴位埋线疗法。穴位埋线疗法是治疗便秘常用的一种中医外治方法,是将不同型号羊肠线或可吸收线,根据需要埋入不同的穴位,通过羊肠线或可吸收线对穴位的持续弱刺激作用(相当于持续留针),达到治疗疾病的目的。其机制是通过羊肠线或可吸收线的物理性和生物性刺激而起到治疗作用。埋线疗法是依靠刺激穴位引发经络的调节作用从而改变人体内分泌及体内的神经体液平衡。

具体方法：①将无菌包装的羊肠线或可吸收线取出，用生理盐水冲洗干净，消毒剪刀剪成长 1 cm 的线段，置于无菌盘内，将其穿入埋线针内备用。②根据中医辨证选取不同的穴位，常用的有天枢、足三里、大肠俞等。如合并出口梗阻，可加长强穴。③取合适体位，显露所取穴位，常规消毒，将放置羊肠线或可吸收线的针穿刺入所选穴位，出现针感后，边推针芯，边退针管，将肠线注入穴位中（约 2 cm），出针后，压迫止血，无菌敷料固定。

（5）耳穴贴压疗法。耳穴贴压疗法是用质硬而光滑的植物种子或具有一定形状和质地的药物及制品粘贴在耳廓表面的穴位上，并施加一定压力，以达刺激耳穴、防治疾病的一种方法。此法是在耳毫针治疗疾病的基础上替代耳穴针刺或埋针的一种简易治疗法。它较耳穴针刺或埋针更为简便易行，安全可靠，无创伤和不良反应，且能起到持续刺激之效果。

具体方法：根据病情选取特定的主穴和配穴，将耳廓常规消毒后，把粘有王不留行籽的 0.8 cm×0.8 cm 的胶布贴于穴位上，常用的穴位有肺、脾、大肠、直肠、皮质腺、便秘点、胃、腹、三焦等。用指腹将粘有王不留行籽的胶布对准穴位压贴紧，然后轻轻按压，顺时针方向旋转，以患者有酸胀或胀痛或轻微刺痛为度。并嘱患者照此法，每天自行按压耳穴 3~5 次。两耳交替治疗，隔天更换 1 次，治疗 5 次为 1 个疗程。

（6）文献记载。张坚等[7]在滋肾运肠汤加大黄穴位贴敷联合西药治疗慢传输型便秘 54 例的研究中，对照组 54 例给予常规西药治疗，治疗组 54 例在对照组治疗基础上给予滋肾运肠汤（当归、柴胡、牛膝、杜仲、桃仁、玄参、制首乌、麦冬、山萸肉、槟榔、肉苁蓉、枳壳、生地黄、甘草），每日 1 剂，分早晚两次温服；加大黄穴位贴敷两周。两组均治疗 4 周后判定疗效。得出结论，滋肾运肠汤加大黄穴位贴敷联合西药治疗慢传输型便秘疗效确切。李春香[7]在中药保留灌肠治疗产后便秘 50 例疗效观察中，常规组采用常规方法治疗,治疗组在常规方法治疗的基础上加中药保留灌肠治疗。结果表明,中药保留灌肠治疗产后便秘效果好,可有效改善排便,缓解便秘,并改善患者的产后生活质量,值得临床推广应用。刘安利[4]在穴位埋线治疗慢传输型便秘疗效观察中,对照组给予莫沙必利治疗,观察组给予穴位埋线治疗。结果观察组总效率为95.9%,明显高于对照组的76.1%($P<0.05$)。

5. 其他治法

(1)饮食疗法:STC病人要增加饮水量,以保证粪便内有足够量的水分,使粪便软化,利于在结肠内推进。要求成人每日饮水量2000~3000 ml。增加粗纤维食物,多食含粗纤维的蔬菜和水果,或粗纤维的保健食品。要求成人每日进食粗纤维量20~30 g。

(2)心理疗法:STC病人几乎都存在不同程度的心理障碍,除了上述的治疗方法外,一定要详细了解病人的病史、一般情况,分析压力源和心理障碍类型,给予合理的心理治疗。笔者发现改善心理障碍对STC病人有明显的疗效。

(3)肌力训练:STC病人要加强腹部肌肉和膈肌的锻炼,以增强排便辅助力量;也要加强肛提肌的锻炼,以利排便时肛门正常的舒张。

(4)排便训练:STC病人要养成良好的排便习惯。排便时间选择在晨起后1 h为佳,此时因机体的直立反射和餐后胃结肠反射激发结肠的推进性集团蠕动产生结肠高动力期,利于粪便传输。排便体位选择蹲位为最佳,此时的肛直角利于粪便的排出。

(5)手术治疗:STC病人经保守治疗失败后,手术则是最后的选择。尽管术后存在一些并发症,但疗效颇为乐观。只是手术治疗时机的选择尚有争议,因为保守治疗时间的长短无疑是延长了带病期和增加了医疗费用,甚至加重了病情,使单纯的STC合并了OOC,给病人带来极大的痛苦和心理障碍,增加了治疗难度。我们认为经系统保守治疗一年后,病情加重的STC病人应选择手术治疗。

①全结肠切除、回肠直肠吻合（IRA）：适合于全结肠动力障碍的 STC 病人。

②次全结肠切除、升结肠直肠吻合：适合于右结肠无动力障碍的 STC 病人。

③结肠肠段切除：适合于一段结肠无动力障碍的 STC 病人。

（6）起搏器治疗：目前已开始使用起搏器治疗 STC，但是疗效尚不确切，因为结肠的起搏点是多源的。相信随着结肠起搏点研究的完善和起搏技术的成熟，起搏器可能成为治疗 STC 的手段之一。

五、预防与调护

（1）调整心态，保持良好的情绪，常欢笑、常洗澡、常运动；戒熬夜、戒劳累、戒劣习。

（2）注意饮食的合理性，保证食物的量、质及多样性；多进食、多饮水、多吃富含膳食纤维的食物；少食辛辣刺激性食物、少食零食、少吸烟饮酒。

（3）养成良好的排便习惯，要定时排便，要"速战速决"，要轻松排便；忌强忍大便，忌蹲厕过久，忌过度摒便。

（4）要在医生指导下用药，要了解便秘药物的应用原则，要知道泻药不是减肥药，不要图"一时之快"，不要轻信广告传言，不要滥用泻药。

第二节　出口梗阻型便秘

一、概念

出口梗阻型便秘（也叫直肠性便秘）是指排便出口附近组织、器官的功能性改变，导致排便困难或羁留性便秘的一种综合征。临床表现为排便困难、排便不尽感、里急后重、大便干燥或不干燥亦难排出为主证。出口梗阻型便秘包括直肠前突、直肠内脱垂、盆底失弛缓综合征和会阴下降综合征 4 种类型。

二、病因病机

1. 中医

中医学认为直肠前突、盆底失弛缓综合征和会阴下降综合征多由于排便习惯不良,临厕努责,妇女多产,会阴产伤,以及老年女性身体解剖结构改变,或气机阻滞,或气阴两虚,或阳虚寒凝,日久肠胃受损大便排出不畅或排便不尽、排便困难;或者与燥热内结、津液不足、情志失和、气机阻滞以及劳倦内伤、气血不足、肌肉失养、肛门挛急等有关。直肠内脱垂则是由于先天禀赋不足、妊娠分娩、久痢便秘、内伤饮食、感受处邪、肺气闭塞不宣而致脾胃虚弱,中气下陷,固摄乏力,升举无力而出现直肠内脱垂。

2. 西医

(1)直肠前突

①分娩:胎儿经阴道分娩,可导致直肠阴道隔松弛,耻骨直肠肌的交叉纤维断裂,使直肠阴道隔变薄。有人统计,93%的经产妇有不同程度的直肠前突,77%的患者多在产后发病。

②年龄:直肠阴道隔是位于阴道后壁与直肠前壁之间的一层筋膜,此筋膜含致密的胶原蛋白、丰富的平滑肌及弹性纤维。绝经后的妇女全身弹性纤维减少,直肠阴道隔松弛,直肠前突的程度就会逐渐增加。

③慢性便秘:长期慢性便秘,排便困难,排便用力使干硬的粪便对直肠前壁和阴道后壁产生重压,形成直肠前突。

(2)直肠内脱垂

目前病因及发病机制尚未明确,主要与便秘、腹泻、肌肉松弛、直肠及肛门局部病变等因素有关。解剖上直肠与周围结构间的固定松弛或直肠的黏膜下层较松弛;分娩可引起支配盆底骨骼肌的阴部神经损伤,相关的危险因素有大体重婴儿、第二产程延长、产钳的应用,尤其是多胎,大多数初产妇的损伤可很快恢复, 少数主要是多次分娩者因反复损伤而不能恢复,造成排便困难而用力排便,反复会阴下降牵拉损伤阴部神经形成恶性循环,最终导致直肠套叠。肥胖、高龄、肛门手术或炎症后狭窄等用力排便。饮食及排便习惯不良致粪便结燥,结肠无力如巨结肠等结肠性便秘也可引起长期用力排便,而造成继发性盆底变化。

（3）盆底失弛缓综合征

西医病因病理尚不明确，可能由于耻骨直肠肌长期呈痉挛性收缩状态,或因肛管周围感染,或不适当的硬化剂注射等使耻骨直肠肌纤维化,导致耻骨直肠肌增厚,失去了弹性,在排粪时不能松弛,肛管直肠角亦不会发生变化。紧张、焦虑、抑郁、烦躁等不良情绪能直接导致内括约肌组织肌肉的神经递质增加,造成内括约肌的持续紧张状态,或由于患者长期的忽视便意,外括约肌持续收缩而阻止内括约肌的松弛,最终导致内括约肌失弛缓症。

（4）会阴下降综合征

由于长期久蹲过度用力排便,可减弱盆底肌肉之功能,使正常肛管直肠角增大,并由直肠前壁黏膜脱垂的恶性循环,前壁传送增高的腹内压而促使直肠前壁黏膜脱垂进入肛管上口。这种前壁黏膜脱垂（AMP）,可导致排粪不尽感,因而患者进一步用力排便,形成恶性循环。 此外,经产妇多次分娩也易发生本病。

三、诊断及鉴别诊断

1. 诊断

（1）直肠前突

①概念:直肠前突又称直肠膨出,是后盆底松弛性疾病,后盆底是指自宫颈环至会阴体部分,包括主骶韧带、阴道顶端结构、直肠阴道筋膜、会阴体以及肛门外括约肌,其发病率较高,据统计,在中老年女性中发病率为 75%~81%,但有些人临床症状并不明显,所以,其确切发病率并不清楚。

②临床表现

A. 长期排便难病史,发病以高年经产妇多见,有产伤史。

B. 主要表现为:排便困难,肛门口处梗阻感,排便时肛门处压力分散感,排空不全感;部分患者需用手在肛门周围或阴道内加压,甚至需将手指插入肛门内协助排便;有的病人将卫生纸卷或肥皂条插入肛门诱导排便;部分病人有便血、肛门疼痛等。

③专科检查:视诊直肠突无阳性体征,但可并发外痔等肛门疾病,直肠指检可触及直肠前壁圆形突向阴道的薄弱区,用力排便时更加明显,指尖感觉肠壁肌张力减退,指检结束时肠壁复原缓慢或不能复原。肛门镜检查虽然对直肠前突诊断无太大必要,但可了解有无伴发疾病存在,如直肠黏膜内脱垂、痔、直肠炎症性病变等。

④分期

A. 按照前突程度分:轻度直肠前突深度 0.6~1 cm;中度直肠前突深度 1.6~3.0 cm;重度直肠前突深度 3.1 cm 以上。

B. 按照部位分:低位、中位和高位。

⑤辅助检查

A. 排粪造影:可见直肠前壁向前突出,钡剂潴留,前突的形态对为囊袋状、鹅头角状或土丘状,边缘光滑,如前突深度超过 2 m,其囊袋内多有钡剂嵌留,如合并耻骨直肠肌病变,则多成鹅头状。可行动态 MR 排粪造影。

B. 肛管直肠压力测定:静息状态和力排状态下的直肠压力测定对诊断功能性排便障碍是必要的。

C. 结肠传输试验:结肠传输功能检查可了解结肠传输功能是否正常,有无结肠慢传输型便秘的存在,直肠前突的结肠传输试验可表现为钡剂颗粒集中于直肠末端,72 h 仍不能排出。

(2)直肠内脱垂

①概念:直肠内脱垂指直肠黏膜层或全层套叠入远端直肠腔或肛管

内而未脱出肛门外的一种功能性疾病，又称"直肠内套叠""隐形直肠脱垂""不完全性直肠脱垂"，是导致出口梗阻型便秘最为常见的原因之一。属于中医"脱肛"范畴。

②临床表现

A. 本病发病缓慢，起初全身及局部无明显不适。

B. 主要表现

a. 排便困难，排便不尽感，或便次增多，肛门坠胀阻塞感，症状会随着站立和蹲坐时间延长而加重，有时需手法排便。

b. 肛门疼痛，有些患者排便时肛门疼痛、下腹部或骶部疼痛。

c. 黏液血便，严重者可伴有肛门瘙痒，骶部或会阴部胀痛、黏液血便。

d. 大便失禁，多由阴部神经损伤，引起不同程度的大便失禁。

e. 部分患者伴有精神症状，多为抑郁或焦虑。

③专科检查

A. 视诊：肛门外形正常。

B. 直肠指检：取蹲位或侧卧位，令患者做排便动作，可触及直肠腔内黏膜折叠堆积，柔软光滑，全下移动，有壅阻感，内脱垂部分与肠壁之间有环形沟。肛管直肠指检以排除肛管直肠肿瘤和其他疾病。

C. 乙状结肠镜或肛门镜检查：患者稍加腹压即可见直肠黏膜下垂堆积，似瓶塞样突入镜筒开口。在直肠肛管交界出现环形或子宫颈状黏膜内折。直肠镜可见直肠前壁黏膜过多，用力排便动作时可见嵌入镜腔或出现于齿线下方，患者可见黏膜水肿、质脆、充血，或有溃疡、息肉样等病变。乙状结肠镜和肛门镜可除外肠道肿瘤、憩室等器质性病变，并可发现结肠黑变病及活检有孤立性溃疡的改变。

④分度：卢任华等依套叠的深度将直肠内脱垂分为Ⅳ度。根据直肠内脱垂的分度结合测量套叠的肛门距，既可反映其程度，又可提示被波及直肠的长度，为临床治疗提供可靠的依据。

卢任华报道的直肠内脱垂的分度标准

分　度	标　准
Ⅰ度	3~15 mm
Ⅱ度	16~30 mm
Ⅲ度	>30 mm 或多发、多重或厚度>5 mm
Ⅳ度	直肠脱垂

⑤分类:根据排粪造影将直肠内脱垂分为 3 类。

A. 直肠前壁黏膜脱垂:松弛的直肠黏膜脱垂于肛管上部前方,使该部呈凹陷状,而直肠肛管结合部后缘光滑连续。

B. 直肠内套叠:松弛的黏膜脱垂或全层肠壁在直肠内形成环形套叠,多数在直肠远端。

C. 肛管内直肠套叠:套叠和脱垂的鞘部为肛管。

⑥辅助检查

A. 排粪造影:排粪造影通过向直肠内注入钡剂扩张直肠并显示直肠黏膜,在符合生理状态下对肛管、直肠进行静态和动态的观察。排粪造影典型表现为直肠壁向远端肠管脱垂,肠腔变细,近端直肠黏膜直肠壁进入远端直肠和肛管,但未脱出于肛外,鞘部呈杯口状。

B. 盆腔造影:对怀疑合并有膀胱脱出、子宫后倾病变时可以通过盆腔、阴道、膀胱及排粪同步造影检查,检查方法为进行常规排粪造影同时向腹腔、膀胱内注射造影剂,阴道放标记物。

C. 肛管直肠压力测定:直肠内脱垂患者的静息压降低,且以大便失禁为表现的肛管压力下降,黏膜脱垂程度越重肛管压力下降越明显。

D. 钡灌肠:能够除外肠道狭窄和外源肠道压迫,其次可了解有无乙状结肠冗长,冗长的肠道是套叠的必要条件。

(3)盆底失弛缓综合征

①概念:盆底失弛缓综合征(unrelaxed pelvic floor syndrome,UPS)是指盆底肌群在排便时舒缩功能失调,不能完成正常的排便功能而致排便

困难的一种病证,表现为静息时盆底肌呈持续收缩状态,排便时盆底肌不仅不放松,反而收缩,属功能性排便障碍的一种。

②临床表现

A. 无痛性排便困难:本病的主要表现是排粪过程中及排便后肛门无疼痛,只是排便困难。

B. 便意减退或无便意:长期直肠内粪便的潴留,直肠扩张,使直肠内压下降,导致直肠收缩运动减弱甚至消失,直肠内滞留的粪便不能刺激到直肠远端及肛管上部的高度特化的感觉神经终末组织带。

C. 粪便干结:由于粪便较长时间滞留于乙状结肠、直肠内,粪便内水分被过度吸收,导致粪便干结,进一步加重粪便排出困难。

D. 直肠、骶尾部和会阴部坠胀或酸痛:主要是由于粪便滞留于乙状结肠、直肠所致。

③专科检查

A. 视诊:肛门外观及内镜检查无明显异常。

B. 肛门指检:病人用力排便时,可感觉肛管变化不大。

④辅助检查

A. 排粪造影:用力排便时肛门直肠角不变大,反而变小。

B. 肛门肌电图:可显示耻骨直肠肌及外括约肌反常电活动。

C. 肛肠动力学检查:见排便反射异常。

D. 结肠传输功能检查:可有直肠潴留或左结肠、乙状结肠传输延迟。

(4)会阴下降综合征

①概念:会阴下降综合征(descending perineum syndrome,DFS)指患者在安静状态下,盆底肌肉异常松弛,肛管位置低于正常水平;用力排便时,会阴下降,低于坐骨结节水平,引起的一系列临床症状群。临床表现为排便困难、排便不全、会阴坠胀、肛门失禁等。

②临床表现

A. 排便困难:主诉有直肠内梗阻的感觉,即排便不尽感,会阴部迟钝疼痛,粪便排出困难。有时也可有黏液血便。

B. 直肠出血及黏液分泌。

C. 会阴疼痛:晚期患者可有程度不同的大便失禁和持续性会阴疼痛,可在坐时出现或加剧。

D. 大便失禁及阴道脱垂。

③专科检查

A. 肛管下移位置:静息时,肛管位于正常位置或骨盆骨性出口之下1.0 cm,但嘱患者蹲位肛门努挣时,则可见肛管下降超过2.0 cm以上甚至超过坐骨结节水平。同时,常可见到有肠黏膜或痔的脱出。

B. 直肠指检:在静止期的肛管扩张力减退,嘱患者做随意收缩时,收缩力明显减弱。

C. 肛门镜检查:可见直肠前壁黏膜堆积,堵塞镜端。

④辅助检查

A. 肛管直肠压力测定:表现为肛管静息压、最大缩榨压均降低。

B. 排粪造影:表现为耻尾线肛上距加大、骶骨分离、肠疝及正位像的直肠左右折。

2. 鉴别诊断

(1)四种出口梗阻型便秘彼此鉴别。

(2)巨结肠综合征:绝大多数在新生儿期发生过便秘、腹胀、呕吐等情况。直肠指检一般能触及肠壁内狭窄环,直立位的腹部平片及钡剂灌肠检查有助于诊断。

(3)肛门直肠狭窄:因胚胎发育异常,或因局部外伤、手术损伤,致使肛门直肠口径狭小,表现为不同程度的排便不畅。严重者可出现低位肠梗阻现象。有排便不畅史,结合局部检查可以明确诊断。

(4)直肠癌:可依靠直肠指检、内窥镜检查明确诊断。

四、治疗

1. 内治法

(1)气机郁滞证

证候:大便干或不干,欲便不得出,便而不爽,肠鸣矢气,腹中胀痛,胸胁满闷嗳气频做,食少纳呆。舌苔厚腻,脉弦。

治法:顺气导滞。

方药:六磨饮子加减。大槟榔 9 g,沉香 9 g,木香 9 g,乌药 9 g。

(2)阴寒积滞证

证候:大便艰难,腹痛胀满,胁下偏痛,手足不温,呃逆呕吐,舌苔白腻,脉弦紧。

治法:温里散寒。

方药:大黄附子汤加减。大黄 9 g,附子 9 g,细辛 3 g。

(3)气血两虚证

证候:便质不干,虽有便意,努挣乏力,便后乏力,汗出气短,面色无华,肢倦懒言,失眠多梦。舌淡苔白,脉细弱。

治法:补气养血,润肠通燥。

方药:黄芪润肠汤加减。黄芪 25 g,大黄 15 g,当归 15 g,羌活 15 g,桃仁 20 g,火麻仁 20 g。

(4)肾精亏乏证

证候:大便干或不干,排出困难,小便清长,面色㿠白,四肢不温,腹中寒凉,腰膝冷痛。舌淡苔白,脉沉迟。

治法:温肾益精,润肠通便。

方药:济川煎加减。当归 15 g,牛膝 6 g,肉苁蓉 9 g,泽泻 6 g,升麻 3 g,枳壳 3 g。

2. 中医外治法

(1)中医外治法:参见结肠慢传输型便秘中医外治法相关内容。

(2)文献记载:刘世举等[7]在三联术联合中医外治法治疗出口梗阻型

便秘 232 例研究中,对河南中医药大学第三附属医院 2012 年 1 月至 2014 年 9 月收治的出口梗阻型便秘患者 232 例采用痔上黏膜环切术、直肠黏膜高位点状注射术、耻骨直肠肌挂线术和中医外治法治疗,观察术后临床疗效,症状积分情况,术后并发症发生情况。得出结论,采用"痔上黏膜环切+消痔灵黏膜下注射+耻骨直肠肌松解"三联术联合中医外治法治疗出口梗阻型便秘安全有效,远期疗效较好。向昌桥[76]在中医内外治法治疗出口梗阻型便秘的临床疗效中,以行中医内外治法治疗的 116 例出口梗阻型便秘患者为内外治法组,以仅用外治法治疗的 116 例患者为外治法组,对比两组患者的疗效。得出结论,中医内外治法治疗出口梗阻型便秘,疗效较好,安全可靠,具备临床推广价值。

3. 其他治法

(1)一般治疗方法:对于便秘一般的治疗方法是比较常见的,这种方法主要包括饮食、锻炼、改变不良习惯等要素,对于没有器质性病变的人来说,食疗是首选的,即在饮食中大增纤维食物,如麸糠、水果、蔬菜等;运动锻炼对于常人的排便很有帮助,长期卧床的发病的人常有便秘致便嵌塞的状况,纠正日常中的绷紧心情,减缓上班节奏及纠正长期忍便等不良习惯,对某些便秘者也是至关紧要的。

(2)消痔灵注射疗法:中药制剂消痔灵注射液在肛肠疾病的临床治疗中应用时间已经很长,其可靠的疗效已得到行业人士的一致认可,消痔灵注射液的应用范围目前仍然在不断扩大。用来治疗出口梗阻型便秘,消痔灵具有微创、高效、简便、安全、成本低等多种优势,具有目前所有方法不可比拟的优势。

(3)生物反馈疗法:生物反馈疗法的原理是通过工程技术手段,把一些不被人体感知的生理及病理性活动(如肛门括约肌的舒缩活动)转变成易于理解和识别的信号,并以此为参照,在治疗师的指导下,自我调节、调整、训练排便的动作和过程。同时,通过治疗师与病人之间的交流达到心理调节的作用。生物反馈疗法是目前治疗盆底失弛缓综合征的首选方法。

（4）手术疗法：手术疗法是不太常见的方法，主要是由于出口梗阻型便秘的病因非常复杂，并且没有确定，所以不能轻易地采取手术的治疗方法，对这一便秘的手术疗法，在我国刚开展时，手术较多，但逐渐发现手术效果除直肠前突及内括约肌失弛缓征有效外，其他手术效果不甚理想，故手术逐渐减少。

五、预防与调护

预防与调护参见结肠慢传输型便秘相关内容。

第三节　结肠黑变病

一、概念

黑变病是一种较少见的疾病，可以发生在大肠、回肠、十二指肠、食管，甚至胆囊，每个部位或器官的黑变均有其不同的病因及发病机制。发生在大肠部位的黑变病较为常见，尤其以结肠黑变病常见和多发。结肠黑变病（MC）是以结肠黏膜黑色素沉着为特征的非炎症性肠病，其本质是结肠黏膜固有层内巨噬细胞含有大量脂褐素。男性多于女性，发病年龄多大于 60 岁。临床表现为腹胀、便秘及排便困难，少数患者有下腹部隐痛及食欲欠佳等。

二、病因病机

1. 中医

久患便秘，或久服大黄、决明子、芦荟、番泻叶等苦寒泻下药物，或素体虚弱等导致结肠黑变病。而临床各医家对 MC 的病机论述范围较为广泛，既有气血津液阴阳失调，也有五脏六腑病变。MC 病程较短，年龄较轻，便秘症状较轻，服用刺激型泻药时间短的患者，病机更偏重于单纯实证之胃热肠燥、湿热蕴结、虚实夹杂之阴虚肠燥。MC 病程较长，年龄偏大，便秘日久，服用刺激性泻药时间较长的患者，病机更偏重于气阴两虚、气血两虚、脾肾阳虚、寒凝血瘀等[7]。

2. 西医[7]

(1)便秘及蒽醌类中药：MC 患者中绝大多数都合并便秘，且 MC 合并便秘患者中大部分都有蒽醌类泻药服用病史，这从临床上证实了 MC 发病是与便秘及蒽醌类泻药相关的。蒽醌类药物由于它的通便作用强而且迅速，价格低廉，购买渠道方便，许多患者乐于使用，但是蒽醌类药物长期使用会导致结肠对肠内容物刺激的反应性下降，动力进一步下降，而产生结肠运动功能紊乱。蒽醌类泻药包括：番泻叶、六味安消胶囊、排毒养颜胶囊、芦荟胶囊、当归龙荟片、牛黄解毒片、通便灵、麻仁润肠丸等，服药时间从 1 个月到 40 年不等。

(2)黑变色素成分及性质：便秘患者服用蒽醌类泻药后，蒽醌类泻药或其在体内的代谢产物通过受损的肠上皮细胞间隙进入了肠黏膜的固有层，接着，这些物质被吞噬细胞所吞噬，肠黏膜内的溶酶体没有能够及时消化处理，便形成了一种残留物质，即肠黏膜黑变色素。

(3)细胞凋亡：长期服用蒽醌类泻药，致使结肠黏膜上皮细胞损害，进一步发生细胞凋亡，产生凋亡小体被巨噬细胞吞噬，吞噬物通过基底膜小孔移行至结肠黏膜固有层，在溶酶体内，逐渐转化为脂褐素或者其他脂褐素类物质，随着此类物质的不断堆积，逐渐形成典型的 MC 表现。

三、诊断及鉴别诊断

1. 诊断

(1)临床表现及专科情况：结肠黑变病无特异性症状和体征，主要有腹胀、便秘及排便困难，少数患者有下腹部隐痛及食欲欠佳等。部分患者有低血钾、低血钠、低血钙。偶见水肿性结肠狭窄。较多伴发结肠癌、腺瘤和息肉。

（2）辅助检查

①实验室检查：血常规检查正常，少数患者可有低钠、低钾、低钙。

②肠镜检查：结肠黑变病的内镜下表现为，结肠黏膜光滑、完整，可见浅棕色、棕褐色或黑色的色素沉着，呈条纹状、斑片状、虎皮状改变，可网络状间断或连续分布，肠腔明显变暗。可伴有白色或粉红色息肉隆起，个别病例黏膜无明显着色，而于乙状结肠的息肉活检意外证实为 MC。

（3）分度：根据肠黏膜色素沉着的程度，将 MC 分为Ⅲ度。

①Ⅰ度：呈浅黑色，类似豹皮，黏膜血管纹理隐约可见，病变多较局限，与周围正常黏膜分界不很清楚。

②Ⅱ度：暗黑褐色，在暗黑褐色黏膜间有线条状的乳白色黏膜，多见于左半结肠或某一段结肠黏膜上，黏膜血管不清楚，与正常黏膜有明显分界。

③Ⅲ度：深黑褐色，在深黑褐色黏膜间有细小乳白色线条状或斑点状黏膜，黏膜下血管看不见，此种表现多见于全结肠型。从病变发生的部位来看，如病变局限则多见于近段结肠，严重时可累及全结肠。

2. 鉴别诊断

（1）棕色肠道综合征：此病主要见于脂肪泻的患者，本质是脂褐素沉积于肠道平滑肌细胞核周围，使结肠壁呈棕褐色，而结肠黏膜无色素沉着。

（2）出血性结肠炎及肠黏膜下片状出血：这两种病变多较局限，且病变黏膜呈紫红色或黏膜表面有血迹，而 MC 则是肠黏膜的褐色或黑色色素沉着。

（3）结肠癌：个别结肠癌患者同时有结肠黏膜色素沉着，如果患者无便秘和长期服泻药的病史，而结肠黏膜有色素沉着时，应高度警惕结肠癌。

四、治疗

1. 内治法、中成药、中医外治法

结肠黑变病大多是由于患者服用蒽醌类泻药引起的，临床没有固定证型和治疗方法，可根据患者临床表现和体征辨证论治用药，详细治疗方法参见结肠慢传输型便秘及出口梗阻型便秘相关内容。

2. 其他治法

对直肠前突、直肠内套叠等一些可能引起黑变病的原因应给予治疗，如行直肠前突修补、内套固定术等。对于已经确诊为 MC 的患者，要定期随访肠镜，及时发现伴发的结肠息肉、腺瘤及结肠癌，早期内镜下进行高频电切或手术根除治疗。

五、预防与调护

（1）多食蔬菜、水果及纤维丰富的饮食，以及多喝水、多锻炼，以减少便秘或排便困难，养成良好的排便习惯。

（2）停用或不用含有色素的泻药而改用油性的缓泻剂，必要时使用胃肠动力药和微生态制剂等药物治疗缓解便秘。

（3）其他预防与调护参见结肠慢传输型便秘相关内容。

第六章　肛门周围皮肤病与性病

第一节　肛周湿疹

一、概念

肛周湿疹是一种发生于肛门部的非传染性的变态反应性皮肤病。常因痔疮、肛隐窝炎、肛裂、肛瘘等所引起,本病多局于肛门和肛门周围皮肤,可以辐射到臀部、会阴、阴囊等处。局部以红斑、丘疹、水疱、渗出、糜烂、结痂、脱屑等多形性皮损及反复发作、经久不愈为特点。任何年龄均可发病。中医称为肛门湿疮。

二、病因病机

1. 中医

本病多因风、湿、热邪客于肌肤;或血虚生风,化燥伤阴,肌肤失养;或脏腑蕴毒,浊气下降,尿粪浸渍;或饮食失节,脾失健运,内蕴湿热所致。《外科正宗》:"血风疮,乃风热、湿热、血热三者交感而生,发则瘙痒无度,破流脂水,每天渐沿开。此证初如粟米,痒而兼痛,破流黄水,浸淫成片,随处可生。由脾胃湿热,外受风邪,相搏而成。"

2. 西医

肛周湿疹的发病原因比较复杂,一般认为是一种变态反应性皮肤病,可能与以下因素有关。

（1）内因

①体质与遗传：有些病人改变环境、经过锻炼、体质增强后，再接受以往刺激因子，可不再发生湿疹，说明湿疹的发生与体质有密切关系。本病与遗传基因也有一定关系，遗传性过敏体质对致病因子有较正常人高的敏感性，除湿疹外，还可患其他过敏性疾病，如哮喘、鼻炎等。

②精神与神经功能障碍：精神紧张、焦虑压抑、忧思惊恐，可引起湿疹，或使症状加重。神经系统功能障碍，特别是自主神经失调时，常可诱发湿疹。

③消化系统功能障碍：胃肠功能紊乱可造成黏膜的分泌吸收功能失常，使异性蛋白或过敏原进入体内而发生湿疹。胃肠功能失调造成的营养物质缺乏亦是形成湿疹的原因。

④内分泌紊乱：妇女内分泌紊乱，月经不调，糖尿病等也易并发湿疹。

（2）外因

①某些食物、花粉、皮毛、染料、细菌、日光、寒冷、炎热、干燥、化妆品、肥皂等，都可诱发变态反应从而引发湿疹。

②局部刺激：痔疮、脱肛、肛瘘等疾病的分泌物可诱发自体的变态反应引发湿疹样改变。

（3）诱发因素

肥胖、肛周积汗、潮湿、衬裤摩擦、卫生巾刺激都可能诱发湿疹。

三、诊断及鉴别诊断

1. 诊断

（1）临床表现

①瘙痒：瘙痒是肛周湿疹最主要的症状。呈阵发性奇痒，抓破后则痒痛和灼痛交加，可影响睡眠和休息。

②肛周潮湿：渗出可引起肛周潮湿不适，内裤污染和皮肤磨损。

③肛周疼痛：发生于肛周皮肤、肛管皲裂或感染后，常发生肛门疼痛

和排便时疼痛。

④消化道症状：常有消化不良、腹胀、便秘或腹泻。

⑤神经精神症状：头晕、失眠、烦躁等全身性症状。

（2）专科检查：红斑、丘疹、水泡、渗出、糜烂、结痂、脱屑等多形性皮损，常对称性分布。

（3）分类：按皮损表现分为急性、亚急性、慢性3类。

①急性湿疹：皮损初为多数密集的粟粒大小的丘疹、丘疱疹或小水疱，基底潮红，逐渐融合成片，由于搔抓，丘疹、丘疱疹或水疱顶端抓破后呈明显的点状渗出及小糜烂面，边缘不清。如继发感染，炎症更明显，可形成脓疱、脓痂、毛囊炎、疖等，自觉剧烈瘙痒。好发于头面、耳后、四肢远端、阴囊、肛周等，多对称分布。

②亚急性湿疹：急性湿疹炎症减轻后，皮损以小丘疹、结痂和鳞屑为主，仅见少量丘疱疹及糜烂，仍有剧烈瘙痒。

③慢性湿疹：常因急性、亚急性湿疹反复发作不愈而转为慢性湿疹，也可开始即为慢性湿疹。表现为患处皮肤增厚、浸润，棕红色或色素沉着，表面粗糙，覆鳞屑，或因抓破而结痂。自觉瘙痒剧烈。病程不定，易复发，经久不愈。

2. 鉴别诊断

（1）肛门瘙痒症：湿疹常有丘疹、红斑、渗出、糜烂，以后继发瘙痒，肛门瘙痒症则以发痒为主，有渗出液，抓破后可继发渗出、出血、糜烂。

（2）肛周接触性皮炎：有明显的接触物刺激病史，容易查清，皮疹仅局限于接触部位，形态单一，水疱大，境界清楚，去除病因后，皮炎消退快，很少复发。

（3）肛周神经性皮炎：常瘙痒，后出现扁平丘疹，有苔藓样变，淡褐色，干燥而坚实，病变部位可延至骶尾部、会阴及阴囊。

四、治疗

1. 内治法

（1）湿热蕴肤证

证候：瘙痒或痒痛，肛周皮肤潮红，有红色丘疹、渗液、糜烂、结痂；舌苔薄白或白腻，脉弦滑数。

治法：清热利湿，凉血疏风。

方药：龙胆泻肝汤和萆薢渗湿汤加减。龙胆 6 g，黄芩 9 g，山栀子 9 g，泽泻 15 g，木通 9 g，车前子 9 g，当归 8 g，生地黄 20 g，柴胡 10 g，生甘草 6 g，萆薢 30 g，薏苡仁 30 g，茯苓 15 g，黄柏 15 g，丹皮 15 g，滑石 30 g，通草 6 g。

（2）湿热浸淫证

证候：发病时间短，肛周皮损面积大，色红灼热，丘疹密集，瘙痒剧烈，抓破脂水淋漓，浸淫成片；伴胸闷纳呆，身热不扬，腹胀便溏，小便黄；舌红，苔黄腻，脉滑数。

治法：清热利湿，解毒止痒。

方药：龙胆泻肝汤合五味消毒饮加减。龙胆 6 g，黄芩 9 g，山栀子 9 g，泽泻 12 g，木通 9 g，车前子 9 g，当归 8 g，生地黄 20 g，柴胡 10 g，生甘草 6 g，金银花 15 g，野菊花 6 g，蒲公英 6 g，紫花地丁 6 g，紫背天葵子 6 g。

（3）血虚风燥证

证候：瘙痒难忍或痒痛交替发作，皮肤变厚，色紫暗，表皮剥脱或有皲裂，心烦失眠；舌苔白，脉沉细或沉弦。

治法：养血疏风，健脾利湿。

方药：当归饮子合四物消风散加减。当归 30 g，白芍 30 g，川芎 30 g，生地黄 30 g，白蒺藜 30 g，防风 30 g，荆芥 30 g，何首乌 15 g，黄芪 15 g，炙甘草 15 g，赤芍 5 g，川芎 5 g，白鲜皮 5 g，蝉蜕 5 g，薄荷 5 g，独活 3 g，柴胡 3 g。

2. 西药

（1）外敷药：根据肛周湿疹不同时期选择不同的外敷药。

①急性期:无糜烂渗液者,外涂炉甘石洗剂,2%硼酸溶液湿敷;糜烂渗出明显者,用2%~3%的硼酸溶液湿敷。脱屑期则用肤轻松软膏或一般乳剂,保护皮损,避免刺激,促进角质新生。

②亚急性期:可选用消炎止痒、润燥、收敛剂,如氧化锌油膏、乳剂等。

③慢性期:以止痒、抑制表皮血管增生、促进真皮炎症吸收为主,可选用5%的糠馏油软膏、10%黑豆馏油软膏、5%煤焦油软膏或激素乳膏外搽。但应避免长期使用激素。

(2)抗过敏药:对急性期、亚急性期皮疹较广泛并瘙痒剧烈者,可用葡萄糖酸钙10~20 ml,缓慢静脉注射;苯海拉明25 mg,每日3次,口服;西替利嗪(仙特敏)10 mg,每晨1次,口服;氯雷他定(克敏能、开瑞坦)10 mg,每晨1次,口服;阿司咪唑(息斯敏),10 mg,每晨1次,口服。

(3)肾上腺皮质激素:炎症广泛而严重,其他疗法无效时,可加地塞米松15 mg,每日3次,口服;或10~15 mg加入10%葡萄糖溶液250 ml中,每日1次,静脉滴注,待症状控制后逐渐减少剂量。

(4)抗生素:对伴有感染、发热、淋巴结肿大者,可酌情应用抗先素。

3. 中医外治法

(1)中药熏洗疗法:肛周湿疹局部熏洗疗法为中医特色外治法,多选用清热利湿、止痒的药物,常用的方药为回药止痒洗剂、皮炎湿疹方。

①回药止痒洗剂:回药止痒洗剂起到清热利湿止痒的功效,适用于急性、亚急性期肛周湿疹。方中白芷祛风湿、生肌止痛,百部杀虫灭虱,地肤子、蛇床子清利湿热、止痒,龙胆草、赤芍、苦参清热利湿、止痒,黄柏清热解毒、泻火燥湿,生甘草清热解毒。

白芷15 g,百部15 g,地肤子15 g,龙胆草15 g,赤芍10 g,生甘草10 g,苦参15 g,蛇床子15 g,黄柏20 g。

用法:水煎取汁,先熏洗后坐浴10~15 min,每日2次。

②皮炎湿疹方:皮炎湿疹方起到清热利湿止痒的功效。方中千里光祛湿热、治疮毒,黄连、黄柏清热燥湿,马齿苋、金银花清热解毒,地榆清热解

毒、凉血止血、消肿敛疮。

千里光 15 g，黄连 20 g，黄柏 20 g，马齿苋 20 g，金银花 15 g，地榆 30 g。

用法：水煎取汁，先熏洗后坐浴 10~15 min，每日 2 次。

③苦参汤：具体功效及药物组成见内痔中药熏洗疗法内容。

（2）中药外敷疗法：中药外敷疗法多选用清热燥湿、止痒的药物，常用的方药为双黄膏。

双黄膏：双黄膏起到清热燥湿止痒、凉血润燥的功效。方中黄连、黄柏清热燥湿；当归养血润燥；白芷祛风湿，生肌止痛；冰片清热解毒，防腐生肌；章丹攻毒杀虫，收湿止痒，可用治皮肤湿痒之症。

黄连 30 g，黄柏 30 g，当归 20 g，白芷 20 g，冰片 5 g，章丹 0.1 g。

用法：局部涂擦 1~2 g，每日 1~2 次。

（3）文献记载：钱华松[77]在中药外洗、青黛散外敷联合玻特利软膏治疗肛周湿疹随机平行对照研究中，对照组 50 例清洗肛门，用玻特利软膏涂抹患部，早晚各 1 次。治疗组 50 例肛肠外洗（苦参、马齿苋、黄柏、土茯苓、地肤子、生地榆、蛇床子各 30 g，生百部、五倍子、槐角各 15 g），青黛散（青黛 10 g，石膏煅 5 g，生黄芪、五倍子各 10 g，枯矾、滑石各 5 g，黄柏 10 g，白芷 5 g）；西药治疗同对照组。结果显示治疗组疗效优于对照组（P< 0.05）。田静等[79]在苦参黄柏洗液治疗慢性肛周湿疹 40 例的研究中，40 例用苦参黄柏洗液（苦参、黄柏、金银花、野菊花、白芷、石菖蒲、地肤子、蛇床子）外洗。结果：治愈率 90%。结论：苦参黄柏洗液外洗治疗慢性肛周湿疹效果较好。马刚等[80]在萆薢鱼腥草汤加减外洗治疗湿热下注型肛门湿疹的临床研究中，对照组予肤疾洗剂常规治疗，适量药液外用，用温水洗患处，治疗组在予肤疾洗剂的基础上，加用萆薢鱼腥草汤，得出结论在治疗湿热下注型肛周湿疹方面，与单纯西药治疗相比具有很好的治疗效果。

4. 其他治法

局封闭治疗：慢性湿疹顽固性瘙痒者，可用 0.75%罗哌卡因 10 ml 加亚甲蓝 2 ml,肛周皮下注射。

五、预防与调护

(1)参加体育锻炼,增强体质,避免过度疲劳和精神过度紧张。

(2)避免刺激性食物,如鱼、虾、烟、酒、咖啡等。

(3)肛门最佳清洗剂是水,冷水冲洗后再用烘干器干燥,勿用热水或肥皂清洗,不乱用刺激性止痒药物。

(4)治愈后应避免外界各种刺激,以免复发。

第二节　肛门瘙痒症

一、概念

肛门瘙痒症(Peritus Ani,PA)是一种常见的局限神经功能障碍性皮肤病。肛门部有时有轻微发痒,如瘙痒严重,经久不愈则成为瘙痒症。一般只限于肛门周围,有的可蔓延到会阴、外阴或阴囊后方。局限于肛门局部的瘙痒症多与肛门及直肠疾病有关或继发于肛门疾病,根据病因分为原发性瘙痒症和继发性瘙痒症。继发性瘙痒症有明显致病原因,容易治疗。肛门瘙痒症多见于中年人。部分为全身性皮肤瘙痒病的局部症状,则多见于老年人。临床表现:由于瘙痒,搔抓后出现继发性皮肤变化,如抓痕、血痂、皮肤肥厚以及苔藓样改变。

二、病因病机

1. 中医

中医认为,肛门瘙痒的外因主要是感受风、湿、热邪以及虫毒骚扰等,故有"诸痒属虚、属风,热盛则痛,热微则痒"之说,内因常为血虚风燥,肝肾不足、脏腑虚弱、湿热下注等,故前人说:"血虚则生风,风聚则发痒。"

(1)外感风邪:风寒湿热之邪客于腠理,留滞于肌肤之间,结而不散,则发生瘙疹。

（2）血虚生风：脏腑素虚，气血不足，或久病气血被耗，不能充养皮肤腠理，生风化燥则发痒，或由风邪乘虚侵袭，内外合邪所致。

（3）湿热下注：足厥阴肝经经脉，循阴毛，绕阴器，络筋脉，若肝经湿热，可循经下注，阻于肛门肌肤而发瘙痒。

（4）血瘀生风：由于多种原因引起脏腑功能失调，瘀血阻络，久郁皮肤，留滞不散，经络瘀阻兼外感风毒而发。

（5）虫毒骚扰：虫毒骚扰是引起肛门瘙痒症的重要原因之一。

2. 西医

肛门瘙痒症是一种常见的局限性神经功能障碍性皮肤病。瘙痒的机制还不十分明确，一般认为表皮内及真皮浅层的游离神经末梢是痒觉感受器，这些感受器受物理、化学刺激后先导致局部组胺、激肽和蛋白分解酶等化学性介质的释放，后者作用于神经末梢，引起冲动。痛觉神终纤维中无髓鞘 C 组织纤维传导，经由脊髓丘脑束至丘脑，最后达皮质感觉区，产生痒觉。

三、诊断及鉴别诊断

1. 诊断

（1）临床表现

初起时一般限于肛门周围皮肤，轻度发痒。如反复不愈，瘙痒加重，并可延至会阴、阴囊或阴唇等处。痒如虫爬蚁走或如蚊咬火烤，尤以夜间为甚，令人难以入睡，坐卧不安。常无法忍受而狠抓皮肤，暂时止痒。皮肤抓破后可疼痛、出血。

（2）专科检查

患处皮肤有干性抓痕或出血、糜烂、刺痛、渗液、结痂等继发损害。久病后皮肤变厚，皱襞肥大，发生苔藓样变，色素沉着或色素减退。

（3）分类及分型

①分类:原发性瘙痒和继发性瘙痒。

A. 原发性瘙痒:原发性瘙痒不伴有原发性皮肤损害,以瘙痒为主要症状。

B. 继发性瘙痒:继发性瘙痒症产生于原发性疾病及各种皮肤病,伴有明显的特异性皮肤损害和原发病变,瘙痒常是原发病变的一个症状。如肛瘘、肛门湿疹、湿疣、神经性皮炎、肛管直肠肿瘤、蛲虫等引起的肛门瘙痒均属此类。

②分型:分为早期、中期及严重表现。

A. 早期表现:肛门瘙痒症的临床表现为只在肛门的一侧或小块地方感觉不适或轻度瘙痒,瘙痒逐渐加重,长期不愈,则会蔓延到阴囊或阴唇,特别是在会阴部的前后缝里痒的最重。

B. 中期表现:夜晚则会加重,如虫爬蚁行感,或如蚊虫叮咬、火烤状,令人难以入眠;精神紧张、饮食、饮酒或吃海味食品可引起瘙痒发作,每次数分钟或数小时,有的则常痒不停。

C. 严重表现:瘙痒时轻时重,无定时,搔抓后可使局部皮肤出血、糜烂、刺痛;久而久之可引起神经衰弱,精神萎靡不振,食不下,睡不着。

（4）辅助检查

①原发性瘙痒:瘙痒如为初发,应做较详细的全身性检查。

A. 粪便检查:有发酵、腐败和肠寄生虫。

B. 尿检查:有糖尿。

C. 皮肤变态反应试验:以检查皮肤对食物和真菌有无敏感反应。

②继发性瘙痒:检查时可发现明显的特异性皮肤损害和原发病变,如痔、肛瘘、肛裂、脱肛、肛门湿疹、湿疣等。实验室检查:经实验室检查发现有糖尿病、蛲虫病、白色念珠菌感染等。

2. 鉴别诊断

（1）肛周湿疹:湿疹常发有丘疹、红斑、渗出、糜烂,后继发瘙痒,而肛门瘙痒症常以发痒为主,无渗出液,抓破后,继发渗出、出血、糜烂。若为急性湿疹:发病较快,病程短,易复发。多为多形性皮损,红斑、丘疹、水疱及浆液性渗出,而后继发痛痒。

(2)肛周接触性皮炎:有明显的接触过敏源病史;病变局限于接触或暴露部位,皮疹多为单一形态,边界清楚;病程短,去除病因后可治愈,不复发。

(3)肝、肾疾病瘙痒:黄疸伴瘙痒,常提示有梗阻性胆道疾病,其原因与胆盐在血中和皮肤内含量增高有关。尿毒症常伴有皮肤瘙痒。

(4)内分泌性瘙痒:糖尿病引起的瘙痒可波及全身和会阴、肛门。其原因系皮肤含糖量增高,刺激神经末梢所致。甲状腺功能亢进症的皮肤瘙痒可能系精神紧张、多汗、基础代谢增高所致。

(5)精神性瘙痒:瘙痒可泛发全身或局限于肛门及会阴。痒部无明显皮肤损害及抓痕,瘙痒常被夸大,伴有神经精神症状或皮肤寄生虫恐惧症。

(6)继发性瘙痒:主要继发于痔、瘘、肛裂、肛门湿疹、神经皮炎、蛲虫症等疾病,根据体格检查可鉴别。

四、治疗

1. 内治法

(1)风热侵袭证

证候:肛门瘙痒伴灼热感,遇冷遇热则痒更甚,口干口苦,心烦易怒,大便秘结,小便短赤,肛周皮肤不潮湿,皮损不明显,瘙痒易发作、易停止。舌尖红,苔薄黄或薄白,脉数略浮。

治法:清热凉血,疏风止痒。

方药:凉血消风散加减。生地黄 30 g,当归 9 g,荆芥 9 g,蝉衣 6 g,苦参 9 g,白蒺藜 9 g,知母 9 g,生石膏 30 g,生甘草 6 g。

(2)湿热阻滞证

证候:肛门皮肤瘙痒、渗出、潮湿,可蔓延至阴部及阴囊部。局部皮肤常有破溃、出血,时轻时重,肛周皮肤粗糙,皱襞增厚,分泌物较多,可伴有腹胀食少,大便秘结,舌红苔黄腻,脉弦滑。

治法:清热利湿,消风止痒。

方药:龙胆泻肝汤加减。龙胆 6 g,黄芩 9 g,山栀子 9 g,泽泻 15 g,木通 9 g,车前子 9 g,当归 8 g,生地黄 20 g,柴胡 10 g,生甘草 6 g。

(3)血虚风盛证

证候:肛门奇痒难忍,皮肤干燥,无光泽,少弹性,常因痒而造成抓痕和血痂,伴有心悸失眠,五心烦热,口舌干燥,病程日久,经治不愈,舌淡少苔,脉细弦。

治法:养血润燥,熄风止痒。

方药:当归饮子加减。当归 30 g,白芍 30 g,川芎 30 g,生地黄 30 g,白蒺藜 30 g,防风 30 g,荆芥 30 g,何首乌 15 g,黄芪 15 g,生甘草 6 g。

2. 西药

(1)西药:钙剂、维生素 C、硫代硫酸钠、苯海拉明、异丙嗪、氯苯那敏等,可根据病情选用。第二代抗组胺药具有选择性的对抗外周受体的作用,能抗过敏、止痒,广泛应用于本病,常用药为西替利嗪,每天剂量 10 mg,每晨 1 次。氯雷他定,每天剂量 10 mg,每晨 1 次。

(2)外用药:常用的有肤轻松软膏、泼尼松、氢化可的松软膏、炉甘石洗剂,具有止痒作用。

(3)激素:对更年期及老年重症病人,可用性激素治疗。女性己烯雌酚 0.5~1 mg,口服,每晚 1 次;男性丙酸睾酮 25 mg,肌内注射,每周 1~2 次。

(4)真菌感染:可口服制霉菌素,每次 50 万~100 万 u,每天 3 次。

3. 中医外治法

(1)中药熏洗疗法:常用苦参汤、回药止痒洗剂、皮炎湿疹方局部熏洗。

回药止痒洗剂、皮炎湿疹方、苦参汤:具体功效及药物组成见肛周湿疹熏洗疗法内容。

（2）中药外敷疗法：常用的方药为双黄膏。

①双黄膏：具体功效及药物组成见肛周湿疹中药外敷疗法内容。

（3）针刺疗法：可取长强、腰俞、承山、三阴交、阴陵泉等穴，强刺激，每日1次。

（4）文献记载：李静等[81]在康复新液熏洗联合亚甲蓝注射治疗肛门瘙痒症的效果研究中，试验组采用肛周亚甲蓝封闭注射治疗，术后配合康复新液坐浴，对照组仅采用亚甲蓝封闭注射治疗。比较两组治疗效果。结果试验组的治愈率显著高于对照组（$P<0.05$）。白金权等[82]在中药熏洗治疗原发性肛门瘙痒症的临床疗效观察中，治疗组23例（三黄汤熏洗+曲安奈德益康唑乳膏局部涂抹）和对照组23例（曲安奈德益康唑乳膏局部涂抹），结果随着用药时间的延长，与对照组相比，治疗组肛门的平均瘙痒评分显著降低，肛门瘙痒得到了有效控制，疗效显著，差异具有统计学意义（$P<0.01$）。张俊林[83]在外敷湿润烧伤膏治疗肛门瘙痒症32例研究中，64例患者随机分为两组，外敷湿润烧伤（MEBO）为治疗组，外敷曲咪新乳膏（皮康霜）为对照组，结果显示治疗组疗效优于对照组。

4. 其他治法

（1）蜂胶：抗菌消炎，可治肛门瘙痒症。蜂胶的主要成分有黄酮类化合物、有机酸类、酶类、维生素类和矿物质等。蜂胶的作用非常广，其中之一就是抗菌消炎。所以，对于一些因感染因素所导致的肛门瘙痒，可以尝试。

（2）物理疗法：可行紫外线、红外线局部照射、皮下输氧、矿泉浴等。对顽固性肛门瘙痒，可采用同位素32P、90Sr或浅层X线放射治疗。

（3）封闭疗法：将药物注射到皮下或皮内，破坏感觉神经末梢传导，阻断病区瘙痒对中枢神经的恶性刺激，使局部失去知觉而止痒。常用药物为0.2%亚甲蓝液、95%乙醇、皮质激素等，多加入利多卡因、布比卡因消除疼痛感。注射方法：常规备皮，侧卧位或截石位，消毒铺巾。由病区做点状皮内或皮下注射，完毕后盖无菌敷料。注射时如注入肌层有引起坏死、形成脓肿的危险,亦不可穿破肛管皮肤,以免因排便污染了创面。局部有炎症者严禁注射,夏季炎热出汗多不宜注射,以免感染。

(4)手术疗法:手术治疗适用于自发瘙痒经过上述非手术治疗后不见好转或多次复发者。手术方法有切除瘙痒皮肤的皮肤切除术和离断皮下神经,阻断肛周皮内神经末梢感受器传导的肛周神经末梢切断术等。

①皮肤切除缝合术。即切除病变皮肤后再加以缝合。手术过程:术前备皮、灌肠等常规准备。病人取截石位,肛周及肛管常规消毒,铺巾,局麻生效后,沿肛缘两侧各做新月形皮瓣切除,保留皮下组织,用剪刀经切口游离创口外侧皮肤与皮下组织,以减少缝合时的张力,创口充分止血后,用丝线间断缝合两侧创口,碘伏纱巾敷,无菌纱布压迫包扎固定。

②叶状皮肤切除术。手术过程:术前常规准备。病人取截石位,肛周及肛管常规消毒,铺巾,局麻生效后,选择病人自觉最痒处皮肤作为切除区,行放射状切除,使切口呈叶状,各切除区之间保留正常皮桥,切口上端到肛管内齿线下方,切口下端到肛门周围皮肤,切除深度以切除此处之外皮层为度,经切口用剪刀从各保留的皮桥与皮下组织之间作钝性分离,离断皮下神经,创面充分止血后,用凡士林纱布填塞压迫,无菌纱布压迫包扎固定。

③皮下分离术。即离断肛周神经末梢后再加以缝合。手术过程:术前常规准备。病人取截石位,肛周及肛管常规消毒,铺巾,局麻生效后,于肛门两侧,距肛缘5 cm各做一弧形切口,不切开肛门前方以及后方皮肤,切开皮下脂肪,将皮片向内侧分离显露外括约肌下缘,并向肛管内将皮肤由内括约肌分离到肛门瓣平面。再将肛门前后方皮肤由深部组织分离,使肛门两侧伤口交通。最后将切口外缘的皮肤向外分离,止血后将皮片缝于原位,如有必要需放置引流条,无菌纱布压迫包扎固定。

④皮下切开术。手术过程:于肛门两侧,距肛缘5 cm,各做一半圆形切口,切开皮下脂肪,将皮片向内侧分离显露外括约肌下缘,并向肛管内将皮肤由内括约肌分离到肛门瓣平面。再将肛门前后方皮肤由深部组织

分离,使肛门两侧伤口交通。最后将切口外缘的皮肤向外分离 1~2 cm,止血后将皮片缝于原位,有时需放引流,外盖压迫敷料。手术前需准备肠道,手术后控制排粪 3~4 d。效果,各家报告不一,多数取得良好效果,但有复发病例及伤口感染和裂开的报告。

⑤切除缝合术。手术过程:沿肛缘由前向后做一切口,在切口外侧再做一弯形切口,将有病变皮肤包括在切口内,切口两端相连,切除两处切口之间的半月形皮肤,缝合伤口。对侧同法切除。切除皮肤后可止瘙痒,但伤口有时发生感染。

五、预防与调护

(1)避免焦急、忧虑、过度紧张。

(2)便后用温水洗净肛门,保持皮肤清爽干净,但也要避免不必要的清洗或消毒药物浸泡。

(3)内裤不要过紧、过硬,宜穿纯棉宽松合体的内裤,不要穿人造纤维内裤,并要勤换勤洗。

(4)注意劳逸结合,保持心情愉快,防止过度紧张和焦虑不安,不搔抓肛门,不用过硬的物品擦肛门,以免摩擦肛门皮肤。

(5)多吃蔬菜水果,不食或少食辣椒、浓茶、咖啡、高度酒等刺激性食物及饮品。

第三节　肛门周围神经性皮炎

一、概念

肛门周围神经性皮炎是一种局限性皮肤神经功能障碍性皮肤病,又称慢性单纯苔藓。因其好发于颈部,状如牛领之皮,厚而坚,中医学称之为"牛皮癣""摄领疮"。临床特点为皮损多为圆形或多角形扁平丘疹融合成片,剧烈瘙痒,搔抓后皮损肥厚,皮沟加深,皮嵴隆起,极易形成苔藓样变。

多见于 20~40 岁的青壮年男性,病程缓慢,反复发作,常数年不愈,愈后易复发。

二、病因病机

1. 中医

初期为风、湿、热之邪阻滞肌肤或硬领等外来机械刺激所引起;病久耗伤阴液,营血不足,血虚生风生燥,皮肤失去濡养而成;肝火郁滞,情志不遂,郁闷不舒,或紧张劳累,心火上炎以致气血运行失职,凝滞肌肤,每易成为透发的重要因素,且致病情反复。

2. 西医

现代医学按发病情况及主要症状,大致可分为以下几种。

(1)刺激性因素:如过度烟酒、咖啡等辛热兴奋物,或服用某些作用于神经系统的药物及内裤摩擦、搔抓等局部刺激,均为诱因。

(2)神经精神因素:因情志波动,精神过度兴奋、忧郁、紧张、焦虑、恐怖或神经衰弱,造成大脑皮质的调节功能紊乱,引起肛门周围神经功能障碍,当受到刺激时,皮肤易出现反应,呈苔藓样变化。

(3)疾病因素:消化系统疾病、内分泌障碍疾病等,都为重要诱因。

三、诊断及鉴别诊断

1. 诊断

(1)临床表现:发病初期,仅有患处间隙性瘙痒,夜间尤甚,常致失眠,经搔抓皮肤出现淡褐色圆形或多角形丘疹,表面光滑或覆有糠皮样鳞屑,密集成群,随病情发展,丘疹渐融合成片,形成典型的苔藓样变。此时病变皮肤干燥、增厚,皮纹加深,互相交错,皮嵴突起,呈菱形或多角形,境界清楚。慢性经过,时轻时重,一般夏季加重,冬季缓解,全部病程可分为 3 期。

①静止期:表面炎症轻微或缺如,病变局限,境界清楚。

②进行期:炎症显著,浸润明显,皮损扩大,边缘模糊不清。

③退行期:浸润轻微,皮损变薄,倾向愈合。

(2)专科检查:皮肤出现淡褐色圆形或多角形丘疹,表面光滑或覆有糠皮样鳞屑密集成群,随病情发展,丘疹渐融合成片,形成典型的苔藓样变。

2. 鉴别诊断

(1)接触性皮炎:瘙痒,多见于老年人,常与季节有关,皮损为继发性。

(2)扁平苔藓:好发于腕部屈面、前臂、小腿伸侧、躯干等处,肛周较少出现,皮疹较大圆形或多角形,扁平丘疹,中央稍圆,颜色暗红、淡紫或正常皮色,表面有蜡样光泽,活体组织病理学检查有诊断价值。

(3)银屑病:皮损基底呈淡红色或暗红色浸润,上被白色鳞屑,剥离鳞屑后,基底有薄膜现象及点状出血。

(4)原发性皮肤淀粉样变:好发于小腿伸侧面,皮损为高粱粒至绿豆大之圆形或半圆形棕色丘疹,密集成斑块而不融合,有蜡样光泽,表面粗糙,触之不平,刚果红皮内实验为阳性。

四、治疗

1. 内治法

(1)风湿热证

证候:皮损成片呈淡褐色,粗糙肥厚,阵发性剧痒,夜间尤甚,舌淡红,苔薄白或白腻,脉濡缓。

治法:清热祛湿,疏风止痒。

方药:消风散或疏风清热饮加减。当归6 g,生地黄6 g,防风6 g,蝉蜕6 g,知母6 g,苦参6 g,胡麻6 g,荆芥6 g,苍术6 g,牛蒡子6 g,石膏6 g,甘草3 g,木通3 g。

(2)血虚风燥证

证候:皮损色淡或灰白,抓如枯木,肥厚粗糙似牛皮,常伴有心悸怔忡,失眠健忘,气短乏力,妇女月经量过多,舌质淡,脉沉细。

治法:养血润燥,祛风止痒。

方药:当归饮子或四物消风散加减。当归 30 g,白芍 30 g,川芎 30 g,生地黄 30 g,白蒺藜 30 g,防风 30 g,荆芥 30 g,何首乌 15 g,黄芪 15 g,炙甘草 15 g。

(3)脾虚湿盛证

证候:皮损呈暗灰色,肥厚光滑,伴腹胀食欲缺乏、便溏,舌体胖大,边有齿痕,苔白厚,脉濡缓。

治法:健脾除湿。

方药:除湿胃苓汤加减。防风 10 g,苍术 10 g,白术 10 g,赤茯苓 10 g,陈皮 10 g,厚朴 10 g,猪苓 10 g,山栀子 10 g,木通 10 g,泽泻 10 g,滑石 10 g,甘草 6 g,肉桂 6 g。

(4)肝郁化火证

证候:皮疹色红,心烦易怒或精神抑郁,失眠多梦,眩晕,心悸、口苦咽干,舌边尖红,苔薄白,脉弦数。

治法:疏肝解郁,清热养血。

方药:丹栀逍遥散或泻肝安神丸加减。丹皮 10 g,炒栀子 10 g,当归 12 g,白芍 12 g,炒柴胡 6 g,茯苓 10 g,炒白术 10 g,炙甘草 3 g。

2. 西药

(1)抗组胺药和镇静药:可酌情选用氯苯那敏、阿司咪唑、苯海拉明、异丙嗪、地西泮等。

(2)静脉用药:0.25%普鲁卡因注射液 10~20 ml 加维生素 C 500 mg静脉注射;或用普鲁卡因 4~6 mg/kg 体重,用生理盐水配成 0.1%溶液加维生素 C 500~1000 mg 静脉注射。亦可用葡萄糖酸钙 10 ml 静脉注射。

(3)局部用药:局部外用 20%~40%煤焦油膏,或 5%~10%松油膏、5%~10%硫黄煤焦油软膏;皮肤肥厚较轻者,外用 0.1%~0.25%醋酸氟氢可的松软膏,每天 2 次。

3. 中医外治法

(1)中药外洗疗法:风湿热证可选用三黄洗剂外搽清热燥湿,收涩止痒。

三黄洗剂:三黄洗剂起到清热燥湿、收涩止痒的功效。方中大黄苦寒、泻热通便、解毒消痈,黄柏、黄芩燥湿泻火、清热解毒,苦参清热燥湿。

大黄 15 g,黄柏 15 g,黄芩 15 g,苦参 15 g。

用法:用 10~15 g,加入蒸馏水 100 ml,医用石炭酸 1 ml,摇匀,以棉签蘸搽患处,每日 3~4 次。

(2)中药外敷疗法:多选用燥湿止痒、养血润燥、清热利湿的药物。常用方药有疯油膏加热烘疗法,羊蹄根散、五倍子膏、皮炎膏、伤湿止痛膏等。

①疯油膏:疯油膏起到燥湿杀虫止痒的功效,适用于血虚风燥证。方中轻粉外用攻毒、杀虫止痒,黄丹拔毒、生肌、杀虫止痒,朱砂外用清热解毒。

轻粉 4.5 g,黄丹 3 g,朱砂 3 g,黄蜡 30 g,麻油 120 ml。

用法:上药前三味各研细末,先将麻油煎微浓,入黄蜡再煎,以无黄沫为度,取起离火,再将药末渐渐投入,调匀成膏。局部涂油膏后,热烘 10~20 min,烘后即可将所涂药膏擦去,每日 1 次,4 周为 1 个疗程。

②羊蹄根散:羊蹄根散起到杀虫、渗湿、消毒的功效。方中羊蹄根清热解毒,白矾外用解毒杀虫、燥湿止痒。

羊蹄根 24 g,白矾 6 g。

用法:醋调搽患处,每日 1~2 次。

(3)针灸疗法:用七星针、梅花针刺,或用艾条灸患处。

(4)文献记载:韩立新等[84]在消癣汤内服加外敷治疗局限性神经性皮炎随机平行对照研究中,对照组 40 例扑尔敏每次 8 mg,每日 3 次,皮损外涂去炎松尿素软膏,每日 3 次。治疗组 40 例消癣汤,水煎 150 ml,分 2 次服内服;外敷中药洗剂(荆芥、白藓皮、大黄、大枫子、苦参各 30 g,枯矾

20 g)水煎适量外敷患处。结果显示治疗组疗效优于对照组。陈洪强等[85]在中药熏洗联合 Q-1064 激光治疗难治性、局限性、神经性皮炎疗效探讨中,随机分为联合治疗组(中药熏洗+Q-1064 激光)和激光治疗组(Q-1064 激光)各 40 例,激光治疗组采用 Q-1064 激光治疗,2 周治疗 1 次;联合治疗组在激光治疗基础上加用中药熏洗治疗,每天 2 次,每次 20 min,两天 1 剂。两组均以 10 d 为一个疗程,治疗 4~8 个疗程。得出结论是治疗难治性、局限性、神经性皮炎采用中药熏洗和 Q-1064 激光治疗联合疗法疗效较好且复发率低。

4. 其他治法

(1)物理疗法:局部皮损,经多种药物治疗效果不佳者,可采用浅层 X 线照射,或用放射性核素磷、银敷贴治疗。

(2)局部封闭:1%亚甲蓝 2 ml 加 0.5%丁卡因 10 ml,加 0.5%利多卡因 10 ml,每月 1 次,每次 10~20 ml 于患部皮下封闭注射。

五、预防与调护

(1)避免情绪冲动,忌用手搔抓或热水烫洗。

(2)不宜穿过硬的内衣,以免刺激皮肤。

(3)不吸烟,忌饮酒,忌食辣椒等刺激性食物,多吃清淡食物和水果。

第四节 肛门周围接触性皮炎

一、概念

肛门周围接触性皮炎是由于肛周皮肤黏膜接触某些刺激性物质或致敏物后在接触部位所发生的浅在性皮肤炎症。多数呈急性发作,如反复发作,可演变成慢性。引起本病的物质主要有动物性、植物性和化学性物质 3 大类,其中以化学物质致病最为多见。中医学文献记载"漆疮"属此病范畴。

二、病因病机

1. 中医

中医学认为,由于禀性不耐,皮毛腠理不密,一旦接触某些物质,如药物、化纤之品、花草等,就会引起邪毒外侵皮肤,郁而化热,邪热与气血相搏而发病;或素体湿热内蕴,复外感毒邪,两者相合,发于肌肤而成。

2. 西医

(1)病因:西医认为因过敏或刺激引起,病因一般可分为 3 类。

①动物性:各种动物皮毛、动物毒素、昆虫毒毛等。

②植物性:植物的叶、茎、花、果等,以及植物分泌的汁液等。

③化学性:强刺激如酸碱类、油漆药品、燃料、洗涤剂、农药、油类、化妆品、化学纤维及塑料制品、化工原料及其成品等。某些药品(如汞、碘、磺胺、酒精、氧化锌、黄连软膏、抗生素油膏)等。

(2)发病机制:肛门接触性皮炎是通过淋巴细胞传递的一种细胞免疫反应。分为皮炎发生的原因和皮炎发展的原因,前者又分为原发性刺激和变态反应。

此外,有些接触性皮炎,可发展成湿疹样皮炎。也有另一些刺激因素(如搔抓、肥皂洗涤、饮食刺激或用药不当)促成的,致使其转化为慢性湿疹样变化。

①原发性刺激:接触物质本身具有强烈的刺激性或毒性,任何人接触后均可发生皮炎。皮肤炎症的轻重和发病快慢与接触物质的刺激性,浓度和接触时间的长短有密切关系。如在接触强酸或强碱等引起急性皮炎。

②变态反应性:主要为迟发Ⅳ型变态反应。刺激因子作用于少数具有特异性过敏体质者的皮肤和黏膜后可以发病。初次接触后并不立即发病而是需要 4~20 d 的潜伏期。使机体先致敏,再次接触该物质后,在 12 h 左右即可发生反应。此类反应最为常见。

三、诊断及鉴别诊断

1. 诊断

（1）临床表现

①发病前均有过敏物质或刺激物质接触史，一般发病急，皮损一般仅局限于接触部位，以露出部位最多，境界边缘清楚，形态与接触物大抵一致。

②皮损的轻重与致敏物或刺激物的强弱、作用时间的长短、接触面积大小以及机体的敏感性有关。轻者局部仅有充血，境界清楚的淡红或鲜红色斑；重者可出现丘疹、水疱、大疱糜烂渗出等损害；刺激性强烈者可致皮肤坏死或溃疡；机体高度敏感时，可泛发全身。除瘙痒疼痛外，少数患者可有恶寒、发热、恶心、呕吐等全身症状。

③本病有自限性，除去病因后，可很快自愈。若未能及时除去病因，致使病程迁延，可转变成慢性，类似湿疹样皮炎。

（2）专科检查

轻者局部仅有充血，表现为境界清楚淡红或鲜红斑。重者在红斑上发生丘疹、水疱或大疱、糜烂渗出等损害。若原发刺激物为强酸强碱等常可引起坏死或溃疡。皮炎发生于包皮、阴囊等皮肤组织疏松部位，则皮肤水肿显著。

（3）辅助检查

①斑贴试验：对于病因不明者，有助于确定致敏原。

②组织病理检查：急性皮炎，病理变化主要为表皮，显示细胞间和细胞内水肿，乃至海绵形成，角层下水疱，疱内含少数淋巴细胞、中性白细胞及崩解的表皮细胞。在水疱周围的表皮各层细胞间，能发现移入表皮的淋巴细胞及中性白细胞。真皮上部血管扩张，结缔组织水肿，血管周围轻度细胞浸润，主要为淋巴细胞，但有时也有少数中性及嗜酸性白细胞。

2. 鉴别诊断

（1）急性湿疹：病因常不明，皮疹呈多形性，多有糜烂渗出，境界不清，易反复发作。

（2）丹毒：皮疹颜色鲜红，境界明显，无接触史。局部触痛明显，伴有畏寒发热、头痛、恶心等全身症状。白细胞常增高。

四、治疗

1. 内治法

中医治疗原则：宜清热、凉血、利湿、解毒。

（1）风热蕴肤证

证候：起病较急，皮损色红，肿胀轻，其上为红斑或丘疹，自觉瘙痒、灼热；心烦，口干，小便微黄；舌红，苔薄白或薄黄，脉浮数。

治法：疏风清热止痒。

方药：消风散加减。常用荆芥、防风、牛蒡子、苦参、金银花、连翘、蝉衣、僵蚕、生地黄、紫荆皮（花）、甘草等。

（2）湿热毒蕴证

证候：起病急骤，皮损面积较广泛，其色鲜红肿胀，上有水疱或大疱，水疱破后则糜烂渗液，自觉灼热、瘙痒；伴发热，口渴，大便干，小便短黄；舌红，苔黄，脉弦滑数。

治法：清热祛湿，凉血解毒。

方药：龙胆泻肝汤合化斑解毒汤加减。常用龙胆草、黄芩、黄柏、苍术、茯苓、泽泻、生石膏、连翘、牡丹皮、六一散等。黄水多者，加土茯苓、紫荆皮、马齿苋；红肿面积广泛者，加熟大黄、紫荆皮、桑白皮。

（3）血虚风燥证

证候：病程长，病情反复发作，皮损肥厚干燥有鳞屑，或呈苔藓样变，瘙痒剧烈，有抓痕及结痂；舌淡红，苔薄，脉弦细。

治法：养血润燥，祛风止痒。

方药:当归饮子合消风散加减。常用当归、生地黄、防风、蝉衣、牛蒡子、火麻仁、僵蚕、丹参、甘草等。瘙痒甚者,加紫荆皮、徐长卿。

2. 中成药

(1)急性期:龙胆泻肝丸,防风通圣丸。

(2)亚急性期:除湿丸、二妙丸。

(3)慢性期:参苓白术丸、秦艽丸、润肤丸。

3. 西药

(1)抗组胺药:可选用苯海拉明 25~50 mg、氯苯那敏 4~8 mg,每日 3~4 次口服;或息斯敏 10 mg,每日 1 次口服,可并用维生素 C 100~200 mg 每日 3~4 次口服。

(2)钙剂:可口服钙片,肌内注射维丁胶钙、静脉注射 10%葡萄糖酸钙。

(3)肾上腺皮质激素:皮损广泛而严重时,可配合使用泼尼松 10~20 mg,每日 3~4 次,口服;或地塞米松 10~20 mg,加入 5%葡萄糖液 500 ml 中,静脉滴注,每日 1 次。

(4)利尿剂:对伴发全身皮疹,水肿严重者,可配合服用氢氯噻嗪 25 mg,每日 2~3 次,连服 2~3 d,有利于消肿。

(5)局部用药

①皮疹有糜烂渗液者:可选用 5%硼酸溶液、1%硫酸镁、0.1%明矾溶液、醋酸铝溶液做冷湿敷,合并感染者可用 1:(500~1000)的高锰酸钾冷湿敷。

②皮疹无糜烂渗液者:可用上述方法治疗,或外擦炉甘石洗剂。

③皮疹呈慢性湿疹样皮炎者:可用肾上腺皮质激素类软膏,如醋酸氢化可的松软膏、醋酸氟氢可的松软膏、醋酸地塞米松软膏、去炎松软膏或肤轻松软膏等。

4. 中医外治法

(1)中药外洗疗法:潮红、丘疹为主者用三黄洗剂、炉甘石洗剂,或用青黛散冷开水调敷;肿胀糜烂渗液较多者,经验方,并可用 10%黄柏溶液、生理盐水、3%硼酸水湿敷;瘙痒者可用苦参汤煎水坐浴。

①青黛散:青黛散起到清热解毒、消肿止痛、收湿止痒的功效。方中青黛清热解毒,黄连燥湿泻火、清热解毒,儿茶活血止痛、收湿敛疮,煅人中白清热降火、止血化瘀,薄荷性凉、清热,煅硼砂清热解毒防腐,甘草清热解毒,冰片清热解毒、防腐生肌。

青黛6 g,黄连6 g,儿茶6 g,煅人中白6 g,薄荷9 g,煅硼砂9 g,生甘草3 g,冰片1.5 g。

用法:冷开水调敷,每日4~5次。

②经验方:该方起到清热解毒的功效。方中蒲公英清热解毒,桑叶疏散风热,生甘草清热解毒。

蒲公英60 g,桑叶15 g,生甘草15 g。

用法:水煎待冷后湿敷,每日4~5次。

③三黄洗剂:具体功效及药物组成见肛门周围神经性皮炎中药熏洗疗法内容。

④苦参汤:具体功效及药物组成见内痔中药熏洗疗法内容。

(2)中药外敷疗法:糜烂结痂者可用青黛膏,或清凉膏外擦。

清凉膏:清凉膏起到清热解毒的功效。方中大黄、朴硝性凉清热,黄连、黄柏燥湿泻火、清热解毒,赤芍清热凉血,当归外用泻热,细辛解表散寒、祛风止痛,薄荷性凉、清热,芙蓉叶清热解毒。

大黄、朴硝、黄连、黄柏、赤芍、当归、细辛、薄荷、芙蓉叶各等分。

用法:用生地黄汁、鸡子清、蜂蜜同调匀,局部涂擦,每日3~4次。

(3)文献记载:冯桥等[186]在壮医外洗方治疗接触性皮炎100例临床疗效观察研究中,将100例患者随机分为治疗组50例和对照组50例,治疗组用壮医外洗方治疗,对照组用无极膏治疗,分别观察两组病例治疗前后的炎症、瘙痒程度。结果显示,治疗组的总有效率为96%,对照组的总有效率为74%,两组比较差异具有统计学意义($P<0.01$)。苏惜香等[187]在中西药结合治疗接触性皮炎,急性、亚急性湿疹的疗效观察研究中,816例接触

性皮炎,急性、亚急性湿疹随机分为两组,治疗组用内服抗组胺药物与中药外敷,对照组单纯用内服抗组胺药物,两组疗程为 7 d。结果显示,治疗组有效率 95.56%,对照组有效率 80.88%,两组比较差异有统计学意义($P<0.05$)。结论:内服抗组胺药物与中药外敷联合治疗接触性皮炎,急性、亚急性湿疹安全、有效、快捷。

五、预防与调护

(1)寻找病因,注意自我保护,避免及脱离接触。

(2)忌辛辣刺激的食品:辛辣刺激食品在味道浓烈的同时,还会散发刺激性气味,刺激呼吸道和食道,引起过敏症的出现。

(3)冰冷的食品:太过冰冷的食物会刺激我们的消化系统,造成血管和肌肉的收缩,从而导致过敏症状的出现。

(4)尽量不化妆或不化浓妆。

(5)化妆品的选择:使用同一牌子化妆产品,选择不含浓烈香味、不含酒精等刺激性的化妆品。

第五节　肛门癣

一、概念

癣是真菌引起的传染性皮肤病,可分浅部真菌病和深部真菌病,而肛周皮肤癣属浅部真菌病。它多由股癣蔓延至肛门、会阴、臀部所致,具有传染性。夏季多发,冬季少见。中医学记载的阴癣、圆癣、疬疡风、紫白癜风等类似于本病。

二、病因病机

1. 中医

中医学认为,本病是由外受风毒,凝聚皮肤,甚则皮肤不能濡润;或由于风寒外袭,营卫失调;或风热侵入毛窍,郁久血燥;或冲任失调,营血亏耗,血虚生风化燥等致皮肤失养;或被风湿所侵,留于腠理;或久居湿地,水浆浸渍,湿邪外侵,郁于皮肤;或因汗衣湿褟,淹渍肌肤,复受日晒,暑湿浸渍毛窍,而成本病。

2. 西医

现代医学认为,本病是由真菌所致,而真菌种类繁多,绝大多数不会致病,其中一小部分为条件致病菌,可存在于人的皮肤、黏膜、肠道等处。正常情况下,各菌群间相互影响,相互制约,平衡代谢。但由于长期使用抗生素可造成体内菌群失调,当人体皮肤破损,抵抗力下降时,致病性真菌则大量繁殖,侵入皮肤、皮下组织而引起癣的发生。本病多是直接接触传染,如通过衣物、用具或自身于足癣传染致病。环境条件亦有影响,如在温热季节和潮湿地区,肛门皮肤受轻微损伤,容易发病。

三、诊断及鉴别诊断

1. 诊断

(1)临床表现:肛周皮肤癣主要为股癣和花斑癣蔓延至肛周而致。

①股癣:生在股部内侧,常蔓延至肛周、臀部等。皮损多为钱币形红斑,边缘清楚,略高出皮面,病灶中央常有自愈倾向,其边缘周围有丘疹、水肿、结节、鳞屑等。自觉瘙痒,多在夏季发作,入冬减轻或自愈。

②花斑癣:皮损为黄豆大圆形或更大的斑片,大小不一,边缘清楚,有时融合成片,呈灰褐色、淡褐色或深褐色,或轻度色素减退,附有微亮糠皮样细小鳞屑。多发于夏季,入冬自愈。显微镜检查,鳞屑中可查到真菌孢子和菌丝。

(2)专科检查:钱币形、圆形或更大的斑片状红斑,边缘清楚,略高出皮面,病灶中央常有自愈倾向,其边缘周围有丘疹、水肿、结节、鳞屑等。

(3)辅助检查

①镜检:刮取皮损边沿处鳞屑用10%氢氧化饵后,在乙醇灯火焰上加

热以溶解角质,镜下可见菌丝和孢子。

②培养:鳞屑在含氯霉素、放线菌目同的弱培养基中培养 3~5 d 后可长出菌落,可鉴定菌种。

③病理检查:PAS 或银染见菌丝和孢子位于表皮角质层。

2. 鉴别诊断

(1)肛周神经性皮炎:有明显苔藓化,无水疱,真菌显微镜检阴性。

(2)肛周慢性湿疹:无堤状隆起的边缘,境界不清楚,真菌检查阴性。

四、治疗

1. **内治法**

(1)湿热下注证

证候:发病初期,由于内蕴之湿热浸润,加之外感湿热之邪,湿热下注,蕴于肌肤而出现红斑、丘疹、瘙痒。

治法:清热利湿,祛风止痒。

方药:龙胆泻肝汤加减。龙胆草 6 g,黄芩 9 g,山栀子 9 g,泽泻 12 g,木通 9 g,车前子 9 g,生地黄 20 g,生甘草 6 g,白茅根 15 g,蒲公英 15 g,大青叶 15 g。

(2)血虚风燥证

证候:病灶久伤阴血,阴血不足,血虚生风生燥,肌肤失于滋养而出现皮肤肥厚干燥、瘙痒等。

治法:养血润燥,熄风止痒。

方药:当归饮子合凉血消风散加减。当归 30 g,白芍药 30 g,川芎 30 g,生地黄 30 g,防风 30 g,荆芥 30 g,何首乌 15 g,黄芪 15 g,蝉衣 6 g,苦参 9 g,白蒺藜 9 g,知母 9 g,生石膏 30 g,生甘草 6 g。

2. **西药**

(1)全身治疗:如果患部反复发作,面积较大,同时有脚癣存在,或发现有苔藓样病变时,则除外用药外,可给予全身用药。

①伊曲康唑胶囊(斯匹仁诺):每天 100~200 mg,餐后即服,疗程 1 周。

②特比萘芬:每天 200 mg,口服,疗程 1~2 周。

(2)局部治疗

①咪唑衍生物类软膏:如克霉唑、益康唑、氟康唑等是最佳广谱抗真菌药物。因这些药物的作用仅仅是抑制真菌,故需持续应用到临床病变消失以后两周或更长时间。

②其他用药:复方水杨酸酊剂、复方苯酸软膏、复方雷锁辛涂剂、20%土槿皮酊、20%蹄根醋浸液等。

③有严重炎症反应时:不能用乙醇配制的药水,也不宜外擦强烈的抗菌药物,可用苦参、土槿皮、黄柏、百部、半枝莲各等量煎水坐浴,待症减轻后,方可使用上述抗真菌药物。

3. 中医外治法

(1)中药熏洗疗法:可用止痒熏洗汤、止痒洗剂等熏洗治疗。

①止痒熏洗汤:止痒熏洗汤起到清热利湿止痒的功效。方中苦参清热利湿、止痒,地肤子、白藓皮、蛇床子清利湿热,黄柏清热解毒、泻火燥湿,川椒、苍耳子除湿止痛,茵陈蒿清热除湿。

苦参 15 g,蛇床子 15 g,地肤子 15 g,白藓皮 20 g,川椒 15 g,黄柏 20 g,苍耳子 15 g,茵陈蒿 15 g。

用法:水煎取汁,先熏洗后坐浴 10~15 min。

②止痒洗剂:具体功效及药物组成见肛周湿疹熏洗疗法内容。

(2)中药外搽疗法:可外用 5%硫磺软膏,每天 2 次连续 2~4 周,或经验方外擦治疗。

①经验方一:该方起到清热燥湿止痒的功效。方中土槿皮祛风除湿、杀虫止痒,黄芩、清热解毒、泻火燥湿,白藓皮、蛇床子清利湿热,百部润肺止咳、杀虫灭虱,榆钱杀虫止痒。

土槿皮 25 g,黄芩 25 g,白藓皮 12 g,蛇床子 12 g,苦参 12 g,百部 12 g,榆钱 6 g。

用法：上药入 30% 乙醇中,以药浸没为度,密封 60 h 后,去渣,洗净患处,涂擦该药液,每天 3 次。

②经验方二：该方起到清热燥湿止痒的功效。方中土槿皮祛风除湿、杀虫止痒,百部润肺止咳、杀虫灭虱,蛇床子清利湿热。

土槿皮 30 g,百部 30 g,蛇床子 15 g。

用法：上药入 50% 酒精 240 ml,浸泡 3 昼夜,经过滤取液外搽,每日 1~2 次。

③经验方三：该方独一味、羊蹄根经酒精浸泡后,经过滤取液外搽,起到清热解毒止痒的作用。

羊蹄根 60 g。

用法：50% 酒精 240 ml,浸泡 3 昼夜,经过滤取液外搽,每日 1~2 次。

(3)文献记载：陈永忠等[188]在硝酸舍他康唑乳膏联合中药外洗方治疗手足癣及体股癣疗效观察研究中,硝酸舍他康唑乳膏联合自拟中药洗方组(联合组)、硝酸舍他康唑乳膏组(对照 1 组)及自拟中药洗方组(对照 2 组),均每日 2 次,疗程 2 周。在停药时和停药 1 周后根据临床症状、体征及真菌清除率判定疗效。得出结论,硝酸舍他康唑乳膏联合中药外洗方治疗手足癣及体股癣临床效果好, 但与单用硝酸舍他康唑乳膏无显著差异性。林良才[189]中药外洗治疗花斑癣 32 例研究中,笔者根据禤国维教授经验,运用中药煎水外洗治疗花斑癣 32 例,取得良好效果。

五、预防与调护

(1)注意个人清洁卫生,不与他人共用毛巾、浴盆等。

(2)避免与癣病患者及有癣病的动物密切接触。

(3)保持肛门部皮肤干燥。

(4)积极治疗自身所患手足癣、甲癣。

第六节　化脓性汗腺炎

一、概念

化脓性汗腺炎是大汗腺感染后在皮内和皮下组织形成的范围较广的炎性皮肤病症,肛周皮下组织是好发部位之一,多个汗腺感染、流脓、反复发作形成相通的皮下瘘道,常并发脓肿、复杂性窦道和瘘管,反复发作,广泛浸润。临床表现为皮肤表面可见多处腺体感染小脓疱,皮肤增厚,色素沉着和瘢痕形成。本病多见于 20~40 岁青壮年,男性多见,出汗较多的肥胖人,治疗长期不愈有恶变的可能。发病部位多位于大汗腺分布区,如腋下、肛门、生殖器、臀部、股部、腹股沟、乳晕,发生于肛门周围者称为肛周化服性汗腺炎。本症与聚合性痤疮、脓肿性穿掘性毛囊周围炎、慢性脓皮病可同时存在,称"痤疮四联征"。中医属"蜂窝漏""串臀瘘"范畴。

二、病因病机

1. 中医

中医学认为,本病多因外感六淫,过食膏粱厚味,内郁湿热火毒,致邪毒塞积皮肤之间,营卫不和,热腐肉烂,化脓成瘘,故《内经》说:"营气不从,逆于肉理,乃生痈瘟。"

2. 西医

(1)感染:病原菌多为金黄色葡萄球菌、链球菌、厌氧菌和厌氧链球菌。本病感染的细菌有一定的规律性,腋窝部主要是金黄色葡萄球和厌氧菌,特别是革兰阴性球菌;会阴部主要是厌氧链球菌;肛门和生殖器主要是 F 组链球菌感染。

(2)激素:大汗腺、皮脂腺和它们开口所在的毛囊,在发育上都受雄激素的控制,雄激素自秦重庆开始分泌,活动的最高峰是在性活跃期。女性绝经后,大汗腺逐渐萎缩,分泌功能明显减弱。本病的发病完全与大汗腺的活动一致,青春期以前从不发病;绝经期后不再发作。无论从生理上还是从病理上,均表明本病是一个雄激素依赖性疾病。

(3)痤疮四联征:本症与聚合性痤疮、脓肿性穿掘性毛囊周围炎和慢性脓皮病可同时存在,称痤疮四联症。但对皮脂腺侵犯不严重,因此可以认为是痤疮的一种特殊类型。

(4)病理:化脓性汗腺炎是全浆分泌腺感染所致。腺体聚集区如肛生殖区、乳房、腋窝等处,由于出汗过多,皮肤脏污以及摩擦、搔抓等,可为本病的诱因。大汗腺导管开口受到肛周皮肤浸渍,发生角化性阻塞,导致汗液滞留形成囊肿,利于细菌繁殖,进而发展为脓胞、窦道、瘢痕及瘢痕疙瘩形成。

三、诊断及鉴别诊断

1. 诊断

(1)临床表现

①主要症状:本病多在青春期后发生,常见于身体健康、皮肤油脂过多、有痤疮的青壮年人。皮肤汗腺增粗,油性分泌物较多,脓肿、复杂性窦道和瘘管,反复发作,广泛浸润。多见于臀部、阴唇、股内侧和骶部,常伴有发热,食欲不振,淋巴结肿痛,白细胞升高、消瘦、贫血等症状。初期在肛门周围皮肤可出现单个或多个与毛囊大小一致发红、肿胀的小硬结、疖肿、脓胞,多自然破溃流出黏稠有臭味的脓性分泌物。炎症时轻时重,反复发作,逐渐形成皮下溃疡、窦道和瘘管。窦道由一个发展到十余个不等。许多窦道皮下相通,融合成片,窦道一般围绕肛门达数厘米,瘘口也可达数十个。病变仅位于皮下,不与直肠、肛隐窝相通,部分局部皮肤形成瘢痕。

②伴随症状:伴有全身症状;发热、头痛、不适、食欲不振、淋巴结疼痛肿大,贫血,低蛋白血症,白细胞升高,内分泌和脂肪代谢紊乱等症状。

(2)专科检查

肛门周围皮肤可出现单个或多个与毛囊大小一致发红、肿胀的小硬结、疖肿、脓胞,多自然破溃流出黏稠有臭味的脓性分泌物。反复发作,逐渐形成皮下溃疡、窦道和瘘管。窦道由一个发展到十余个不等。许多窦道皮下相通,融合成片,窦道一般围绕肛门达数厘米。

(3)辅助检查

①血常规:白细胞升高。

②影像检查:超声检查浅表皮下可探查脓肿侵及病变范围。

2. 鉴别诊断

(1)复杂性肛瘘:管道较深,内有肉芽组织,常有内口,多有肛门直肠脓肿史。

(2)淋巴结炎:结节较大、坚实,炎性侵润较深,附近有感染病灶。

(3)藏毛窦:窦道多见于肛门后方骶尾部,且在许多病例脓性分泌物中可见毛发。

(4)疖:毛囊性浸润明显、呈圆锥形、破溃后顶部有脓栓,病程短,无固定好发部位。

(5)畸胎瘤:瘘管窦道深,通常有明显脓腔。

(6)克罗恩病瘘管形成:汗腺炎缺少胃肠症状,诊断性检查大肠小肠为阴性,直肠黏膜正常,且皮肤表面凹凸不平有瘢痕。凡有肠道炎症而肛周又有不易愈合的病变时,应高度怀疑克罗恩病。

四、治疗

1. 内治法

(1)实热证

证候:局部红肿疼痛明显,分泌物多,大便燥结,小便短赤,舌质红,苔黄燥,脉洪数。

治法:治宜清热解毒,消肿散结。

方药:仙方活命饮或五味消毒饮加减。白芷 3 g,贝母 6 g,防风 6 g,赤芍药 6 g,当归尾 6 g,甘草节 6 g,皂角刺 6 g,炙穿山甲 6 g,天花粉 6 g,

乳香 6 g,没药 6 g,金银花 9 g,陈皮 9 g。

(2)痰湿证

证候:身体肥胖,咳嗽痰多,局部湿烂,分泌物多,舌胖淡,苔白腻,脉濡滑或缓。

治法:燥湿祛痰。

方药:二陈汤合三仁汤加减。半夏 15 g,橘红 15 g,白茯苓 9 g,炙甘草 4.5 g,杏仁 15 g,飞滑石 18 g,白通草 6 g,白蔻仁 6 g,竹叶 6 g,厚朴 6 g,生薏苡仁 18 g,半夏 15 g。

(3)心脾两虚证

证候:久病体弱,面色苍白,心悸气短,体倦无力,少气懒言,食欲缺乏,皮色晦暗,大便溏薄,肉芽不鲜,脓水时多时少,舌质淡,苔薄白,脉细弱。

治法:补养心脾,解毒除湿。

方药:二陈汤加减。半夏 15 g,橘红 15 g,白茯苓 9 g,炙甘草 4.5 g,苍术 10 g,黄柏 10 g,薏苡仁 10 g。

2. 西药

(1)抗感染治疗:急性期可酌情应用抗生素,一般根据细菌培养和药敏试验,决定选用抗生素的种类。常选用的药物有甲硝唑、庆大霉素、先锋霉素、青霉素、红霉素、强力霉素、万古霉素等,但因本病常反复发作,病灶周围纤维化,抗生素可能不易透入,所以药敏试验不一定与临床效果一致。

(2)抗雄性激素治疗:近年来研究应用抗雄性激素药物环丙氯地孕酮(CpA)或睾丸酮阻断剂:醋酸氯羟甲烯孕酮治疗 2~3 个月,有较好效果。

(3)肾上腺皮质激素的应用:对反复发作患者可选用泼尼松龙、地塞米松等,配合抗生素以控制炎症,但不宜久用。

(4)异维甲酸:每日 0.5~1 mg/kg,连服 4~8 周,对四联征有良好疗效,但对化脓性汗腺炎则疗效不明显。

3. 中医外治法

（1）中药熏洗疗法：经验方熏洗治疗。

经验方：该方起到清热利湿解毒的功效。方中马齿苋、野菊花清热解毒；生大黄、朴硝性凉，清热泻火解毒；黄柏、黄连清热解毒，泻火燥湿；苦参清热利湿，止痒；百部润肺止咳，杀虫灭虱；土茯苓解毒，除湿。

马齿苋 15 g，生大黄 10 g，朴硝 15 g，黄柏 20 g，黄连 20 g，苦参 15 g，百部 12 g，野菊花 15 g，土茯苓 15 g。

用法：水煎取汁，先熏洗后坐浴 10~15 min。

（2）中药外敷疗法：金黄散醋调外敷，或红升丹纱条、五味拔毒膏，以拔毒祛腐生新。待腐尽创面红活，用生肌收敛之剂，如生肌玉红膏等，利于肌肤而生长。

（3）文献记载：冯六泉等[9]在顶端切除旷置加中药治疗肛周化脓性汗腺炎探讨研究中，48 例随机分为治疗组 24 例和对照组 24 例，均采用顶端切除旷置术进行手术，术后治疗组用中药熏洗及中药换药治疗，对照组采用高锰酸钾坐浴及抗生素换药治疗，疗程 35 d。结果显示，治疗组疼痛、水肿症状消失时间较对照组显著缩短（$P<0.05$），治愈率显著提高（$P<0.05$），复发率显著降低（$P<0.05$），愈合时间显著缩短（$P<0.05$）。聂中辉等[10]在手术加中药外敷治疗肛周化脓性汗腺炎的研究中，采用中药外敷疗法治疗肛周化脓性汗腺炎术后患者，疗效确切。

4. 其他治法

手术是根治本病的基本方法，原则是用电刀广泛而彻底的切除病灶。通过扩创，使引流通畅，便于清除坏死组织和皮下瘘管或窦道，这种瘘管多数不与肛门直肠相通，只是皮下相互贯通的管道，根据病变情况，要将病变区瘘道全部切开，切除瘘道两侧，只留瘘道的基底，以便周围的上皮长入。手术时充分暴露化脓性汗腺炎瘘道的基底，修剪时必须在正常组织的边沿，目的是去除可能因炎症的纤维化反应而使大汗腺管阻塞，防止病变复发，用刮匙刮去肉芽组织，细心检查残留的瘘道基底。任何微小的残留肉芽都应用细探针详细探查,有时可发现极微细的瘘道。手术可一期或分期进行。病灶小者,可行扩创术,刮除坏死组织后可行一期缝合;病灶广泛,有感染,深达正常筋膜者可行扩创术,充分切开潜在皮下瘘管或窦道,广泛切除感染灶,开放引流,用填塞法或袋形缝合术伤口二期愈合或行游离植皮术;病灶特大者,可行广泛切除加转流性结肠造口术。造口是为了避免创口污染,并非常规,一般不轻易采用。

五、预防与调护

(1)注意皮肤卫生:加强身体锻炼,增强皮肤的抵抗力,避免出汗时冷水浴面。

(2)保持皮肤功能的完整性,对于皮肤病,尤其是瘙痒性皮肤病,应及时进行合理治疗,防治皮肤损伤,避免搔抓及皮肤摩擦等刺激。

(3)衣帽、毛巾、面盆等禁止公用,防止接触传染,对患者适当进行隔离,患者所用敷料及接触物要严格消毒或焚毁,在患病期间,除应用药液清洗皮损外,禁止用自来水洗涤患处,以防扩延。

(4)发病时应禁饮酒或食辛辣刺激食物,少食厚味食物。

第七节　肛门直肠尖锐湿疣

一、概念

肛门直肠尖锐湿疣是一种由人类乳头瘤病毒(HPV)感染所致,发生于肛门直肠的疣状赘生物,属性传播疾病,又称性病疣、生殖器疣。临床表现为:以皮肤黏膜交界处,尤其是外阴、肛周出现淡红色或污秽色赘生物为主要表现。常因接触带病毒的物品或性接触感染所致,大多发生于 18~50 岁的中青年人。男女发病率相近。治疗后容易复发,有的发生癌变。

二、病因病机

1. 中医

中医学认为,肛门尖锐湿疣的发生主要由于房事不洁或滥施性交,毒邪侵袭,酿生湿热,蕴于肌肤所致。疣的形成系肝虚血燥、筋脉失养;或为风热之邪搏于肌肤,以致气血凝滞,郁于肌肤而生疣。

2. 西医

西医学认为,本病病原体为人类乳头瘤病毒(HPV),目前已发现有80多种,人是唯一宿主,引起本病的 HPV 主要有 1、6、11、18 等型,部分与恶性肿瘤有关。此种病毒需在温暖、潮湿的环境中繁殖,故肛门直肠区和生殖器区最易发病。其传播途径主要是性接触,在男性同性恋者中发病率很高。少数通过其他传播途径,如接触病毒污染物以及与患者共同生活等。

三、诊断及鉴别诊断

1. 诊断

(1)临床表现:潜伏期 1~12 个月,平均 3 个月。多发于肛周皮肤,其次是肛管,直肠较少见,常并发于外生殖器及阴道、宫颈。初期无明显自觉症状,疣体出现并逐渐增大后有瘙痒、潮湿、出血及异物感等。

(2)专科检查:开始为大小不等的淡红或暗红色、湿润圆形的小丘疹。进而呈疣状增生,数目增多,相互融合,凹凸不平,质脆易糜烂,表面湿润,大如黄豆,形如菜花。由于疣状物增大,易出血糜烂,常发生继发性感染。感染后脓性物、混浊浆液积于皮损的裂损处,并散发出恶臭。有的尖锐湿疣发展成巨大肿瘤状,外形似癌肿,又称巨大尖锐湿疣。如侵犯周围组织,可形成瘘管。

(3)辅助检查

①醋白试验:将 5%醋酸涂于疣表面,3 min 后疣表面变成白色,但缺乏特异性。

②噬黄试验:将鲁格液涂于疣表面,3 min 后疣表面变成黄色,但缺乏特异性。

③其他:组织病理学检查,免疫组化法等。

④实验室检查:梅毒血清抗体检查,以鉴别诊断。

(4)诊断标准

①有不洁性交史、配偶感染史或间接感染史。

②外阴阴道肛门有乳头状赘生物或典型菜花状乳头瘤。

③大部分病人无自觉症状,仅少数病人有痒感、异物感、疼痛感。

④醋酸白试验呈阳性。

⑤皮损活检有人乳头瘤病毒感染特征性空泡细胞的病理学变化特点。

2. 鉴别诊断

(1)假性湿疣:多发生于 20~30 岁的女性外阴,特别是小阴唇内侧和阴道前庭;皮损为 1~2 mm 大小的白色或淡红色的小丘疹,表面光滑如鱼子状,群集分布,无自觉症状。

(2)扁平湿疣:梅毒常见皮肤损害,皮损为扁平而湿润的丘疹,表面光滑,成片或成簇分布;损害内可找到梅毒螺杆菌;梅毒血清反应强阳性。

(3)肛管及肛周皮肤癌肿:如鳞状细胞癌、基底细胞癌和疣状癌,多见于 40 岁以上或老年病人,为较大的实质性浸润性肿块,表面可形成溃疡,皮损皮下浸润明显,肿块质硬固定,易发生溃疡,组织病理检查可见恶变细胞。

(4)肛门湿疹:肛门潮湿、瘙痒,肛门周围有丘疹、水疱、糜烂等多形性皮损。

(5)疣状皮肤结核:起初为暗红色丘疹,逐渐成瘢块,表面疣状增生,分泌物增多,愈后留有瘢痕。

四、治疗

1. 内治法

（1）湿毒下注证

证候：外生殖器或肛门等处出现疣状赘生物，呈灰色或褐色或淡红色，质软，表现秽浊潮湿，触之易出血，有恶臭；或伴小便黄、涩痛或不畅；舌苔黄腻，脉滑或弦数。

治法：利湿化浊，清热解毒。

方药：萆薢化毒汤加减。萆薢 30 g，苡仁 20 g，秦艽 10 g，当归尾 10 g，丹皮 10 g，牛膝 10 g，防己 10 g，木瓜 10 g，薏苡仁 10 g，黄柏 10 g，土茯苓 10 g，大青叶 10 g。

（2）湿热毒蕴证

证候：外生殖器或肛门等处出现疣状赘生物，色淡红，易出血，表面有大量秽浊分泌物，分泌物呈淡黄色，有恶臭、痛痒、疼痛等症状；或伴小便色黄量少，口渴欲饮，大便干燥；舌质红，苔黄腻，脉滑数。

治法：清热解毒，化浊利湿。

方药：黄连解毒汤加减。黄连 9 g，黄芩 6 g，黄柏 6 g，栀子 9 g，土茯苓 10 g，白头翁 10 g，败酱草 10 g，佩兰 10 g，龙胆草 10 g。

2. 西药

（1）抗病毒治疗：口服或注射利巴韦林、阿昔洛韦等。

（2）外用药：西药以 10%~25%足叶草醋，0.5%足叶草毒素酊，5%氟尿嘧啶，33.3%或 50%三氟醋酸溶液，3%肤丁胶软膏等疣体表面涂敷，但应注意保护正常皮肤黏膜。

3. 中医外治法

（1）中药熏洗疗法：选用清热解毒、活血祛瘀、燥湿药物熏洗治疗。

经验方：该方起到清热解毒、活血祛瘀、燥湿的功效。方中板蓝根、大青叶、山豆根清热解毒，侧柏叶凉血止血，地榆清热解毒、凉血止血、消肿敛疮，白芨止血消肿、生肌敛疮，苍术健脾燥湿、祛风除湿，黄柏清热解毒、泻火燥湿,明矾燥湿止痒止血,香附行气解郁。

板蓝根 15 g,大青叶 15 g,山豆根 15 g,侧柏叶 15 g,苍术 10 g,黄柏 10 g,地榆 10 g,白芨 10 g,明矾 10 g,香附 10 g。

用法:先熏后洗,每天 1~2 次,每次洗 15~20 min。

(2)中药外敷疗法:以五妙水仙膏点涂疣体;鸦胆子仁捣烂涂敷或鸦胆子油点涂患处包扎, 3~5 d 换药 1 次,注意保护周围正常皮肤,适用于疣体较小而少者。

(3)文献记载:王世东等[92]在咪喹莫特联合中药熏洗治疗肛周尖锐湿疣的临床效果及复发率分析的研究中,对照组患者实施咪喹莫特治疗,观察组患者实施咪喹莫特联合中药熏洗治疗,针对两组患者的临床治疗效果、复发率等指标进行观察比较。结果显示,在本次研究中,观察组患者的治疗有效率为 97.3%,对照组的治疗有效率为 86.7%,$P<0.05$,差异具有统计学意义。倪永健等[93]在中药净疣熏洗液联合 CO_2 激光治疗肛周尖锐湿疣的疗效观察中,观察组在局部浸润麻醉下行 CO_2 激光疗法切除肉眼可见疣体,术后常规换药;治疗组以同法切除肉眼可见疣体,术后以中药净疣熏洗液熏洗患处并常规换药。两组均 1 周复查 1 次连续治疗 6 周。结果显示,受试患者中观察组治愈 32 例(71%),复发 13 例(29%);治疗组治愈 41 例(91%),复发 4 例(9%);治疗组治愈率明显高于观察组;治疗组复发率明显低于观察组,差异有统计学意义($P<0.05$)。

4. 其他治法

(1)手术治疗

疣体较大者手术切除。局麻药内加肾上腺素可使疣体间分离,界限变得清楚,切除时损伤肛管及肛周皮肤较少,出血量小。侵犯肛管全周的湿疣可一次性切除,在齿线上方切除后,可用丝线或肠线缝合关闭创口。切口之间应尽量保留正常皮桥。尖锐湿疣的预后一般较好,且一次性治愈率较高。但各种治疗均有复发的可能。

（2）理化疗法

①冷冻疗法：利用-196℃低温的液体氮，采用冷冻法治疗湿疣，促进疣组织坏死脱落，本法适用于数量少，面积小的湿疣，可行1~2次治疗，间隔时间为1周。

②激光治疗：通常用CO_2激光，采用烧灼法治疗湿疣，本疗法最适用女阴、阴茎或肛周的湿疣。对单发或少量多发湿疣可行一次性治疗，对多发或面积大的湿疣可行2~3次治疗，间隔时间一般为1周。

③电灼治疗：采用高频电针或电刀切除湿疣。方法：局部麻醉，然后电灼，本疗法适应数量少、面积小的湿疣。

④微波治疗：采用微波手术治疗机，利多卡因局麻，将杆状辐射探头尖端插入湿疣直达疣体基底，当看到疣体变小、颜色变暗、由软变硬时，则热辐射凝固完成，即可抽出探头。凝固的病灶可以用镊子夹除。为防止复发，可对残存的基底部重复凝固1次。

⑤β-射线治疗：应用β-射线治疗湿疣取得了较为满意的效果，该方法疗效高、无痛苦、无损伤、副作用少、复发率低，在临床上有推广价值。

（3）免疫疗法

①干扰素（IFN）：具有抗病毒、抗增生和免疫调节作用，减慢疣组织中角原细胞快速分裂的速度，增强宿主对HPV的防御反应。单用或与其他疗法合用。IFN不仅可治疗有或无症状的肛门生殖器疣，并可使未感染组织免受感染。

②聚肌胞：干扰素诱导剂，具有广谱抗病毒作用，2 mg疣基地注射，每3日1次，用至疣体消失。

③胸腺肽：可提高机体细胞免疫功能，10 mg肌内注射，每日1次。

④左旋咪唑：免疫应答调节剂，50 mg口服，每日3次。

⑤自体疣组织疫苗：激发机体细胞免疫功能，可能有清除病毒、防止复发的作用。

五、预防与调护

(1)洁身自爱,避免不洁性接触。

(2)注意自身保护,不使用未经消毒的公共卫生洁具、浴缸、浴巾等。

(3)注意清洁卫生。

第七章　肛肠科其他相关疾病

第一节　肠易激综合征

一、概念

肠易激综合征(IBS)是一组持续或间歇发作,以腹痛、腹胀、排便习惯和(或)大便性状改变为临床表现,而缺乏胃肠道结构和生化异常的肠道功能紊乱性疾病。属于中医"便秘""腹痛""泄泻"范畴。

二、病因病机

1. 中医

中医学认为本病的发生与情志失调、思虑、劳倦最为密切。精神忧郁,肝气犯胃,脾胃运化失常而泄污。饮食所伤及外感六淫之邪,损及肝脾、偶及肺肾。本病病初在脾在肝,久则脾虚及肾,脾肾两虚。

2. 西医

(1)胃肠道动力紊乱:IBS 患者小肠消化间期移行性复合运动异常,周期明显缩短,空肠出现较多离散的丛集收缩波,且腹痛发作者中多数与之有关,这些变化在应激和睡眠中更为明显。

(2)内脏感觉异常:研究发现 IBS 患者多数具有对管腔(直肠)扩张感觉过敏的临床特征,其平均痛觉阈值下降,直肠扩张后的不适程度增强或有异常的内脏躯体放射痛,提示脊髓水平对内脏感觉信号处理的异常。

(3)精神因素:心理应激对胃肠道功能有显著影响,它在 IBS 症状的诱发,加重和持续化中起重要作用,相当一部分患者伴有心理障碍,其中以焦虑、抑郁为主。

(4)肠道感染:部分 IBS 患者在发病前有肠道感染史,在由各种病原(包括细菌、病毒、寄生虫)感染引起的胃肠炎患者中有部分发生肠功能紊乱,有 10%可发展为感染后 IBS。

(5)其他:部分 IBS 患者的症状与食物有关,可加重其症状,食物中的纤维发酵可能是过多气体产生的原因,此外,肠道菌群的紊乱可能也是产生症状的原因之一。

三、诊断及鉴别诊断

1. 诊断

(1)临床表现

根据主要症状分为腹泻主导型、便秘主导型、腹泻便秘交替型。精神、饮食、寒冷等因素可诱使症状复发或加重。

①腹痛:腹痛是 IBS 的主要症状,伴有大便次数或形状的异常,腹痛多于排便后缓解,部分病人易在进食后出现,腹痛可发生于腹部任何部位,局限性或弥漫性,疼痛性质多样。

②腹泻:A.持续性或间歇性腹泻,粪量少,呈糊状,含大量黏液;B.禁食 72 h 后症状消失;C.夜间不出现,有别于器质性疾患;D.部分患者可因进食诱发;E.患者可有腹泻与便秘交替现象。

③便秘:排便困难,大便干结,量少,可带较多黏液,便秘可间断或与腹泻相交替,常伴排便不尽感。

④腹胀:白天较重,尤其在午后,夜间睡眠后减轻。

⑤其他消化道症状:可有排便不尽感、排便窘迫感,或同时伴有消化不良症状。

⑥全身症状:部分患者伴有失眠、焦虑、抑郁、头晕及头痛等精神症状。

（2）专科检查

无明显体征，可在相应部分有轻微压痛。部分患者可触及腊肠样肠管，直肠指检可感到肛门痉挛、张力较高，可有触痛。

（3）IBS 亚型分类标准

①腹泻型 IBS（IBS-D）：稀便（糊状便）或水样便占大便量≥25%，硬便或块状便占大便量<25%。

②便秘型 IBS（IBS-C）：硬便或块状便占大便量≥25%，稀便（糊状便）或水样便占大便量<25%。

③混合型 IBS（IBS-M）：稀便（糊状便）或水样便占大便量≥25%，硬便或块状便占大便量>25%。

④不确定型 IBS（IBS-U）：粪便的性状不符合上述 IBS-C、D、M 之中的任一标准。

（4）辅助检查

多次（至少 3 次）大便常规培养均为阴性，便隐血试验阴性，血尿常规正常，血沉正常，对于年龄 40 岁以上患者，除上述检查外，尚需进行结肠镜检查并进行黏膜活检以除外肠道感染性、肿瘤性疾病等。

2. 鉴别诊断

项 目	肠道易激综合征	克罗恩病	溃疡性结肠炎
常见部位	结肠,常涉及小肠	回肠、右半结肠	直肠、左半结肠
腹 泻	中度	中度	严重,伴有里急后重感
腹痛轻重	较轻	较重	较轻
腹痛部位	下腹部或是左下腹	右下腹或是脐周	左下腹或是下腹
粪便性质	可有黏液	一般无黏液、脓血	常有黏液、脓血
出 血	无	少	多
X 线	无阳性发现	节段性肠管受累	弥漫、点状锯齿
结肠镜检	无明显黏膜异常	鹅卵石样黏膜病变	黏膜糜烂、溃疡,易出血

四、治疗

1. 内治法

(1)肝郁脾虚证

证候:情绪抑郁,恼怒时腹痛、腹泻加重,大便溏而不爽,或时溏时干,便后有坠胀感,纳少,腹隐隐作痛,食后腹胀,体倦乏力,便后腹痛减轻。舌质淡红或有齿痕,苔薄白,脉缓。

治法:疏肝健脾。

方药:痛泻要方加减。陈皮 9 g,白术 12 g,白芍 10 g,防风 10 g。

(2)脾虚湿困证

证候:大便不爽,时溏时泻,稍进食油腻食物则大便次数明显增多,神疲乏力,肢体困重,纳食减少,面色萎黄,口中黏腻,舌质淡胖,苔白厚腻,脉濡缓。

治法:健脾渗湿。

方药:参苓白术散加减。莲子肉 15 g,薏苡仁 15 g,砂仁 15 g,桔梗 15 g,白扁豆 20 g,白茯苓 10 g,人参 10 g,炙甘草 10 g,白术 10 g,山药 10 g。

(3)脾胃虚弱证

证候:大便稀溏,水谷不化,脘腹闷痛,肠鸣腹泻,纳呆脘痛,面色无华,神疲乏力,舌淡苔白,脉象细弱。

治法:健脾益气,渗湿止泻。

方药:人参健脾丸加减。半夏 10 g,白术 10 g,枳实 10 g,陈皮 10 g,神曲 15 g,麦芽(炒)1 5g,莱菔子 15 g,砂仁 9 g,白茯苓 10 g,厚朴 10 g,木香 10 g,白扁豆 10 g,白芍 10 g,山药 12 g,甘草 6 g,黄连 6 g,人参 10 g,香附 10 g,山楂 12 g,藿香 12 g,滑石 15 g。

(4)脾肾阳虚证

证候:久泻不愈,腹痛隐隐,肠鸣腹胀,大便稀溏,形寒肢冷,神疲倦怠,少纳采,腰膝酸软,舌淡,苔白,脉弱。

治法:温补脾肾,固肠止泻。

方药:四神丸加减。补骨脂 15 g,肉豆蔻 15 g,五味子 10 g,吴茱萸 10 g,肉豆蔻(煨)20 g,大枣(去核)5 枚。

(5)气滞血瘀证

证候:大便溏薄或便秘,左小腹疼痛难解,并可扪及触痛明显的条索状包块,伴腹胀嗳气、食少纳呆、舌暗红或暗淡或有瘀点、瘀斑、苔黄或白腻、脉弦湿或细涩。

治法:和中缓急,活血化瘀。

方药:桃红四物汤加减。当归 15 g,熟地 15 g,川芎 15 g,白芍 15 g,桃仁 15 g,红花 15 g,柴胡 12 g,香附 12 g。

(6)寒热错杂证

证候:腹痛、肠鸣、腹泻、大便不爽或腹泻与便秘交替出现、烦闷纳呆、脘腹喜暖、舌淡红、苔黄或白腻、脉弦。

治法:平调寒热,除湿止泻。

方药:乌梅丸加减。乌梅 10 g,细辛 3 g,炮附子 10 g,干姜 6 g,桂枝 6 g,党参 10 g,黄连 6 g,黄柏 6 g,当归 12 g,川椒 10 g。

2. 中成药

常用的中成药有木香顺气丸、麻仁丸、参苓白术丸、藿香正气胶囊、附子理中丸等。

3. 西药

(1)胃肠解痉药:抗胆碱能药物最常用,尚可部分拮抗胃结肠反射和减少肠内产气,减轻餐后腹痛,钙通道阻滞药如:硝苯地平(硝苯吡啶)、匹维溴铵。

(2)胃肠道动力相关性药物:洛哌丁胺、多潘立酮(吗丁啉)、西沙必利等。

(3)泻药:通常避免使用,但对严重便秘者可短期使用,首选半纤维素或渗透性泻药,睡前服乳果糖 15~30 ml,效果亦较好,尤其适用于老年人。

(4)精神药物:对具有明显精神症状的患者,适当予以镇静剂,抗抑郁药,抗焦虑药有一定帮助。

(5)消除胃肠道胀气:二甲硅油,药用炭(活性炭)具有消气去疱作用,临床常用。

(6)肠道益生菌:部分腹泻型患者可能有肠道菌群的紊乱,应用肠道益生菌类制剂有帮助。

(7)其他:5-HT4受体部分激动药替加色罗对便秘型IBS有效,并可明显改善患者的腹痛症状,5-HT3受体拮抗药阿洛司琼对腹泻为主的IBS有效。

4. 中医外治法

(1)针刺:泄泻选足三里、天枢、三阴交。实证用泻法,虚证用补法。脾虚加脾腧、命门、关元等。耳针:选交感、神门、皮质下、小肠、大肠。

(2)艾灸:选足三里、天枢、三阴交、气海、关元、上脘、中脘、下脘等。

(3)文献记载:李静等[94]在"调神健脾"配穴针刺改善腹泻型肠易激综合征症状和睡眠质量,随机对照试验的研究中,针刺组采用"调神健脾"配穴针刺,穴取百会、印堂、天枢、足三里、上巨虚、三阴交、太冲,隔日治疗1次,1周治疗3次,共治疗6周;西药组口服匹维溴铵片,每次50 mg,每日3次,共治疗6周。结果显示,针刺组脱落病例3例、西药组脱落1例。付勇等[95]在热敏灸治疗肠易激综合征不同灸量的临床疗效观察的研究中,饱和灸量组及传统灸量组均采用热敏灸治疗,选择热敏灸感最强的腧穴实施艾条温和悬灸,饱和灸量组艾灸时间以热敏灸感消失为度,传统灸量组每次15 min,两组均每日2次,共治疗5 d,第六天起每日1次,连续治疗25次,共治疗30 d。结果显示,治疗结束后,饱和灸量组愈显率为75.0%(21/28),传统灸量组愈显率为44.4%(12/27),饱和灸量组疗效优于传统灸量组($P<0.05$)。

5. 其他治法

(1)调整饮食:详细了解病人的饮食习惯及其与症状的关系,避免敏感食物,减少产气食物(奶制品、大豆、扁豆等),高脂肪食物抑制胃排空,增加胃食管反流,加强餐后结肠运动。高纤维素食物(如麸糠)可刺激结肠运动,对改善便秘有明显效果。

(2)心理和行为治疗:对病人进行耐心的解释工作,具体包括心理治疗,生物反馈疗法等,对于有失眠、焦虑等症状者,可适当予以镇静药。

五、预防与调护

(1)注意精神调养,适当进行体育锻炼。

(2)解除焦虑,保证充分睡眠时间,以促进内脏功能恢复。

(3)避免进食刺激性饮食及浓烈的调味品。

第二节　肠道菌群失调症

一、概念

健康人的胃肠道内寄居着种类繁多的微生物,这些微生物称为肠道菌群。肠道菌群按一定的比例组合,各菌间互相制约,互相依存,在质和量上形成一种生态平衡,一旦机体内外环境发生变化,特别是长期应用广谱抗生素,敏感肠菌被抑制,未被抑制的细菌便乘机繁殖,从而引起菌群失调,其正常生理组合被破坏,而产生病理性组合、引起临床症状就称为肠道菌群失调症。临床表现为腹泻、腹胀、腹痛等症状。

二、病因病机

1. 中医

外感六淫邪气,内伤饮食情志、脏腑失调皆可导致其发生。外感六淫之中,湿邪最为重要,内伤中又以脾虚最为关键,脾主运化水湿,胃主腐熟受纳,小肠主分清别浊,大肠主水液,其中又以脾为主,脾病脾虚,健运失职,又脾主升清,脾气虚弱,清气不升,化生内湿,清气在下,则成泻泄。其他内外之邪,都只有在影响脾的运化功能,方可致泄泻。

2. 西医

(1)饮食因素:饮食可使粪便菌丛发生明显改变。无纤维食物促进细菌易位。纤维能维持肠黏膜细胞的正常代谢和细胞动力学。食物纤维能减少细菌易位,但不能使屏障功能恢复至正常。

(2)菌丛的变化因素:菌丛组成可因个体不同而存在差异,但对同一个人来说,在相当长的时期内菌丛组成十分稳定。每个菌种的生态学地位由宿主的生理状态、细菌间的相互作用和环境的影响所确定。

(3)药物的代谢因素:肠道菌丛在许多药物的代谢中起重要作用,包括乳果糖、水杨酸偶氮磺胺吡啶、左旋多巴等。任何抗生素都可导致肠道菌丛的改变,其取决于药物的抗菌谱及其在肠腔内的浓度。氯林可霉素和氨苄青霉素等容易引起菌群失调,使耐药的艰难梭菌大量繁殖而致病,导致抗生素相关性腹泻(伪膜性肠炎)。应用甲氰咪胍等 H2 受体拮抗剂可导致药物性低胃酸和胃内细菌增殖。

(4)年龄因素:随着年龄的增高,肠道菌群的平衡可发生改变,双歧杆菌减少,产气荚膜杆菌增加,前者有可能减弱对免疫机能的刺激,后者导致毒素增加使免疫受到抑制。老年人如能维持年轻时的肠道菌群平衡,也许能够提高免疫能力。

三、诊断及鉴别诊断

1. 诊断

(1)临床表现:本症以严重腹泻或慢性腹泻为主要临床表现,在应用抗生素治疗过程中,如突然发生腹泻,或原有腹泻加重,即有可能发生本症。腹泻多为淡黄绿色水样便,有时如蛋花样。

①真菌感染:可呈泡沫样稀便,有腥臭味,脓血便。

②葡萄球菌感染:可排黄绿色稀便,每日 3~20 次,伴有腹胀,腹痛一般不著,吐泻严重者可伴有脱水、电解质紊乱、血尿素氮升高、血压下降。

③白色念珠菌感染：一般多从上消化道开始，蔓延到小肠甚至肛周，鹅口疮常是白色念珠菌肠炎最早的信号。

④绿脓杆菌感染：能产生蓝绿色荧光素使粪便带绿色，但并不经常引起腹泻。

（2）专科检查：肠道菌群失调主要表现为腹泻（稀水便或黏液便，有时带有脓血）腹痛腹胀肠鸣，可伴有发热恶心呕吐、水电解质紊乱、低蛋白血症，重症患者可出现休克症状。

（3）辅助检查

菌群分析：为主要检查方法，有定性分析和定量分析2种。

A. 定性分析：与一般微生物学检查相同，如葡萄球菌炎粪便涂片革兰染色可发现成堆的阳性葡萄球及中性多形核细胞，粪便培养可有大量葡萄球菌生长。白色念珠菌性肠炎可采取其病理材料直接涂片，经氢氧化钾溶液处理并革兰染色，镜检可见成簇的卵圆形白色念珠菌。革兰染色阳性，细胞内着色不均匀、细菌培养可形成奶油色表面光滑细菌样落，带有酵母气味。但除三度比例失调（即菌群交替症）能检出外，其他比例失调则难以分析。

B. 定量检查：首先需将粪质均质化，并按一定比例稀释，培养后还须计算各类细胞菌落计数以求出细菌总数值，手续麻烦，一般实验室很少采用。培养方法除需氧培养外，必要时尚需厌氧培养，需氧培养与一般细菌培养相同，厌氧培养则采用生物厌氧法或厌氧缸法。

②结肠镜检查：肠黏膜呈弥漫性充血、水肿、血管分支模糊不清或消失。有散在的糜烂溃疡及出血，有时可见黄色假膜附着。

2. 鉴别诊断

本病需注意与其他原因引起的腹泻相鉴别，菌群培养可以鉴定肠道致病菌的种类。腹泻是一种常见症状，俗称"拉肚子"，是指排便次数明显超过平日习惯的频率，粪质稀薄，水分增加，每日排便量超过200 g，或含未消化食物或脓血、黏液。腹泻常伴有排便急迫感、肛门不适、失禁等症状。腹泻分急性和慢性两类。急性腹泻发病急剧,病程在 2~3 周之内。慢性腹泻指病程在两个月以上或间歇期在 2~4 周内的复发性腹泻。

四、治疗

1. 内治法

(1)脾虚湿困证

证候:大便清稀或如水样,腹痛肠鸣,畏寒食少。夹有不消化食物,稍进油腻则便次增多,伴有神疲乏力,舌质淡红,苔白滑,脉濡缓。

治法:健脾利湿。

方药:参苓白术散加减。莲子肉 15 g,薏苡仁 15 g,砂仁 15 g,桔梗 15 g,白扁豆 20 g,白茯苓 10 g,人参 10 g,炙甘草 10 g,白术 10 g,山药 10 g。

(2)肠道湿热证

证候:腹痛即泻,泻下急迫,粪色黄褐秽臭,肛门灼热,可伴有发热。舌质红,苔黄腻,脉濡数。

治法:清热利湿。

方药:黄连解毒汤加减。黄芩 10 g,板蓝根 10 g,葛根 15 g,黄连 10 g,茵陈 10 g,栀子 10 g,党参 15 g,白术 15 g,薏苡仁 15 g,茯苓 15 g,赤石脂 10 g,五倍子 10 g。

(3)肾阳不足证

证候:晨起泄泻,大便夹有不消化食物,脐腹冷痛,喜暖,形寒肢冷,舌质淡胖,苔白,脉沉细。

治法:温补肾阳。

方药:四神丸加减。补骨脂 15 g,肉豆蔻 15 g,五味子 10 g,吴茱萸 10 g,大枣(去核)5 枚。

(4)肝郁气滞证

证候:腹痛肠鸣泄泻,每因情志不畅而发,泻后痛缓。舌质红,苔薄白,脉弦。

治法:疏肝行气,利湿止泻

方药:柴胡疏肝散加减。柴胡 6 g,芍药 9 g,枳壳 6 g,炙甘草 3 g,陈皮 6 g,川芎 6 g,香附 6 g,党参 10 g,五味子 10 g,五倍子 10 g。

2. 西药

(1)抗菌药物:立即停止原抗生素,应根据菌群分析以及抗菌药物敏感试验,选用合适的抗生素以及抑制过度繁殖的细菌,从而间接扶植肠道繁殖不足的细菌。此外还可采用广谱抗菌药物将肠道细菌大部分消灭,然后再灌入正常肠道菌群的菌液以使其恢复。

(2)益生菌制剂:目前常用的益生菌制剂有嗜酸乳杆菌、保加利亚乳杆菌、乳酸乳杆菌、芽孢乳杆菌、双歧杆菌、粪链球菌、大肠杆菌、粪杆菌和枯草杆菌等。还可以用正常人大便悬液做成复方活菌制剂用来治疗艰难梭菌引起的伪膜性肠炎,效果较好。

(3)益生元制剂:口服益生元制剂,亦可达到扶植正常菌群的目的。如用乳醣扶植肠杆菌,用叶酸扶植肠球菌。应用半乳糖甙-果酸,受细菌分解后形成乳酸或醋酸,使 pH 值降低,抑制其他细菌,而支持乳杆菌生长。

(4)耐药性肠球菌制剂:本目黑氏等采用增厚传代培养法获得了耐链霉素、红霉素、四环节、氨苄青霉素的肠球菌一类链球菌 BIO-4R 株。经动物和人体内试验表明,本菌具有耐多种抗生素性,故能阻止其他菌群异常繁殖,克服菌群失调,改善大便性状异常,且比以往单用抗生素治疗疗效迅捷,并能防止粪链球菌 BIO-4R 株的耐药因子向大肠杆菌 K-12 株转移。

3. 中医外治法

(1)针刺、艾灸:选穴可参照肠易激综合征选穴。

(2)穴位贴敷疗法:腹泻、腹痛可选用肉桂、乳香、白芍、白术等药物研成粉末,用液状石蜡、凡士林等介质调和成穴位贴敷膏药,贴敷于足三里、气海、关元、大肠俞等穴位。

(3)文献记载:王路娥[90]针刺联合中药灌肠治疗危重症患者肠道菌群

失调效果观察的研究中,对照组23例,给予西药辅助金双歧进行常规治疗,而实验组24例,给予西药治疗的前提下进行针刺联合中药灌肠进行治疗,并观察两组患者的改善情况。结果,两组患者在经过对比实验治疗之后,实验组患者的总有效率高达87.50%。孙路强等[7]在针灸对肠道菌群影响的研究进展一文中,笔者总结近10年来针灸干预对肠道菌群的影响与作用机制,并加以归纳分析,为针灸对肠道菌群相关疾病的治疗提供更多依据。发现针灸对肠道菌群具有调节作用,能明显改善肠道菌群的多样性及有益菌群的含量,从而达到调整机体功能的目的。针灸治疗的方法、选穴和治疗时间等不同,对菌群的影响不同。同时指出肠道菌群失调与诸多因素有关。

4. 其他治法

(1)全身支持治疗:对施行大手术患者,手术前注意补充营养,亦可肌注丙种球蛋白以提高机体免疫机能。也可试用注射转移因子,免疫核糖核酸、胸腺素等,亦可用白细胞介素-2。

(2)病因治疗:如由于巨结肠,胆囊炎引起的肠球菌过度繁殖;维生素缺乏造成的肠球菌减少或消失;小肠蠕动过快而引起的酵母菌过多等,都必须先除去病因,然后再扶持正常菌群。

(3)饮食调整:发酵性腹泻应限制碳水化合物;腐败性腹泻应限制蛋白质的摄入。增强肠黏膜的局部防御屏障功能,防止细菌易位,应增加纤维食物。

五、预防与调护

(1)合理应用抗生素。

(2)对年老体弱、慢性消耗性疾病者,使用抗生素或者激素时,严格掌握适应证。

(3)对高龄及病后体弱者,在用抗生素的同时并配合使用乳酸菌素或双歧杆菌活菌制剂,以防肠道菌群失调。

(4)在大手术前,应注意配合全身支持疗法,如提高营养、输血、肌注丙种球蛋白、服用维生素等。

第三节　功能性肛门直肠痛

一、概念

功能性肛门直肠痛是指慢性或反复发作的,缺乏器质性疾病证据的肛门直肠痛。临床上可以表现为经常性的模糊钝痛,持续时间长,也可以表现为发作性的锐痛,仅持续数秒至数分钟。多见于女性,30~60岁人群多发。在祖国医学虽无该病名,但根据临床症状应属于"大肠胀"的范畴。

二、病因病机

1. 中医

中医认为病位在脾,均因脾胃虚弱则气血流通不畅,气机不畅,导致肛门直肠局部气机阻滞,不通则痛,则出现肛门直肠痛。另有医家认为或由湿热风燥等邪侵袭、七情郁结、劳倦内伤等,可致肛门局部气血郁滞,经络阻塞,不通则痛。

2. 西医

病因和病理生理机制尚不清楚,可能与以下几方面有关。

(1)盆底肌肉运动异常:肛提肌过度痉挛性收缩是主要原因,还可能与盆底功能障碍有关。

(2)精神心理因素:患者多伴有多疑、焦虑、抑郁、癔症等。

(3)机械性因素:长期过度体力劳动、久坐等。

(4)神经性因素:阴部神经受刺激可引起痉挛性肛门直肠疼痛,且疼痛可放射至阴部神经支配的区域。

(5)遗传性因素:有功能性肛门直肠疼痛家族史者有更大的几率患本病。

三、诊断及鉴别诊断

1. 诊断

(1)临床表现:根据疼痛持续时间、频率和特征分为慢性肛门直肠疼痛和痉挛性肛门直肠疼痛。

①慢性肛门直肠疼痛:表现为肛门直肠部位的模糊钝痛,通常疼痛时间较长(超过 20 min),或呈直肠压力感增加,坐姿比立姿或卧姿重,持续数小时至数天,有晨起症状轻、中午加重、晚上症状消失的规律。根据牵拉耻骨直肠肌有无疼痛分为肛提肌综合征和非特异性肛门直肠疼痛,前者出现疼痛,后者无疼痛。

②痉挛性肛门直肠疼痛:表现为反复发作的局限于肛门或直肠下段的痉挛性锐痛,应激事件或焦虑常为诱因。多在夜间发作,影响睡眠,短时间(数秒至数分钟)内可自行缓解,不留有其他不适。

(2)专科检查:慢性肛门直肠疼痛直肠指检时可发现肛提肌过度收缩,触诊盆底时有触痛。

(3)辅助检查

①实验室检查:A. 血常规,白细胞计数多正常。B. 便常规,应注意检查粪便性状、红细胞和白细胞、寄生虫(卵)、脂肪滴等,以判断有无消化道出血、细菌或寄生虫感染及消化不良等疾病。

②肛管压力测定:患者的肛管静息压明显高于正常人。

③影像学检查:通过肛门直肠镜、乙状结肠镜检查,判断有无器质性病变,如发现缺血、炎症、脓肿、肛裂等说明存在器质性病变。

2. 鉴别诊断

(1)尾骨痛:多见于女性和年老体弱患者,多源于急性创伤、不良坐姿或久坐引起的慢性损伤、骶尾关节炎等。患者尾骨处有触痛,坐时加重,按摩尾骨可缓解。

(2)其他肛周或直肠器质性病变:如炎症性肠病、隐窝炎、肌间脓肿、肛裂、痔疮、前列腺炎、女性慢性盆腔炎等疾病,通过直肠指检、肛门直肠镜、盆腔影像学检查可鉴别。

四、治疗

1. 内治法

(1)气滞血瘀证

证候:肛门坠胀疼痛,持续不解或痛如针刺;胸胁胀闷;舌黯红或有瘀斑,脉涩或弦紧。

治法:理气活血,化瘀止痛。

方药:止痛如神汤合剂。秦艽 10 g,桃仁 10 g,皂刺 10 g,苍术 15 g,防风 10 g,黄柏 10 g,当归 15 g,槟榔 10 g,泽泻 10 g,赤芍 10 g,延胡索 20 g,羌活 10 g,防己 10 g,黄芩 10 g,炙甘草 6 g,酒大黄 6 g。

(2)肝脾不调证

证候:肛门坠重;胸胁胀满,精神抑郁,善叹息,或有呕吐嗳气,大便失调;舌质淡,苔薄腻,脉弦。

治法:疏肝解郁,行气健脾。

方药:柴胡疏肝散加减。柴胡 15 g,白芍 10 g,川芎 10 g,枳壳 10 g,陈皮 10 g,香附 10 g,甘草 6 g。

(3)湿热下注证

证候:肛门灼痛或有潮湿感;伴大便困难,便时肛门疼痛,或腹部胀满,口干口臭,纳食差;舌苔黄腻,脉滑数或濡数。

治法:清热利湿,调气行血。

方药:龙胆泻肝合剂。龙胆草 6 g,黄芩 9 g,栀子 9 g,猪苓 9 g,车前子 9 g,当归 8 g,生地黄 20 g,甘草 6 g。

(4)中气下陷证

证候:肛门坠胀;体倦乏力,伴有直肠、膀胱或子宫脱垂;舌质淡,苔薄白,脉细弱。

治法:益气健脾,升提固托。

方药:补中益气汤加减。黄芪 20 g,白术 15 g,陈皮 10 g,升麻 10 g,柴胡 10 g,党参 10 g,当归 10 g,炙甘草 3 g。

(5)阴虚火旺证

证候:肛门灼热疼痛;盗汗,少寐,烦躁易怒,腰酸乏力,小腹疼痛,月经不调,或经期疼痛加重;舌质红,脉弦细数。

治法:滋阴清热,镇心安神。

方药:滋水清肝饮加减。生地 20 g,山萸肉 10 g,山药 10 g,丹皮 10 g,泽泻 10 g,茯苓 10 g,柴胡 10 g,栀子 6 g。

2. 中成药

常用的中成药有血府逐瘀丸、逍遥丸、二妙丸、补中益气丸、知柏地黄丸等。

3. 西药

(1)口服药:硝苯地平、地尔硫卓主要用于由遗传性内括约肌肌病引起的功能性肛门直肠疼痛,通过拮抗钙离子可以缓解肛提肌痉挛以减少疼痛,应注意严重低血压患者不能用这两种药物。

(2)外用药:用局部涂抹 0.3%硝酸甘油软膏的方法治疗痉挛性肛门直肠疼痛时,患者疼痛能得到缓解,很少出现严重的不良反应。

(3)其他:吸入型的沙丁胺醇能明显缩短剧烈疼痛持续的时间,特别对那些疼痛持续时间大于 20 min 的患者效果更加明显;也可采用肛门括约肌内注射肉毒菌素 A 的方法治疗痉挛性肛门直肠疼痛,肉毒菌素 A 可阻断乙酰胆碱的释放,进而阻止了括约肌阵发性的运动过度,从而使疼痛得以缓解。

4. 中医外治法

(1)针刺疗法:主穴和配穴配合针灸治疗。

①主穴:第一组为气海、关元、足三里、蠡沟、三阴交、百会;第二组为中髎、下髎、大肠俞、肾俞、脾俞、腰阳关、大椎。

②辨证配穴:气滞血瘀加太冲、血海、次髎;肝脾不调加支沟、合谷、太冲、肝俞;湿热下注加曲池、阴陵泉;中气下陷加灸百会、气海、关元;阴虚

火旺加太溪、复溜。精神心理状态异常可加风府、神道、灵台等督脉穴通督调神;失眠宜配印堂、神庭、内关、神门。

（2）穴位贴敷疗法:选用延胡索、肉桂、乳香、没药、制半夏等药物研成粉末,用液状石蜡、凡士林等介质调和成穴位贴敷膏药,贴敷于腰俞、大肠俞、承山、涌泉等穴位。

（3）文献记载:蔡丽群等[98]在电针治疗功能性肛门直肠痛 35 例的研究中,对 35 例功能性肛门直肠痛患者采用针刺长强、大肠俞、上巨虚、承山、太冲、百会,并于大肠俞与上巨虚、承山与太冲行电针,每天治疗 1 次,治疗 10 次为 1 个疗程,治疗两个疗程。结果,治疗后患者 VAS 评分、肛管静息压和最大收缩压均显著降低(均 $P<0.01$)。薛雅红[99]在针刺结合生物反馈治疗功能性肛门直肠痛机理的基础与临床研究中,选取 40 例 FARP 患者和 40 例无症状人群作为正常对照组,分别对两组进行盆底肌表面肌电信号检测,并将各自测定结果进行分析;对 40 例 FARP 患者采用针刺结合生物反馈的治疗方法,两个疗程(20 天)后再次采集表面肌电信号参数,并将其测定结果与治疗前进行对比分析,同时对 FARP 患者进行疗效评估。结果 FARP 患者经针刺结合生物反馈治疗两个疗程后,治愈 1 人(2.5%),显效 7 人(17.5%),有效 22 人(55%),无效 10 人(25%),总有效率75%。治疗后 VAS 评分明显下降($P<0.01$)。

5. 其他治法

（1）生物反馈治疗:首先通过专科诊断,结合临床评估,进行个体化治疗方案的设计。治疗前医师先向患者讲解肛门痛的生理病理知识、治疗目的和过程。治疗分 4 个阶段:第一阶段为盆底肌放松训练,主要目的是降低肛管静息压;第二阶段是内、外括约肌等盆底肌的稳定性和协调性训练;第三阶段为直肠感觉功能训练,主要通过电刺激和触发电刺激完成;第四阶段为肌力训练。

（2）神经阻滞治疗:超声引导下局部注射麻醉剂和(或)乙醇封闭相应骨盆神经(如阴部神经),短期疗效显著,但长期疗效不佳。

五、预防与调护

(1)养成良好的排便习惯,及时治疗其他肛门疾病。

(2)饮食中应多含蔬菜、水果,防止大便干燥,避免粗硬粪便损伤肛门。

(3)肛门直肠痛患者常有情志改变,伴有焦虑、抑郁等,要多给予心理疏导,保持乐观情绪,积极配合治疗。

第四节　藏毛疾病

一、概念

骶尾部藏毛窦和藏毛囊肿(Pilonidal sinus and Pilonidal cyst)统称为藏毛疾病(Pilonidal disese),是在骶尾部臀间裂的软组织内一种慢性窦道或囊肿,内藏毛发是其特征。也可表现为骶尾部急性脓肿,穿破后形成慢性窦道,或暂时愈合,终又穿破,如此可反复发作。囊肿内伴肉芽组织,纤维增生,常含一簇毛。虽在出生后可见此病,但多在青春期后 20~30 岁发生,因毛发脂腺活动增加,才出现症状。

二、病因病机

1. 中医

中医认为患者平素喜事辛辣肥甘,形体肥胖,湿热内生;或局部残留异物或兼有邪毒侵袭,导致局部气血凝滞,蕴蒸化脓,溃破成漏。

2. 西医

此病的病因尚不确定,主要有以下两种观点。

(1)后天获得性病变:由于毛发长入皮肤或皮下组织使囊肿容易感染,窦道不易愈合。由于髓管残留或骶尾缝发育畸形导致皮肤的包涵物。但与婴儿的中线位肛后浅凹部位很少找到藏毛疾病的前驱病变,而在成年人确多见。

(2)后天获得性病变:认为窦和囊肿是由于损伤、手术、异物刺激和慢性感染引起的肉芽肿疾病。证实由外部进入的毛发是主要病因。臀间裂有负吸引作用,可使脱落的毛发向皮下穿透。裂内毛发过多过长,毛顶部有滤过和浸软毛肤作用,毛发穿入皮肤,形成短道,以后加深成窦,毛根脱落到窦内也可使毛干穿透,在发病过程中可见运动改变,只有一半病例可发现毛发,此病多见于多毛、皮脂过度活动,臀间裂过深和臀部常受伤的病人。汽车司机骶尾部皮肤常受长期颠簸、损伤,可使皮脂腺组织和碎屑存积于囊内,引起炎症。

三、诊断及鉴别诊断

1. 诊断

(1)临床表现

①藏毛囊肿如无继发感染常无症状,只是骶尾部突起,有的感觉骶尾部疼痛和肿胀。通常主要和首发症状是在骶尾部发生急性脓肿,局部有红、肿、热、痛等急性炎症特点。多自动突破流出脓汁或经外科手术引流后炎症消退,少数引流口可以完全闭合,但多数表现为反复发作或经常流水而形成窦道或瘘管。

②藏毛窦静止期在骶尾部中线皮肤处可见不规则小孔,直径 1 mm~1 cm。周围皮肤红肿变硬,常有瘢痕,有的可见毛发。探针探查可探入 3~4 mm,有的可探入 10 cm,挤压时可排出稀淡臭液体。急性发作期有急性炎症表现,有触痛和红肿,排出较多脓性分泌物,有时发生脓肿和蜂窝组织炎。

(2)专科检查

①骶尾部急性脓肿或有分泌的慢性窦道,局部表现有疼痛、压痛和炎症浸润,检查时在中线位见到藏毛腔。

②在尾部中线有细小凹坑但无任何感觉。凹坑有细孔,有的用泪囊探子也难以探入。这是原发窦道,距肛门 5~6 cm。感染后局部形成表浅脓肿,自行破溃或手术切开后流出脓液。脓肿排放稀薄脓液数日后渐愈,遗

留一硬结。再次细菌感染可以出现另一脓肿。上述症状重复出现。如此反复出现,以致局部可出现几个窦道口。这些窦道口可以非常接近,也可能有 2~3 cm 距离。多数窦道口可容细探针通过。窦道深浅不一,最深可达数厘米。继发的窦道多在原发窦道口的上方即"颅侧"。据观察常略偏向一侧,尤以偏向左侧者最多。在窦道区的"干燥期"可以在此处触知一长椭圆形硬结或囊性肿物。

（3）辅助检查

①一般检查:血常规、尿常规、肝肾功能、出凝血时间、心电图、超声波和 X 线检查。结核性肉芽肿与骨相连,X 线检查可见骨质有破坏,身体其他部位有结核性病变。梅毒性肉芽肿有梅毒病史,梅毒血清反应阳性。

②MRI 检查:可明确窦道深浅、延伸方向及分支窦道数量等。

2. 鉴别诊断

（1）疖:生长在皮肤,由皮肤突出,顶部呈黄色。

（2）痈:有多个外孔,内有坏死组织。

（3）肛瘘:肛瘘的外口距肛门近,瘘管行向肛门,扪诊有索状物,肛管内有内口,有肛门直肠脓肿病史。而藏毛窦的走行方向,多向颅侧,很少向下。

（4）结核性肉芽肿:结核性肉芽肿与骨相连,X 线检查可见骨质有破坏,身体其他部位有结核性病变。

（5）梅毒性肉芽肿:有梅毒病史,梅毒血清反应阳性。

四、治疗

1. **内治法**

（1）火毒蕴结证

证候:周身不适,畏寒、发热,骶尾部疼痛红肿,舌红苔黄,脉滑数。

治法:清热解毒透脓。

方药:仙方活命饮加减。白芷 10 g,贝母 10 g,防风 10 g,赤芍药 10 g,当归尾 10 g,甘草节 10 g,皂角刺（炒）10 g,穿山甲（炙）6 g,天花粉 10 g,

乳香 9 g,没药 9 g,金银花 20 g,陈皮 10 g。

（2）正虚邪恋证

证候:骶尾部反复流脓水,间歇性疼痛,舌质红,苔薄黄,脉细。

治法:扶正祛邪。

方药:托里消毒散加减。人参 10 g,黄芪 10 g,当归 10 g,川芎 10 g,芍药(炒)10 g,白术 10 g,茯苓 10 g,金银花 10 g,白芷 10 g,甘草 6 g。

2. 中医外治法

（1）中药熏洗疗法:此法常用具有活血止痛、收敛消肿初起用三黄洗剂外洗或双柏散水调外洗,也可用紫金锭磨水外搽。

（2）中药外敷疗法:可用透脓、腐蚀及促进创面愈合的药物局部外敷治疗。

①透脓法:可用双柏散、金黄散或发际散,水蜜调敷透浓外出。

②腐蚀法:适用于反复发作的陈旧性肛裂。具有活血化瘀、祛腐生肌的作用。常用的药物有八二丹、三七丹、红升丹、枯痔散等。先用丹药祛腐,或用 5%石炭酸甘油涂擦患处后,然后用生理盐水冲洗,待创面新鲜后改用生肌散外敷,可减轻疼痛、降低肛管静息压、增加肛管血供。

③促进创面愈合疗法: 后期可用祛腐生肌作用的九华膏或白玉膏等外敷。

（3）穴位埋线疗法:将羊肠线埋置长强穴,临床一般有穿刺埋线和缝埋两种。

①穿刺埋线:患者取侧卧位,局部常规消毒,麻醉后,取一段 1.5~2.5 cm 羊肠线放置于 12 号穿刺针针孔的前段, 然后垂直刺入长强穴,达皮下层后斜向尾骨方向进针,深度 2.5~3 cm 时,在穿刺针正端接上针芯,然后边退穿刺针,边推针芯;出针后使羊肠线末端置于皮下,针孔覆盖消毒纱布,胶布固定。

②缝埋:局部消毒、麻醉后,用大号三角针穿 1/0 羊肠线,以双线埋入长强穴,平皮肤剪断线两端,两端的距离约为 2.5 cm,埋入深度 2.5~3.5 cm。

埋毕纱布覆盖,胶布固定。

(4)文献记载:陈朝晖等[100]在引流配合复方紫归膏治疗骶尾部藏毛窦11例的研究中,11例骶尾部藏毛窦患者均行手术治疗,顺脊柱方向梭形切开窦道和脓腔,彻底清除窦道内坏死组织、着色瘢痕组织,并彻底搔刮创面,创面敞开充分引流,术后采用复方紫归膏纱条换药。结果,11例均一期愈合,平均住院时间20 d,平均换药时间35.4 d,随访6个月至2年无复发。结论:充分引流并采用复方紫归膏换药治疗骶尾部藏毛窦,疗效确切,疗程短,一期治愈率高。雷露等[101]在手术结合生肌玉红膏引流治疗骶尾部藏毛窦3例研究中,3例患者均采用硬膜外麻醉,2例行切除伤口开放术,1例行切除部分缝合术,术后予生肌玉红膏纱条填塞引流。结果,3例中,2例分别于第二十二天、第二十八天自然愈合,1例于第二十六天由肉芽组织填充愈合。结论:手术结合生肌玉红膏引流治疗骶尾部藏毛窦疗效显著。

3. 其他治法

(1)手术疗法:明确诊断后,以采取手术治疗为主,非手术治疗由于复发率高,现几乎为手术治疗所取代。目前手术治疗的方法较多,伤口的愈合问题是手术治疗骶尾部藏毛窦中最重要的问题,不能单纯地通过感染率或复发率的高低来评价手术方法的好坏,而应全面考虑并发症、出血、感染、复发等。而不同的手术方法各有其利弊,这也是目前仍没有对于骶尾部藏毛窦最好的统一的治疗方法的原因。常用的术式包括以下几种。

①切开排脓术。对于感染较重的藏毛窦患者,可先行切开引流及抗炎治疗,待急性炎症局限或缓解后再行藏毛窦切除及切口闭合术。

②切除一期缝合术。适用于窦道及囊肿的深度较浅,且无感染者。

(2)硬化疗法:是向窦道内注入腐蚀药物,破坏窦内和囊内上皮,使囊腔和窦道闭合。自1960年有人应用酚溶液注射疗法,但应用者不多,因为应用的是纯酚溶液,疼痛剧烈,后改用80%浓度,并在全麻下进行;窦内注入胶状物,以保护周围皮肤。Hegge(1987)用80%酚溶液1~5 ml缓慢注入窦内,约需 15 min,缓慢注射可防止并发症发生,如皮肤烧伤、脂肪坏死或严重疼痛。此法可每 4~6 周重复 1 次,约半数病人可仅 1 次注射后痊愈,12%需注射 5 次或更多。

五、预防与调护

(1)饮食宜清淡,少食辛辣、煎炒、油炸、烈酒等不消化和刺激性食物,多食水果、蔬菜和纤维性食物,多饮水,尤其是香蕉、蜂蜜类润肠通便食物。

(2)不要久站久坐,适当增加运动,特别是提肛运动。

(3)每天定时大便,(没有大便也要定时到厕所做排便条件反射训练)每次大便时间不宜过长,以 5 min 左右为宜。

(4)便前便后坐浴熏蒸,保持肛门的清洁。

(5)每天早上起来的时候喝一杯温盐水或凉白开水,以促进肠蠕动。

(6)如果大便干燥的情况下,可以适当服用润肠通便的药物,如:非比麸排毒药、芦荟胶囊等,不可自己随便乱用泻药,长期服用不仅会加重便秘而且会形成药物依赖性。

第八章　肛门直肠术后并发症

第一节　术后疼痛

一、概念

术后疼痛即肛肠手术后出现的疼痛,是肛肠疾病术后主要并发症之一,主要是手术本身造成的急性创伤(切口)和(或)内脏器官损伤及刺激和引流物的刺激引起的,一般高峰期是术后 24~48 h。其疼痛的程度往往与手术部位和创伤的大小有关。大肠手术一般术后 48 h 内肠蠕动不规则,患者除感到切口疼痛外还可有腹内疼痛,有时为窜痛,属内脏神经痛。当蠕动的肠段影响到切口时,则疼痛可能加重。48~72 h 及以后,肠蠕动恢复正常,开始排气,内脏神经痛可渐消失。

二、原因

1. 解剖因素

包括支配神经及括约肌痉挛。

(1)肛门感觉敏感:齿线以下的肛管组织由脊神经支配,感觉十分敏锐,受到手术刺激后可产生剧烈疼痛。

(2)肛门括约肌痉挛:肛门括约肌分内括约肌和外括约肌,内括约肌主要承担闭合肛门的作用,是直肠壁肌肉的延续和终端,属于平滑肌。平滑肌的特点是非常容易痉挛且不受主观意识控制,当处于暴露状态,肛门内括约肌受到肠腔分泌物、粪便、手术牵拉等化学和物理的刺激后,不自主发生痉挛,造成局部缺血,疼痛加重。

2. 排便刺激

由于手术切除了病变组织,形成创面,加之患者的恐惧心理和手术刺激,使肛管经常处于收缩状态。因而排便时的刺激可引发撕伤性的剧痛。此种疼痛又可加剧患者的恐惧心理,可使肛门括约肌在排便后长时间处于收缩状态,而致排便后的疼痛加剧。

3. 手术因素

肛门直肠手术时,损伤或创伤齿线以下的肛管组织,如混合痔外剥内扎术,外痔切口低于齿状线,误将齿线以下组织同内痔一并结扎,或内痔注射术,注射部位不正确等均可引起疼痛,术中钳夹、结扎括约肌,括约肌损伤后引起瘀血、水肿,导致痉挛性疼痛。手术时对肛门皮肤损伤过重,牵拉组织过多也可引起疼痛。

4. 麻醉因素

麻醉不完全或麻醉作用消失后,肛门直肠的末梢神经受到刺激即可产生疼痛。

5. 术后并发症

手术切口感染、肛门皮肤水肿、便秘、异物刺激等,可引起肛门直肠疼痛。术后尿潴留可加重疼痛。肛门直肠术后伤口愈合形成瘢痕,瘢痕挛缩压迫神经末梢而引起疼痛。

6. 术后换药

术后换药不规范,换药手法欠轻柔,甚至暴力换药,或者术后填塞纱布过多过紧等因素均可引起疼痛。

三、处理

1. 一般处理

(1)改变手术方法:不合理手术方法是导致肛门难以忍受疼痛的最主要因素,因此预防术后疼痛首先要从手术本身开始。从原则上讲创伤越小的手术痛苦越小，应避免那些对肛门皮肤、肛管肌肉造成严重损伤的手术，如痔环切术、激光及冷冻等；应避免那些对局部产生持续刺激作用的手术，如肛周脓肿挂线术、外痔结扎术、外涂腐蚀药等。

（2）应用镇痛药物：术后可根据疼痛的轻重缓急的情况给予镇痛药物。一般可服用索米痛片、芬必得、洛芬待因等；疼痛较重时可服盐酸曲马多或肌内注射盐酸哌替啶等，也可应用硫酸吗啡栓纳肛。夜晚因疼痛影响睡眠时，除用镇痛药外还可配合应用镇静安眠药物，加以哌替啶 50 mg、异丙嗪 25 mg，肌内注射。

（3）缓解排便困难：为了防止术后发生粪嵌塞或大便干结排出困难，术前术后均可酌情服麻仁丸或果导片等，以减轻粪便冲击撕裂肛管伤口而引起疼痛。排便前，可用温水或中药坐浴，解除肛门括约肌痉挛，减轻粪便通过肛门时的阻力；排便后坐浴（用温水或高锰酸钾溶液坐溶），可清洁伤口以减少异物对创面的刺激。若大便干燥，排出困难，可用甘油灌肠剂灌肠，或用开塞露两支挤入肛内，以软化大便、减轻排便时的疼痛。或口服复方聚乙二醇电解质散、乳果糖口服液增加肠道水分，缓解排便困难情况；或口服小麦纤维素增加肠道蠕动，促进排便。

（4）软化瘢痕：针对频发的、明显的瘢痕疼痛，可外用瘢痕膏，局部注射透明质酸酶，或胎盘组织液以促进瘢痕的软化吸收。瘢痕挛缩、肛门狭窄致排便困难时，应切除瘢痕，松解狭窄，使粪便排出通畅。

2. 中医外治法

（1）中药熏洗疗法：常用活血化瘀、清热解毒功效的药物熏洗坐浴治疗。常用的方药有经验方、祛毒汤、回药消肿止痛液、苦参汤、五倍子汤等。

①经验方：该方起到软坚散结、活血化痰、通络止痛的功效。方中大黄、芒硝性凉、苦寒利下，乳香、没药、桃仁、红花活血化瘀、通络止痛，当归活血止痛。

大黄 15 g，芒硝 30 g，制乳香 15 g，没药 15 g，桃仁 12 g，红花 12 g，当归 12 g。

用法:水煎外洗,每日 15~20 min,每日 1~2 次。

②祛毒汤、消肿止痛液、苦参汤、五倍子汤:具体药物组成及功效见内痔部分。

(2)中药外敷疗法:常用药物有紫草油、马应龙痔疮膏、龙珠软膏、肛泰软膏等。

紫草油:具体药物组成及功效见内痔部分。

(3)中药塞药疗法:此方法为汉代张仲景首创,目前应用仍很普遍,将药物制成栓剂,塞入肛内,其药物组成多以消肿止痛、止血为主,如马应龙痔疮栓、肛泰栓、肛安栓、普济痔疮栓、消炎痛栓、化痔栓等,每晚睡前 1 枚纳肛或换药时纳入肛内,每日 1~2 次。

(4)针刺镇痛:镇痛迅速,无不良反应。针刺时应注意手法的运用,一般用强刺激法,至疼痛减轻或消失时再预留针 10~15 min。取穴:承山、气衡、长强、八髎等。亦可应用耳针,在耳廓上找出反应点,用毫针刺激后再埋皮内针固定;平日可随时按压埋针处,以减轻疼痛亦可以 0.5%~1%普鲁卡因 10~20 ml 行长强或承山穴封闭镇痛。

3. 其他

局部可用红外线照射,超声波治疗或中短波进行透热治疗。

4. 文献记载

唐雪松等[102]在针刺腧穴联合硝矾散熏洗坐浴缓解混合痔术后疼痛的临床观察中,观察组用针刺腧穴配合硝矾散熏洗坐浴,对照组用硝矾散熏洗坐浴,对比术后 24、48、72、96 h 两组患者疼痛积分和有效率。结果,第 48 h 开始观察组疼痛积分明显低于对照组,两组比较差异有统计学意义(P<0.05),且观察组有效率为 97.37%高于对照组的 86.84%。田桂香等[103]在云南白药外敷联合局部热敷对缓解血栓性外痔术后患者疼痛感的效果研究中,对照组单用云南白药外敷治疗,联合组采用云南白药外敷联合局部热敷治疗,治疗两周后对两组患者的疼痛积分和肿胀积分改善情况以及治疗总有效率进行比较。结果,联合组患者的疼痛积分和肿胀积分改善

情况均明显优于对照组,差异具统计学意义($P<0.05$);联合组、对照组的总有效率分别为 96.67%、80.00%,差异具统计学意义($P<0.05$)。

四、预防

(1)术前做好患者的思想工作,使其消除顾虑,坚定信心,与医护人员密切配合。

(2)手术时麻醉要完全,术中针对病情及患者体质,选择适当的麻醉方法。

(3)严格无菌操作,手术操作细心,动作轻柔,避免任意过度牵拉或挤压非手术区域的健康组织,尽量减少刺激和损伤。

(4)局部应用长效镇痛药,此方法主要适用于肛门直肠疾病的术后镇痛。

(5)注意疮面处理。术后嘱病人多食香蕉等水果,或口服蜂蜜等润肠通便之品,避免大便干燥,以减轻排便对创口的刺激,以防止大便干结而引起排便疼痛。每次大便后及时坐浴熏洗,换药时动作轻柔,操作细心,药条放置合理,保持创口引流通畅。

第二节　术后坠胀

一、概念

术后坠胀是肛门直肠疾病手术后常见的并发症之一,主要表现为患者肛门部位下坠不适,或有堵塞胀满感,或便意频发使排便次数增多,或有里急后重感。

二、原因

1. 机械刺激

(1)痔核残端压迫引起的刺激。

(2)用橡皮筋挂线引起的刺激。

(3)肛门内塞置油纱条引起的刺激。

(4)未处理的内痔核肿胀脱出等。

2. 炎症刺激

手术后创面局部炎性充血水肿,或由引流不畅、假性愈合继发感染等原因引起。

三、处理

1. 一般处理

(1)药物治疗:对坠胀较明显者可辨证服用清热利湿、解毒消肿的止痛如神汤加减。

(2)激光疗法:磁疗、热敷等均可促进局部血液循环,对缓解坠胀感有一定作用。

(3)手术治疗:对切口愈合引流不畅继发感染者,应及时手术引流。对局部瘢痕挛缩引起,经各种非手术治疗不缓解的疼痛,可行手术松解。

2. 中医外治法

(1)中药熏洗疗法:用清热解毒、活血祛瘀的祛毒汤、回药消肿止痛液、苦参汤、五倍子汤等熏洗坐浴,具体药物组成及功效见内痔部分。

(2)中药外敷疗法:常用药物有紫草油、马应龙痔疮膏、龙珠软膏、肛泰软膏等。

(3)中药塞药疗法:马应龙痔疮栓、肛泰栓、肛安栓、普济痔疮栓、消炎痛栓、化痔栓等,每晚睡前1枚纳肛或换药时纳入肛内,每日1~2次。

3. 文献记载

王海峰等[104]在四五生肌煎洗方治疗混合痔术后肛门坠胀的临床观察中,治疗组32例,予四五生肌煎洗方坐浴治疗;对照组32例,予高锰酸钾水溶液(1:5 000)熏洗治疗,结果,治疗组治愈率28.1%、总有效率93.8%;对照组治愈率9.4%、总有效率78.1%,两组治愈率及总有效率比较差异有统计学意义($P<0.05$),治疗组疗效优于对照组。黄继春[105]在对接受混合痔外切内扎术后发生肛门坠胀患者进行中药熏洗治疗的效果探析中,对参照组和研究组两组患者均实施混合痔外切内扎术,在术后均为其应用肛泰栓进行治疗。在此基础上,为研究组患者采用中药熏洗法进行治疗。对比分析两组患者在接受治疗后其肛门坠胀症状的改善情况。结果,与参照组患者相比,研究组患者在进行治疗后其肛门坠胀评分较低,差异有统计学意义($P<0.05$)。

四、预防

(1)术中操作应轻柔,结扎的组织尽量少,以避免术后局部组织的瘢痕过多。

(2)换药时纱条填塞应既保证引流通畅又不宜过多,不要用刺激性较大的药物敷盖创面。

(3)术后注意保持大便通畅,便后坐浴以保持创面清洁,减少粪便残渣对面的刺激。

(4)忌食辛辣激性食物,避免腹泻及便秘的发生。

第三节 术后便秘与粪便嵌塞

一、概念

便秘是肛门直肠术后常见的并发症,肛肠疾病术后,患者便意减弱,加之环境的改变、饮食的改变,术后可能出现便秘,如不及时处理,干硬的粪便可能撑裂或擦破伤口而引起出血,或增加感染的机率,引起局部疼痛,影响伤口愈合。另外,粪便在直肠存留,影响血液及淋巴回流,诱发或加重肛缘水肿,存留时间较长时还可发生粪便嵌塞,甚至引起宿便性溃疡。临床主要表现便少,便质硬、排便困难、时间长、肛门堵胀、便意不尽感等,伴或不伴有腹痛、恶心、便血、心情烦躁等症状。

二、原因

(1)麻醉反应、伤口疼痛、卧床及腹胀等原因致纳差,少渣流质饮食,食物中纤维素含量少,肠道蠕动减弱。

(2)术后肛门直肠神经末梢因受到损伤等刺激而引起疼痛,致使肛门括约肌痉挛,造成排便困难。

(3)恐惧排便,延长排便间歇时间,致粪便水分被吸收过多。

(4)手术中过多损伤齿状线附近组织,使排便反射破坏或降低。

(5)术后卧床时间过长,肠蠕动减慢。

(6)病人或因年老体弱,气血不足,或因手术损伤,气随血耗,排便无力,使粪便在肠内停留过久,肠燥便结,不易排出。

(7)使用阿片酊类抑制肠道蠕动的药物,或使用解热镇痛药汗出过多,肠内水分减少。

(8)术前行钡剂灌肠,钡剂没有完全排出而手术。

(9)既往有便秘病史。

三、处理

1. 一般处理

(1)有便秘病史者,术后的病情应用麻仁滋脾丸、麻仁润肠丸、番泻叶等通便药物。

(2)经上述治疗大便仍不能排出者可用开塞露或液状石蜡 40~60 ml,或 50%甘油 40~60 ml,或肥皂水 100 ml 灌肠。

(3)术后 3~4 d 无排便者,应行直肠指检检查,如发现有粪便嵌塞,应及时将粪块捣碎,取出肛外,然后予温生理盐水 500~1000 ml 灌肠。

(4)术后肛门下坠,便意频繁者应进行肛管直肠指检检查,明确粪便嵌塞的程度。如大量质硬或黏滞粪便嵌塞,应戴手套后将大便捣碎掏出。然后用开塞露或甘油灌肠剂灌肠,将残留粪便排出。

(5)对大便干燥者可口服润肠通便药物,或针对患者的不同情况辨证施治应用中药治疗,如热结肠燥者可用大承气汤,气虚便秘者可用补中益气汤。防止再次发生粪便嵌塞。

2. 中医外治法

(1)中药敷脐疗法。中药敷脐疗法有着悠久的历史,中医有"脐通百脉"之说。常用方药有沉香通便散、沉香穴位贴敷膏等,具体药物组成及功效见慢传输型便秘部分。

(2)中药灌肠疗法。中药灌肠疗法适用于大便干结,燥屎内结肠道,大便成干球状,大便难以排除的情况。常选用大承气汤灌肠,具体药物组成及功效见慢传输型便秘部分。

(3)针灸疗法。主穴:第一组为天枢、气海、上巨虚、足三里、百会;第二组为中髎、下髎、大肠俞、肾俞、脾俞。配穴:肝脾不调加支沟、合谷、太冲、肝俞、三阴交;气阴两虚加三阴交、照海、太溪;肺脾气虚灸神阙、气海、百会;脾肾两虚灸关元、命门、腰阳关。两组穴位隔日交替使用,留针 30 min。

(4)穴位埋线疗法。穴位埋线疗法是治疗便秘常用的一种中医外治方法,是将不同型号羊肠线或可吸收线,根据需要埋入不同的穴位,通过羊肠线或可吸收线对穴位的持续弱刺激作用(相当于持续留针),达到治疗疾病的目的。多选用足三里、气海、关元、大肠俞等穴位进行穴位埋线治疗。

(5)耳穴贴压疗法。耳穴贴压疗法是用质硬而光滑的植物种子或具有一定形状和质地的药物及制品粘贴在耳廓表面的穴位上,并施加一定压力,以达刺激耳穴、防治疾病的一种方法。常选用脾、胃、大小肠、内分泌等穴位。

3. 文献记载

周告生等[100]在十味温胆汤加减结合中医外治穴位埋线治疗肛肠术后便秘的临床研究中,对照组应用乳果糖口服液进行治疗,研究组应用十味温胆汤加减结合中医外治穴位埋线进行治疗,对两组患者的临床效果进行观察分析。结果观察两组患者临床疗效发现,研究组总有效率高于对照组,两组差异具有统计学意义($P<0.05$)。观察两组患者临床指标发现,研究组优于对照组,两组差异具有统计学意义($P<0.05$)。陈月[107]在三香散药熨联合穴位艾灸预防痔疮术后患者便秘的效果观察中,以 80 例患者作为研究对象,随机分成观察组和对照组,每组各 40 例,两组患者均采用常规治疗与护理,观察组在此基础上进行三香散药熨联合穴位艾灸护理,观察其临床疗效。结果,观察组患者的便秘预防总有效率为 87.5%,显著高于对照组的 67.5%,差异有统计学意义($P<0.05$);观察组便秘评分结果(3.60±1.58)分,显著优于对照组(4.88±1.73)分,差异有统计学意义($P<0.05$)。

四、预防

(1)患者第一次排便前晚,服用润肠通便药物以助排便,如麻仁丸、液状石蜡等,必要时可外用开塞露助第一次大便的排出。

(2)多吃含纤维丰富的蔬菜水果。

(3)适当活动以增加肠蠕动,并指导患者养成良好的排便习惯。

(4)术前有便秘者,手术后当晚起服用润肠通便药物,如麻仁滋脾丸、麻仁润肠丸、槐角丸等。

(5)肛门疼痛明显者可于便前温水坐浴。

第四节　尿潴留

一、概念

尿潴留是肛门直肠病术后常见的并发症之一,男性约 50%,女性约 30%的患者术后发生不同程度的尿潴留,与病变的切除范围有关,具体地说是与盆腔自主神经的损失有关。临床表现为排尿不出或不畅,小腹胀满,或排尿频频,点点滴滴。

二、原因

1. 解剖学因素

支配膀胱的神经受损，为临床最常见原因。手术时靠近骨盆壁广泛的切除双侧直肠侧韧带，以及广泛的清扫髂内淋巴结，常常损伤骨盆神经丛或骶神经，致使膀胱逼尿肌无力，膀胱颈收缩和膀胱膨胀感消失出现尿潴留。损伤程度越重，尿潴留就越重，越不易恢复。

2. 麻醉影响

尿潴留的主要发病机制是膀胱肌收缩无力和尿道括约肌痉挛，而腰麻、骶管麻醉或硬膜外麻醉，除能阻滞阴部神经引起会阴部感觉丧失及肛门括约肌松弛外，还能同时阻滞骨盆内脏神经，引起膀胱平滑肌收缩无力和尿道括约肌痉挛，以致排尿不畅或不能自行排尿，这是术后早期尿潴留的主要发病原因。

3. 手术刺激

肛门直肠手术局部麻醉不全，肛门括约肌松弛欠佳，手术操作粗暴，过度的牵拉、挤压、捻挫或损伤邻近的健康组织，或在前方结扎过多的组织，或在前方注入大量的药液，使局部组织张力过大，压迫尿道，或为术后肛门疼痛、肛门括约肌痉挛收缩，反射性地引起膀胱颈部及尿道括约肌痉挛，从而发生尿潴留。

4. 前列腺疾病

术前有泌尿系疾病如泌尿系感染、前列腺肥大、尿道狭窄等，术后尿道括约肌痉挛致尿液难以解出。

5. 填塞辅料压迫

直肠内纱布填塞过紧，压迫尿道。

6. 精神环境因素

精神过于紧张或外界环境改变而不能自行排尿。

7. 年老体弱

年老体弱、气血不足之人，由于膀胱平滑肌收缩无力，加之肛门术后局部疼痛、肛门及尿道括约肌痉挛而发生术后尿潴留。

三、处理

1. 一般处理

（1）情绪疏导：安慰、指导患者消除紧张情绪，选择合适的环境和条件可使部分患者自行排尿。卧床患者可改变体位以利排尿。

（2）松解敷料法：若系肛门直肠内外填塞纱条敷料过多、过紧，可直接给予松动敷料或拉出纱条少许，即可缓解尿道压迫的情况以及肛门括约肌的痉挛情况，但要防止伤面渗血。

（3）药物治疗：可用新斯的明 0.5 mg 肌内注射，兴奋膀胱逼尿肌，以帮助排尿（适用于因麻醉药物作用而引起的尿潴留）；亦可口服高特灵 1 mg，拮抗 α_1 肾上腺素受体，改善慢性膀胱阻滞者的尿道功能和症状。中药可选用八正散、五苓散、金匮肾气丸等，或用单味鲜柳叶或干柳叶 30~60 g 水煎服，或用大葱 250 g，盐 200 g，共捣成泥状，炒热贴敷小腹部均可。

2. 中医外治法

（1）针灸疗法：用针刺或隔姜灸中极、关元、气海、三阴交等穴，可帮助患者排尿。

（2）耳穴贴压疗法：常选用膀胱、肾、腹、腰骶椎、脾、肺、肝、神经系统皮质下、三焦、尿道口等耳穴进行耳穴贴压治疗。

3. 其他

（1）导尿术：患者膀胱平脐或术后 12 h 还未排尿，自觉症状明显者可给予导尿。导尿第一次放尿不应超过 800 ml，避免使膀胱压力突然减低，引起膀胱内黏膜急剧充血而引发出血。

（2）穿刺术：若因导尿技术问题或尿道狭窄或有前列腺肥大，不能插入导尿管时，膀胱充盈较甚，患者痛苦较明显，此时，应及时给予膀胱穿刺进行排尿或行膀胱穿刺造口术，但穿刺时一定要注意无菌操作，以免继发感染。

4. 文献记载

刘访等[108]在针刺联合麦粒灸治疗肛肠疾病术后急性尿潴留,随机对照研究中,针刺组穴取中极、关元、气海、水道、膀胱俞、三阴交、阴陵泉进行针刺治疗;针刺联合麦粒灸组在针刺治疗基础上予麦粒灸中极、关元、气海、水道穴治疗。结果:治疗后,两组症状评分均较治疗前降低($P<0.05$),针刺联合麦粒灸组症状评分低于针刺组($P<0.05$)。卞丽华[109]在小柴胡汤与足三里针刺联合新斯的明穴位注射治疗肛肠科术后尿潴留疗效观察中,对照组患者仅仅采用新斯的明穴位注射治疗,实验组患者采用小柴胡汤与足三里针刺联合新斯的明穴位注射治疗, 在治疗后通过对患者的临床表现进行研究分析统计治疗效果。结果治疗后,对照组患者的治疗总有效率为 61.54%,实验组患者的治疗总有效率为 97.44%,对照组患者治疗总有效率低于实验组,差异有统计学意义($P<0.05$)。

四、预防

(1)手术前向患者讲明术中及术后可能会出现的一些反应,消除患者的紧张情绪和思想顾虑,取得患者的密切合作,让患者术前适应环境,锻炼改变体位排尿。

(2)选择有效麻醉方法,麻醉要完全,使患者肛门括约肌充分松弛。

(3)术中操作要熟练,动作要轻快、细致,尽量减少不必要的组织损伤。

(4)术中止血应彻底,减少肛门直肠内填塞的敷料、纱条,否则,纱条或敷料过多,可压迫尿道引起排尿困难。

(5)若使用布比卡因等维持时间较长的麻药,在麻醉作用消失以前,患者应限制饮水。

(6)对于原有前列腺肥大、膀胱结石、膀胱炎、尿道炎而表现为排尿不畅者,术前应给予适当治疗,待症状好转后再进行手术。

第五节　肛缘水肿

一、概念

肛缘水肿是指肛肠手术后切缘皮肤出现水肿、充血、隆起或肿胀疼痛的症状。一般分为充血性水肿和炎性水肿，前者指切口创缘局部循环障碍，血管渗透压增加，淋巴回流障碍，组织内渗透压大而引起的水肿；后者指切缘创面感染引起水肿。

两者常同时存在，相互渗透形成肛缘水肿。

二、原因

1. 手术操作不当

结扎痔核位置过低，剥离层次不正确，静脉丛残留，引流口过于短小等。

2. 术后肛门疼痛

术后肛门疼痛造成肛门括约肌反射性痉挛，致使血液、淋巴的回流障碍而形成水肿。

3. 恐惧心理

患者害怕排便的疼痛而忍便不排，导致粪便积滞，组织静脉和淋巴回流而形成水肿。

4. 术后创面刺激

术后创面刺激产生便意，导致排便次数增多，或用力排便，使腹压增加而造成水肿。

三、处理

1. 一般处理

(1)口服法：以清热解毒、利湿、活血化瘀为治疗原则。常用止痛如神汤和凉血地黄汤加减。秦艽 10 g,苍术 10 g,黄柏 10 g,熟大黄 10 g,当归 10 g,泽泻 10 g,槐花 10 g,地榆 15 g,桃仁 6 g,防风 6 g,槟榔 6 g,荆芥穗 6 g,知母 6 g,青皮 6 g。

(2)若属于敷料压迫过紧,影响局部血液、淋巴循环而致充血性水肿,可适当松动敷料,减轻局部压力,促进血液、淋巴的回流。感染引起的炎性水肿,可选用适当抗生素抗感染治疗。

2. 中医外治法

(1)中药熏洗疗法:应用苦参汤、祛毒汤、回药消肿止痛液、五倍子汤等熏洗坐浴,具体药物组成及功效见内痔部分。

(2)中药外敷疗法:常用药物有紫草油、马应龙痔疮膏、龙珠软膏、肛泰软膏等;局部可用硫酸镁 30~60 g,加水 200~500 ml 溶化后,湿敷患处,每日 2~3 次,每次 10 min。

(3)中药塞药疗法:马应龙痔疮栓、肛泰栓、肛安栓、普济痔疮栓、消炎痛栓、化痔栓等,每晚睡前 1 枚纳肛或换药时纳入肛内,每日 1 次或 2 次。

3. 其他

(1)理疗法:采用低功率激光、红外线、微波等照射、频谱治疗等,对消除痔术后水肿亦有较好的效果。

(2)手术治疗:对经上述处理而水肿不消者,必要时可在局麻下行修剪切除术。伴有血栓形成时,应及时切开,摘除血栓,促进愈合。若有脓肿形成者,应及时切开排脓,防止感染扩散。

4. 文献记载

高建恩等[110]在自拟消肿方外敷治疗混合痔术后肛缘水肿及疼痛 40 例临床观察中,将 80 例混合痔术后患者随机分为治疗组和对照组各 40 例,两组术后均给予中药肛肠洗剂 1 号坐浴熏洗,对照组结合康复新液外敷治疗,治疗组结合自拟消肿方外敷治疗,观察两组用药后伤口疼痛和肛缘水肿的变化情况。结果,治疗组用药后伤口疼痛评分和肛缘水肿评分均低于对照组,差异有统计学意义($P<0.05$)。何健忠等[111]在桃红四物汤加减

熏洗治疗混合痔术后肛周疼痛水肿临床观察中,观察组术后第二天换药前予以中药桃红四物汤加减熏洗肛周,对照组换药前采用温开水清洗肛周,8 d后观察患者术后创面水肿及疼痛程度。结果术后第八天,2组VAS评分、水肿评分均较术后第一天降低(P均<0.05),且观察组VAS评分、水肿评分均明显低于对照组(P均<0.05)。术后第八天观察组治愈率明显高于对照组(P<0.05)。

四、预防

1. 注意麻醉方式

注射局部麻醉药时,浸润要均匀,不可在一处皮下大量注入,避免药物注射过浅及药物过于集中,或选用骶麻、腰麻等其他麻醉方法。

2. 选用正确的手术方式

正确处理混合痔的外痔部分;做好皮肤与皮桥复位;低张力缝合;选择性松解内括约肌;固定好皮桥;注意保持肛门形态完整;内痔注射药物要注射在齿线以上;手术中要注意无菌操作,减少牵拉,缩短手术时间。

3. 及时正确的术后处理

(1)大小便困难者,应及时做好润肠、软化大便和通利小便等处理,否则蹲厕过久可发生水肿。

(2)术后当使用抗生素,做好坐浴、清洗、换药工作。采用清热凉血利湿、解毒消肿的中药内服或外用可减低术后水肿的发生。

(3)术后经注射或结扎的内痔一旦脱出,要及时还纳,防止嵌顿发生水肿。

参考文献

[1] 杨继源,黄惠玲.发展中医外治学科的探讨[J].现代医院,2003(03):41-42.

[2] 孙占学,李曰庆,张丰川,等.中医外治法源流[J].中华中医药杂志,2016,31(11):4416-4419.

[3] 姚纯发.浅谈马王堆帛书《五十二病方》[J].中华医史杂志,2000(03):187-188.

[4] 陆玲,任威铭,吴承艳,等.《刘涓子鬼遗方》痈疽治疗特色探析[J].中国中医基础医学杂志,2018,24(08):1062-1064.

[5] 毛红,唐平,李薇,等.中药熏洗在肛肠科术后应用的技术规范研究[J].四川中医,2012,30(12):74-77.

[6] 唐平,毛红,杨军义.常用外治法在肛肠术后应用概况[J].四川中医,2017,35(01):212-215.

[7] 张少坡,孙永建.肛肠疾病中医外治法简述[J].河北中医,2010,32(08):1265-1266.

[8] 马鸿旭,程丽敏.中医外治法治疗肛肠病术后创面愈合临床应用概况[J].中国民族民间医药,2017,26(06):52-54.

[9] 苏道广.肛门疾病外治法[J].中西医结合临床杂志,1992(03):46.

[10] 秦永河.肛肠科的外治法简述[J].中医外治杂志,2007(01):45-46.

[11] 王梦媛.穴位贴敷疗法治疗混合痔术后疼痛疗效观察[D].北京中医药大学,2018.

[12] 薛雯,张艳,杨莹洁.耳穴贴压穴位按摩联合中药熏洗对混合痔术后疼痛的影响[J].当代护士(上旬刊),2018,25(05):157-158.

[13] 孙丽英,包巨太.耳穴贴压治疗肛肠疾病术后疼痛的疗效研究[J].中国煤炭工业医学杂志,2016,19(09):1337-1339.

［14］ 叶细杰.耳穴贴压治疗肛肠疾病术后疼痛的疗效研究［J］.中国实用医药,
2018,13(09):69-70.

［15］ 李习梅,张新华.加味六味洗剂蒸发罨包治疗下肢溃疡疗效观察[J].现代中西
医结合杂志,2010,19(36):4724+4792.

［16］ 韩昌鹏,王振宜,苏旭,等.愈创方运用蒸发罨包疗法促进混合痔创面愈合的临
床疗效观察[J].现代生物医学进展,2012,12(35):6917-6920+6929.

［17］ 孙建华.蒸发罨包疗法促进混合痔术后创面愈合90例疗效观察[A].中华中医
药学会肛肠分会.中医肛肠理论与实践——中华中医药学会肛肠分会成立三十
周年纪念大会暨二零一零年中医肛肠学术交流大会论文汇编[C].中华中医药
学会肛肠分会:中华中医药学会,2010:2.

［18］ 梁榕钰,王振宜,崔灿,王云云,于丹,韩昌鹏.中药热罨包的临床应用进展[J].
中医外治杂志,2017,26(03):44-46.

［19］ 张媛,赵宝明.近十年来国内肛肠病中药栓剂研究概况[J].辽宁中医药大学学
报,2014,16(02):169-172.

［20］ 惠永锋,叶玲.中药灌肠在肛肠科的临床应用[J].黑龙江中医药,2012,41(01):
64-65.

［21］ 陈五一.中药肠道给药的机理及药物与适应证的选择[J].黑龙江中医药,1998
(01):48.

［22］ 曾艳芳.混合痔外剥内扎术后电针镇痛的疗效观察[D].云南中医学院,2014.

［23］ 张川,廖行忠,洪敦明,等.穴位埋线在肛肠科中的应用[J].中国中医药现代远
程教育,2015,13(23):70-72.

［24］ 黄三桃.湿润烧伤膏联合TDP治疗促进肛肠术后创面恢复的疗效观察[J].当
代护士(中旬刊),2017(06):137-138.

［25］ 张小东,曹爱民,黄莉娟,等.狼山野艾与虎耳草治疗内痔出血疗效对比观察分
析[J].临床医药文献电子杂志,2019,6(37):32-33.

［26］ 文小军.中药熏洗治疗环状脱垂性内痔44例［J］.河南中医,2017,37(10):
1804-1805.

［27］ 何强,杨晶.三黄栓剂治疗Ⅱ期内痔34例临床观察[J].湖南中医杂志,2017,33
(11):61-63.

[28] 许勇辉. 消肿止痛汤熏洗治疗炎性外痔效果及对炎症因子的影响 [J]. 中国继续医学教育, 2019, 11(03): 125-127.

[29] 李娟. 应用中药熏洗疗法治疗血栓外痔的效果研究 [J]. 临床医药文献电子杂志, 2018, 5(99): 71.

[30] 刘洁, 马云云. 中药熏洗联合普济痔疮栓对混合痔术后创面愈合及肛门功能的影响[J]. 现代中西医结合杂志, 2019, 28(16): 1764-1766+1773.

[31] 陈蕾. 自拟中药熏洗方熏洗坐浴治疗嵌顿性混合痔 122 例 [J]. 中国肛肠病杂志, 2018, 38(12): 71.

[32] 叶玲, 高献明. 脱肛病综合治疗方案简介 [J]. 中国中医药现代远程教育, 2009, 7(09): 66-67.

[33] 王朝阳, 刘仙温. 升提固脱汤保留灌肠联合针刺治疗Ⅱ度直肠脱垂 41 例[J]. 中国中医药现代远程教育, 2017, 15(06): 83-85

[34] 梁县宗. 化瘀止痛方熏洗联合消痔灵注射治疗Ⅰ~Ⅱ度直肠脱垂的临床研究 [J]. 中医药导报, 2015, 21(23): 86-87.

[35] 郑兰, 张玥, 张亮亮. 苦参汤熏洗法治疗肛裂的效果评价[J]. 当代医药论丛, 2019, 17(02): 178-179.

[36] 曾进, 杨正安. 扩肛法联合中药外敷、坐浴治疗老年Ⅱ期肛裂患者的效果观察 [J]. 结直肠肛门外科, 2018, 24(04): 378-381.

[37] 罗雯鹏, 王真权. 足三里穴穴位注射促进血虚肠燥型肛裂术后创面愈合的临床观察[J]. 湖南中医杂志, 2016, 32(12): 87-88.

[38] 王远芝, 于爱华. 大黄元明煎治肛窦炎[J]. 中国民间疗法, 2016, 24(10): 55.

[39] 张鑫龙, 石健, 武岳, 等. 复方黄柏液涂剂保留灌肠治疗湿热下注型肛窦炎临床观察[J]. 安徽中医药大学学报, 2018, 37(05): 11-14.

[40] 秦少龙, 李国伟, 王丽, 等. 中药熏洗坐浴配合槐芩软膏治疗肛窦炎[J]. 中国肛肠病杂志, 2018, 38(01): 10.

[41] 赵希明, 邓志灏, 赵永娇. 大黄牡丹皮汤联合普济痔疮栓和龙珠软膏治疗肛窦炎 80 例[J]. 中国中医药现代远程教育, 2019, 17(07): 59-61.

[42] 周京, 吴剑箫, 刘立新, 等. 龙珠软膏联合金玄痔科熏洗散对肛周脓肿手术后伤口愈合的疗效[J]. 医药导报, 2011, 30(12): 1600-1601.

［43］ 杨帆.金黄散加减治疗肛周脓肿根治术患者30例疗效观察［J］.中医药导报，
2009,15(12):48.

［44］ 徐和.阿是穴拔罐疗法治疗肛周脓肿[J].中医外治杂志,2000,9(2):30.

［45］ 李春阳.耳尖放血治疗肛周脓肿155例[J].中国民间疗法,2005,13(1):19-20.

［46］ 李震惠,邵捷,刘宝昌,等.高频电针治疗肛周脓肿67例[J].中国针灸,2003,
23(2):105.

［47］ 叶道冰,杜荣云,吴耀宗.仙方活命饮熏洗在肛周脓肿术后的应用效果[J].中
国肛肠病杂志,2019,39(03):57-58.

［48］ 杨帆.金黄散加减治疗肛周脓肿根治术患者30例疗效观察［J］.中医药报，
2009,15(12):48.

［49］ 吉哲,羌艳.清热祛毒方熏洗促进肛周脓肿一次性根治术后创面愈合临床研究
[J].中国中医药信息杂志,2019,26(06):28-32.

［50］ 李春雨,汪建平.肛肠外科手术学［M］.北京:人民卫生出版社,2015:747

［51］ 梁奇.金黄如意散治疗急性胰腺炎的临床观察［J］.内蒙古中医药,2011,30
(18):26.

［52］ 韩淑萍,任华.消痔洗剂1号在痔手术后的疗效观察[J].中国中西医结合外科
杂志,2012,18(06):605-606.

［53］ 周艳涛.低位肛瘘术后给予苦参汤及龙珠软膏的创面愈合效果分析[J].中国
处方药,2018,16(11):126-127.

［54］ 张朝生,朱小红.苦参汤合五倍子汤加减熏洗坐浴联合地奥司明在肛瘘术后应
用的效果[J].实用临床医学,2018,19(05):43-45.

［55］ 彭军良,姚向阳,张华,等.敛瘘膏外敷对低位单纯性肛瘘患者术后创面愈合的
影响[J].河南中医,2016,36(12):2136-2139.

［56］ 戴美兰,蒋冬毅.中医外治法治疗腺瘤性大肠息肉复发的研究进展[J].中国民
族民间医药,2016,25(08):29-30.

［57］ 沈彦军,郭秀清,张宏煜,等.电子肠镜联合腹腔镜摘除术结合中药灌肠治疗大
肠息肉的临床观察[J].临床合理用药杂志,2016,9(04):127-128.

［58］ 范陆洋.60例大肠息肉患者中医治疗体会［J］.中国卫生标准管理,2014,5
(21):181-182.

［59］ 徐伟伟.中药保留灌肠对结直肠癌术后干预效果分析［J］.实用中医药杂志，2019,35(05):536-537.

［60］ 王燕山,李小英,周立娟.癌痛消保留灌肠联合深部热疗治疗晚期结直肠癌患者癌性疼痛30例［J］.浙江中医杂志,2019,54(02):122.

［61］ 刘洪武,黎丽群,岑前丽,等.中药保留灌肠治疗溃疡性结肠炎的系统评价再评价［J］.云南中医学院学报,2018(06):44-49.

［62］ 杨杰,姜小艳,李健.理肠汤结合溃疡灵灌肠治疗脾虚湿困型溃疡性结肠炎40例［J］.陕西中医药大学学报,2019,42(03):108-111.

［63］ 姚洁,王正强,侯杰军,等.针刀结合连理乌梅煎剂灌肠治疗溃疡性结肠炎的临床观察［J］.中国医药导报,2019,16(15):145-148.

［64］ 韩立坤,狄亚杰,常宏.丹参川芎嗪注射液抬疗炎症性肠病的研究［J］.现代中西医结合杂志,2010,19(30):3230-3231,3234.

［65］ 谢忠祥.中药内服及灌肠治疗克罗恩病22例［J］.系统医学,2018,3(18):146-148.

［66］ 孙俊,王宏志,汪毅,等.英夫利西单抗联合自拟行气活血汤保留灌肠对中重度小肠克罗恩病患者免疫及凝血功能的影响［J］.现代中西医结合杂志,2018,27(13):1402-1406.

［67］ 张晓桃.艾灸配合中药保留灌肠治疗克罗恩病的护理效果观察［J］.世界最新医学信息文摘,2018,18(56):241.

［68］ Bamich N,Darfeuille-Michaud A. Role of bacteria in the etiopathogenesis of inflammatory bo-wel disease［J］. World J Gastroenterol, 2007,13（42）:5571-5576.

［69］ 费文婷.沉香穴位贴敷膏治疗慢传输型便秘的临床观察［D］.北京中医药大学,2016.

［70］ 王月卿,刘芳.沉香通便散敷脐加灸法治疗功能性便秘的临床疗效［J］.世界中西医结合杂志,2017,12(11):1546-1549.

［71］ 庞雪利.大承气汤灌肠治疗老年下肢骨折患者便秘的效果观察［J］.按摩与康复医学,2019,10(09):32-33.

［72］ 张坚,刘磊.滋肾运肠汤加大黄穴位贴敷联合西药治疗慢传输型便秘54例［J］.

中医研究,2019,32(07):23-25.

[73] 李春香.中药保留灌肠治疗产后便秘 50 例疗效观察［J］.中国肛肠病杂志,
2019,39(03):46-47.

[74] 刘安利.穴位埋线治疗慢传输型便秘疗效观察［J］.上海针灸杂志,2019,38
(05):505-509.

[75] 刘世举,刘佃温,杨会举,等.三联术联合中医外治法治疗出口梗阻型便秘 232
例[J].河南中医,2018,38(08):1210-1213.

[76] 向昌桥.中医内外治法治疗出口梗阻型便秘的临床疗效［J］.求医问药(下半
月),2013,11(10):163-164.

[77] 郁强.结肠黑变病的发病特点及与结肠癌相关性的临床和实验研究[D].北京
中医药大学,2018.

[78] 钱华松.中药外洗、青黛散外敷联合玻特利软膏治疗肛周湿疹随机平行对照研
究[J].实用中医内科杂志,2014,28(11):94-96.

[79] 田静,肖成.苦参黄柏洗液治疗慢性肛周湿疹 40 例[J].实用中医药杂志,2014,30
(03):228.

[80] 马刚,李静,王克超,等.萆薢鱼腥草汤加减外洗治疗湿热下注型肛门湿疹的临
床研究[J].临床医药文献电子杂志,2018,5(04):165-167.

[81] 李静,李小鹏,樊乐,等.康复新液熏洗联合亚甲蓝注射治疗肛门瘙痒症的效果
[J].临床医学研究与实践,2019,4(03):1-25.

[82] 白金权,郑楷,张赫,等.中药熏洗治疗原发性肛门瘙痒症的临床疗效观察[J].
吉林医药学院学报,2018,39(04):249-251.

[83] 张俊林.外敷湿润烧伤膏治疗肛门瘙痒症 32 例［J］.中国民间疗法,2013,21
(04):20.

[84] 韩立新,李庆伟,刘素芹.消癣汤内服加外敷治疗局限性神经性皮炎随机平行
对照研究[J].实用中医内科杂志,2013,27(16):10-11.

[85] 陈洪强,赵敏,熊大正.中药熏洗联合 Q-1064 激光治疗难治性局限性神经性
皮炎疗效探讨[J].中医临床研究,2018,10(34):73-75.

[86] 冯桥,滕红丽.壮医外洗方治疗接触性皮炎 100 例临床疗效观察[J].中国民族
民间医药,2013,22(14):8.

[87] 苏惜香,李森真,蔡怿,等.中西药结合治疗接触性皮炎,急性、亚急性湿疹的疗效观察[J].中国医药导报,2008(02):88+144.

[88] 陈永忠,黄龙,欧琦.硝酸舍他康唑乳膏联合中药外洗方治疗手足癣及体股癣疗效观察[J].中国真菌学杂志,2012,7(03):173-174+183.

[89] 林良才.中药外洗治疗花斑癣32例[J].新中医,2005(08):78-79.

[90] 冯六泉,宋伟平,石淑敏,等.顶端切除旷置加中药治疗肛周化脓性汗腺炎探讨[J].中华中医药杂志,2013,28(08):2486-2487.

[91] 聂中辉,陈国宏.手术加中药外敷治疗肛周化脓性汗腺炎[J].河北中医,2005(08):599.

[92] 王世东,闫洪泉,王建伟,等.咪喹莫特联合中药熏洗治疗肛周尖锐湿疣的临床效果及复发率分析[J].中国性科学,2017,26(02):71-73.

[93] 倪永健,杨铁峥,申光哲,等.中药净疣熏洗液联合 CO_2 激光治疗肛周尖锐湿疣的疗效观察[J].中西医结合心血管病电子杂志,2019,7(21):169.

[94] 李静,陆瑾,孙建华,等."调神健脾"配穴针刺改善腹泻型肠易激综合征症状和睡眠质量:随机对照试验[J].中国针灸,2017,37(01):9-13.

[95] 付勇,章海凤,熊俊,等.热敏灸治疗肠易激综合征不同灸量的临床疗效观察[J].中国针灸,2014,34(01):45-48.

[96] 王路娥.针刺联合中药灌肠治疗危重症患者肠道菌群失调效果观察[A].国际数字医学会、Digital Chinese Medicine.湖南中医药大学学报2016/专集:国际数字医学会数字中医药分会成立大会暨首届数字中医药学术交流会论文集[C].国际数字医学会、Digital Chinese Medicine:2016:2.

[97] 孙路强,张微,魏韬,等.针灸对肠道菌群影响的研究进展[J].湖南中医杂志,2018,34(01):190-193.

[98] 蔡丽群,黄河,池伟,等.电针治疗功能性肛门直肠痛35例[J].中国针灸,2016,36(01):41-42.

[99] 薛雅红.针刺结合生物反馈治疗功能性肛门直肠痛机理的基础与临床研究[D].南京中医药大学,2010.

[100] 陈朝晖,陈林,陈红霞,等.引流配合复方紫归膏治疗骶尾部藏毛窦11例[J].中国中西医结合外科杂志,2013,19(05):559-560.

［101］雷露,郭文涛,曾智辉,等.手术结合生肌玉红膏引流治疗骶尾部藏毛窦3例 [J].河南中医,2012,32(10):1346.

［102］唐雪松,于永铎,杨二鹏.针刺腧穴联合硝矾散熏洗坐浴缓解混合痔术后疼痛 的临床观察[J].中国冶金工业医学杂志,2019,36(04):383-384.

［103］田桂香,蓝水华,黄中慧.云南白药外敷联合局部热敷对缓解血栓性外痔术后 患者疼痛感的效果研究[J].基层医学论坛,2019,23(24):3413-3415.

［104］王海峰,闫玉洁,张江华,等.四五生肌煎洗方治疗混合痔术后肛门坠胀的临床 观察[J].河北中医,2018,40(01):55-58.

［105］黄继春.对接受混合痔外切内扎术后发生肛门坠胀患者进行中药熏洗治疗的 效果探析[J].当代医药论丛,2018,16(04):58-59.

［106］周告生,谢家金,朱春生,等.十味温胆汤加减结合中医外治穴位埋线治疗肛肠 术后便秘的临床研究[J].当代医学,2019,25(14):168-169.

［107］陈月.三香散药熨联合穴位艾灸预防痔疮术后患者便秘的效果观察[J].当代 护士(上旬刊),2018,25(02):128-129.

［108］刘访,史仁杰,曹波,等.针刺联合麦粒灸治疗肛肠疾病术后急性尿潴留:随机 对照研究[J].中国针灸,2019,39(07):709-712.

［109］卞丽华.小柴胡汤与足三里针刺联合新斯的明穴位注射治疗肛肠科术后尿潴 留疗效观察[J].双足与保健,2019,28(11):187-188.

［110］高建恩,蔡德光,陈浩漩,等.自拟消肿方外敷治疗混合痔术后肛缘水肿及疼痛 40例临床观察[J].湖南中医杂志,2017,33(03):62-63.

［111］何健忠,王爱亮,刘春辉.桃红四物汤加减熏洗治疗混合痔术后肛周疼痛水肿 临床观察[J].现代中西医结合杂志,2018,27(19):2111-2113.